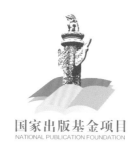

"十三五"国家重点出版物出版规划项目
矿山医学系列丛书

矿山化学中毒

CHEMICAL POISONING IN MINE

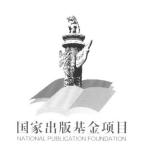

国家出版基金项目
NATIONAL PUBLICATION FOUNDATION

"十三五"国家重点出版物出版规划项目
矿山医学系列丛书

矿山化学中毒

CHEMICAL POISONING IN MINE

丛 书 主 编　袁聚祥

分 册 主 编　闫立成　张丽锦

分 册 主 审　张艳淑

分册副主编　王学生　郝玉兰

分 册 编 委　（按姓名汉语拼音排序）

曹燕花（华北理工大学公共卫生学院）

高福佳（华北理工大学公共卫生学院）

关亚丽（华北理工大学冀唐学院）

郝玉兰（华北理工大学公共卫生学院）

蒋守芳（华北理工大学公共卫生学院）

刘　楠（华北理工大学公共卫生学院）

孟春燕（华北理工大学公共卫生学院）

王曼曼（华北理工大学公共卫生学院）

王　茜（华北理工大学公共卫生学院）

王学生（华北理工大学公共卫生学院）

徐厚君（华北理工大学公共卫生学院）

闫立成（华北理工大学公共卫生学院）

张丽锦（华北理工大学公共卫生学院）

张艳淑（华北理工大学医学实验动物中心）

北京大学医学出版社

KUANGSHAN HUAXUEZHONGDU

图书在版编目（CIP）数据

矿山化学中毒 / 闫立成，张丽锦主编. —北京：北京大学
医学出版社，2021.12
（矿山医学系列丛书 / 袁聚祥主编）
ISBN 978-7-5659-2517-7

Ⅰ．①矿…　Ⅱ．①闫…②张…　Ⅲ．①矿山—化学性
损伤—中毒　Ⅳ．① R595

中国版本图书馆 CIP 数据核字（2021）第 223942 号

矿山化学中毒

主　　编：闫立成　张丽锦
出版发行：北京大学医学出版社
地　　址：（100191）北京市海淀区学院路38号　北京大学医学部院内
电　　话：发行部 010-82802230；图书邮购 010-82802495
网　　址：http://www.pumpress.com.cn
E-mail：booksale@bjmu.edu.cn
印　　刷：北京金康利印刷有限公司
经　　销：新华书店
策划编辑：许立　陈奋
责任编辑：陈奋　　责任校对：靳新强　　责任印制：李啸
开　　本：889 mm×1194 mm　1/16　印张：12.25　字数：327千字
版　　次：2021 年 12 月第 1 版　2021 年 12 月第 1 次印刷
书　　号：ISBN 978-7-5659-2517-7
定　　价：95.00元

矿山医学系列丛书
编审委员会

丛书主编简介

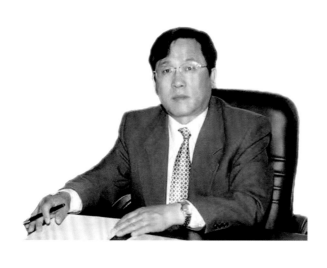

袁聚祥，曾任华北煤炭医学院院长，华北理工大学校长、党委副书记。现任华北理工大学公共卫生学院教授，华北理工大学和中国医科大学博士生导师。享受国务院政府特殊津贴专家，原煤炭部部级专业技术拔尖人才，河北省省管优秀专家，匈牙利佩奇大学名誉教授。任中华预防医学会煤炭系统分会主任委员，中国煤炭教育协会副理事长，河北省健康管理学会副主任委员。

长期从事公共卫生与预防医学领域科学研究、人才培养和社会服务工作。已培养硕士研究生 156 名，博士研究生 12 名。发表论文 170 篇，其中被 SCI 收录 36 篇。主编国家规划教材 3 部，出版专著 5 部，承担国家级项目、行业项目和地方项目 20 余项，获得各级科技进步奖 10 余项。

主要研究方向为职业流行病学，包括对煤矿工人健康危害严重的职业病和工作有关疾病的防治工作。首次提出了尘肺流行病学的概念，创建了尘肺流行病学学科，培养了第一批尘肺流行病学专业硕士研究生。在此基础上，针对行业和地方的需要，对钢铁、煤炭和石油行业的职业病和工作有关疾病进行了职业流行病学研究，出版了我国第一部煤矿职业流行病学专著，为我国煤炭等行业制定职业病防治策略，预防职业病的发生，延缓职业病患者的病情，保护工人健康提供了可靠的科学依据和一手资料。

分册主编简介

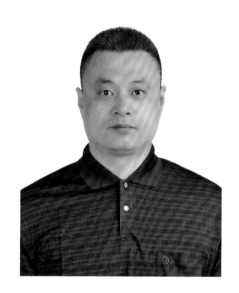

闫立成，医学博士，华北理工大学公共卫生学院卫生检验与检疫系主任，兼任中华预防医学会卫生毒理分会青年委员会委员。

多年来一直从事环境毒理和神经毒理学研究，重点对环境金属污染物，尤其是对环境重金属铅和稀土元素镧致中枢神经系统毒性及其作用机制进行了较为系统和深入的研究工作。

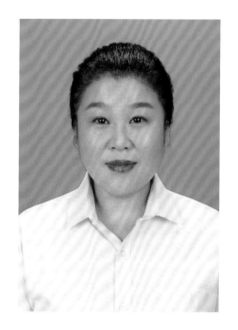

张丽锦，医学博士，华北理工大学公共卫生学院教师。任教以来一直担任"毒理学基础""预防医学"等专业课程的教学工作，近年来从事金属神经毒理学相关的基础研究工作。研究方向为稀土元素镧致中枢神经系统认知功能障碍中的作用机制。目前主持并承担省部级、市厅级课题 3 项，研究成果先后发表在 *Journal of Neurochemistry*，*Metallomics* 等知名杂志。

丛 书 序

　　从中华人民共和国成立后组建的中国煤炭工业部，到现在的国家矿山安全监察局，都充分体现了党中央国务院一直以来对矿山安全生产、矿工职业病防治和矿山创伤救治的高度重视。1963 年在原有的开滦高级护士学校、阜新卫生学校、唐山卫生学校基础上合并成立了本科类的唐山煤矿医学院，并于 1984 年更名为华北煤炭医学院，这是专门服务于煤炭行业的高等医学院校。随着国家体制改革的进行——中国煤炭工业部的撤销以及原国家安全生产监督管理总局的建立，华北煤炭医学院也实行了省部共建，以地方管理为主的模式，隶属河北省。2010 年 5 月，经教育部批准，华北煤炭医学院与河北理工大学合并组建了河北联合大学，并于 2015 年 2 月更名为华北理工大学。不管体制如何变化，我们始终担负着矿工职业病防治和矿山创伤救治的培训和科研任务。为此，原国家安全生产监督管理总局与河北省人民政府专门签署了省部共建协议书，明确了省部共建人才培养、科学研究、智力支撑和服务行业的协议内容。

　　50 多年来，华北理工大学在矿工职业病防治和矿山创伤救治教学、科研方面取得了世界领先且具有中国特色的成绩，为煤矿的安全生产做出了巨大的贡献，曾经出版过《煤矿创伤学》《实用矿山医疗救护》《瓦斯爆炸伤害学》《脑外伤新概念》《煤工尘肺病理图谱》《煤矿职业危害预防控制指南》等专著，都是针对我国作为煤炭生产和消费大国、矿山安全和健康形势严峻的特点而编著的。

　　为了适应我国职业卫生与安全工作的需要，提高我国职业卫生与安全水平，创造生产安全、对矿工健康有利的环境，创建我国职业卫生与安全的医学防治体系，普及科学知识，在北京大学医学出版社领导的支持下，华北理工大学组织多个专业的医学专家和学者编写了这套"矿山医学系列丛书"，并成功申请到国家出版基金的资助。

　　本丛书共分 3 卷 14 册：第一卷为"矿山基础医学"，包括《矿山创伤基础医学》《矿山尘肺基础医学》《矿山职业病基础医学》和《煤工尘肺病理学》；第二卷为"矿山临床医学"，包括《矿山创伤应急救援与医疗技术》《实用矿山创伤医疗救治》《实用瓦斯爆炸伤害救治》《矿山创伤心理救援》《矿山救援与自救互救》；第三卷为"矿山公共卫生学"，包括《矿山职业流行病学》《矿山化学中毒》《矿山企业健康教育与健康促进》《矿山职业病危害预防与控制》《矿工营养健康指南》。

　　为了编写好本套丛书，我们专门成立了丛书编审委员会，在统一风格的基础上，各司其职，创新性地完成编写任务。另外，我们还邀请原国家安全生产监督管理总局副局长杨元元、原中国煤炭工业协会副会长赵岸青等担任顾问；邀请程爱国、李世波教授等知名专家审稿，以保证丛书质量，在此一并表示衷心感谢！

　　此套丛书系国内首创，虽然已针对丛书的理论体系、章节内容、涵盖范围进行了多次讨论，广泛征求各位专家的意见，但由于作者的水平有限，仍感不能完全充分满足国家职业卫生与安全形势发展的需要，有不当之处，敬请斧正！

2020 年 10 月于唐山

前　言

随着科技的进步，工业发展速度的加快，人类对物质需求的提高，人类接触各种化学物的机会也日趋增加。人们在享受众多化学物带来便利的同时，也面临着化学物给人类健康带来的潜在危害。职业人群处于接触化学物的第一线，因工艺设备、防护措施和管理等原因，急性或慢性职业中毒事件时有发生。这些事件也使周围民众的健康受到威胁，甚至可能造成严重的环境污染。矿山作业工人因作业环境复杂、劳动保护措施落后等原因，是最易发生化学中毒的一类职业人群。近年来我国对职业病防治的力度越来越大。政府有关部门颁布了一系列防治化学物中毒的法律、法规及标准，以预防和控制职业化学中毒的发生。在矿山化学中毒的预防与控制工作中，我们除了要具备一定的专业知识，还要熟悉国家的有关法律法规。基于以上原因，我们撰写了《矿山化学中毒》一书，作为"矿山医学系列丛书"中的一个分册，期望能为矿山作业工人和从事职业卫生相关工作的人员提供帮助，更好地保护矿山作业人群的身体健康。

本书共包括五章，除第一章阐述化学中毒基础知识外，其余各章主要总结了矿山作业常见的金属元素及其化合物中毒、非金属元素及其化合物中毒、有机化合物中毒、放射性物质和稀土元素中毒。每章均选择几种典型的矿山作业易接触到的化学物，从理化性质、职业接触和国家卫生标准、检测方法、代谢吸收、毒作用机制、临床表现、诊断、治疗、预防与控制等方面进行总结，每种化学毒物后还附有中毒典型案例分析。

本书在编写过程中力求体现基础理论和实践相结合，科学性、先进性和适用性相统一，深浅适宜，重点突出，以控制矿山化学中毒的危害、促进矿山作业工人的身心健康为主线。本书可供职业卫生监督人员、矿山职业卫生执业人员和本科院校、高职院校相关专业师生参考。

矿山化学毒物众多，我们在编写本书时参考了相关书籍和文献，在此对相关作者表示感谢。另外编者的水平和能力有限，书中难免存在错误和不当之处，恳请同行专家和其他读者不吝赐教和指正。

我们衷心感谢本书主审张艳淑教授和北京大学医学出版社的编辑对本书给予的关注和支持，是他们花费了大量的时间和精力，才使本书得以顺利出版。在本书撰写过程中，还有许多专家给予了指导和建议，在此一并感谢。

主编

2021 年 6 月

目　录

第一章

绪 论

随着人类社会的进步和经济的发展，人们在生产和生活中接触化学物的种类和数量越来越多。这也引起了人们对接触各种化学物后导致的健康损害的担忧。职业接触人群，特别是矿山作业工人的健康状况，更是引起社会的广泛关注。一系列触目惊心的化学物中毒事件的发生，促使人们思索在利用化学物的同时，如何控制它们的危害。化学物的危害控制不仅需要熟悉有关法律法规，还需要掌握一定的专业基础知识。本章从基本概念、毒物的分类、化学毒物的生物转运与生物转化、中毒机制和毒性作用的影响因素等方面系统介绍化学中毒的基本知识，为后续章节的学习打下坚实的基础。

第一节 基本概念

一、毒物

毒物（toxicant）通常是指那些在小剂量情况下，通过一定条件作用于机体，引起机体功能或器质性改变，导致暂时性或持久性病理损害，乃至危及生命的化学物质。

有毒与无毒并无绝对界限，如有的剧毒物质在微量时，可有治疗作用，而治疗药物超过限量，则可使机体中毒；一些看似无毒的物质，进入体内达一定剂量后，便能引起毒性作用。

在工业生产中经常接触的有毒物质，称作生产性毒物或工业毒物。工业毒物常以气体、蒸汽、烟、尘、雾等形态存在于生产环境中。

二、中毒

有毒物质在体内起化学作用而引起机体组织破坏、生理功能障碍，甚至死亡等现象称为中毒（poisoning）。

职业中毒可分为急性、亚慢性和慢性三种类型。毒物一次或短时间内大量进入人体后引起的中毒，称为急性中毒；毒物小剂量长期进入人体所引起的中毒，称为慢性中毒；介于急性与慢性中毒之间，在较短时间内（3～6个月）有较大剂量毒物进入人体所产生的中毒，称为亚慢性中毒。

由于毒物的作用特点不同，某些毒物在生产条件下，难以达到引起急性中毒的浓度，如铅、锰等，故一般只有职业性慢性中毒。另一些毒物毒性大，又容易散布到车间空气中或污染操作者的皮肤，在生产中易发生事故而引起急性中毒，如氯气、光气、溴甲烷等。某些毒物如氢氰酸、硫化氢等在体内可迅速发生变化，蓄积作用不明显，故不易引起慢性中毒。

毒物的急、慢性中毒，不仅有出现症状的快慢以及病变程度的不同，而且可有临床表现的差异，如急性苯中毒以中枢神经的麻醉作用为主，而慢性苯中毒则以损害造血组织为主，因此在防治措施方面也有所不同。

三、毒性

毒性（toxicity）是化学物引起有害作用的固有能力。物质有毒与无毒是相对的，任何一种化学物进入机体，只要达到一定剂量，均能对健康产生有害作用[1]。

影响毒性的因素有：①与机体接触的数量，是决定因素；②与机体接触的方式、途径；③接触时间、速率和频率；④物质本身的化学性质和物理性质。中毒的严重程度及预后与毒物的毒性有直接关系，但毒物毒性的发挥除与本身的理化性质、摄入剂量有关外，还受下列因素的明显影响。

1. 吸收状况　以活性形式到达作用部位的速率及浓度是毒物得以充分发挥其毒性作用的基本条件，毒物的吸收状况则对此有重要影响。如气态毒物主要通过呼吸道吸收，皮肤和消化道则是液态毒物主要的吸收途径。但脂溶性不强、血/气分配系数较小的气态毒物仍不易为呼吸道吸收，液态毒物仅在兼具一定水溶性、脂溶性的条件下方能经皮肤及消化道吸收，而水溶性不大的固态毒物即便能进入消化道或深部呼吸道也难以吸收。

2. 分布状况　外源化学物吸收入血后，可迅速分布于全身各器官组织，分布率仅与器官组织的供血量有关；一般在数十分钟后进行再分布，其速率则取决于器官组织对毒物的亲和力及毒物本身的脂溶性、与血浆蛋白的结合力等因素。再分布后，毒物主要集中在靶部位、代谢转化部位、排泄部位及储存部位，因此，这些部位往往成为最可能损伤的位点。

由于损伤的发生与毒物在组织中的浓度有直接关系，故尽快减低毒物在上述各敏感部位的浓度，不使其增高至引起损伤的"临界水平"，可能是防治中毒性损伤的最根本措施。注意以下现象可能对防治中毒性损伤有所启发：外源化学物很少以原型溶解在血浆中，多会与血液中的各种成分结合存在于血液中，如砷化氢、一氧化碳等主要与血红蛋白结合，重金属类除与血浆蛋白结合外，也可与肽、有机酸、氨基酸等小分子物质结合，可使毒物对组织的毒性作用受到暂时掩盖，故在中毒时使用血浆蛋白、谷胱甘肽或其他可与毒物形成低毒稳定化合物的药物无疑对缓解毒性有所助益。

3. 排泄状况　肾是外源化学物的主要排出途径，故增加肾小球滤过率将有助于毒物的排泄。化合物如与蛋白质结合，则分子量过大而难以从肾排出；排入原尿的化学物可为肾小管重吸收，使用葡萄糖醛酸、谷胱甘肽等与之结合使其水溶性增加则可减少重吸收；原尿低pH的性质有利于弱酸性物质的重吸收，碱化尿液后，则可明显减少此种重吸收。肝胆系统亦是外源化学物的重要排泄途径，需要注意的是，不少化合物排入肠道后又可被重吸收，形成"肝肠循环"，这对以肝胆为主要排出途径的化合物是一个十分不利的因素，如能克服，将对治疗中毒有重要帮助。呼气、胃肠液、唾液、汗液、乳汁等也是毒物的排泄途径，根据化合物的性质有主次顺序，并可成为毒物的损伤部位。上述情况还提示，排泄不仅是一种解毒方式，也是侦检毒物的重要窗口，但应注意选择"窗口"的时间性，如中毒早期，血液检测是最佳侦检窗口，尿液常难检出毒物；数日后尿液则为毒物侦检的重要途径，血液中常难再检出毒物。

4. 代谢状况　外源化学物均需在肝内进行"生物转化"（biotransformation），目的在于提高其水溶性、降低透过细胞膜的能力，以加速其排出；经生物转化后，多数外源化学物毒性减弱或消失，但少数化合物代谢后可转化为其他有毒物质（如萘可转化为二羟基萘、萘醌等），或毒性更强的物质（如四乙基铅可在肝内转化为三乙基铅等），甚至发生"致死合成"（氟乙酸可转化为氟柠檬酸而阻断整个三羧酸循环）。转化一般分两步进行：Ⅰ相反应，是指在微粒体酶为主的酶类催化下进行氧化、还原、水解等反应，以引入—OH、—COOH、—NH_2、—SH 等基团，提高水溶性并便于下一步反应；Ⅱ相反应，是指在其他酶类催化下，使前步反应物中的极化基团与葡萄糖醛酸、硫酸、甘氨酸等结合，形成水溶性更强的化合物，以利于从细胞和机体排出。加强上述转化过程，无疑可使多数化合物毒性下降，排出增加。

四、毒效应

又称毒性效应，早年称毒性作用或毒作用（toxic effect）。化学毒物的毒效应是其本身或代谢产物在作用部位达到一定数量并与组织大分子成分互相作用的结果，如痉挛、致畸、致癌或致死等效应。例如氟乙酰胺经体内脱胺，生成氟乙酸，再经活化后，在缩合酶的作用下，与草酰乙酰缩合，生成与柠檬酸结构相似的氟柠檬酸，抑制乌头酸、干扰机体正常的三羧酸循环而产生神经系统和心脏毒效应。

毒效应的特点是，在接触化学毒物后，机体表现出各种功能障碍、应激能力下降、维持机体稳态能力降低及对环境中的其他有害因素敏感性增高等。

例如，砷及其化合物可由呼吸道、消化道及皮肤吸收而进入人体。血液中，砷 95% ~ 99% 在红细胞内与珠蛋白结合。组织中，砷主要分布于肝、肾、胃肠壁、肌肉等处，皮肤、毛发、指甲和骨骼可作为砷的牢固贮藏库。体内砷主要由肾和消化道排出，部分由皮肤、毛发、指甲排出。砷的毒性作用是砷离子与体内酶蛋白分子结构中的巯基和羟基结合后，使酶失去活性。丙酮酸氧化酶、胆碱氧化酶、转氨酶、α-甘油磷酸脱氢酶、6-磷酸葡萄糖脱氢酶或细胞色素氧化酶等受抑制后干扰细胞的正常代谢，影响呼吸和氧化过程，使细胞发生病变，还可抑制细胞分裂和增殖。此外，砷酸和亚砷酸在许多生化过程中能取代磷酸，从而使氧化磷酸过程脱偶联，减少高能磷酸键形成，从而干扰细胞的能量代谢。代谢障碍可危害神经细胞，引起中毒性神经衰弱症状和多发性神经炎等。砷还能直接损害小动脉和毛细血管壁，也可作用于血管舒缩中枢，使血管壁平滑肌麻痹，通透性增加，引起血容量降低，加重脏器损害。硫化砷，如雄黄、雌黄，在水中溶解度小，毒性也很低；三氧化二砷的水溶性大，毒性亦最强。三氧化二砷和三氯化砷对眼、上呼吸道和皮肤均有刺激作用。砷化氢的中毒机制则完全不同：它可能抑制谷胱甘肽过氧化物酶的作用，导致形成过氧化物而发生溶血；也可能是砷与巯基结合，损害红细胞膜钠钾泵功能。大量血管内溶血后，常发生急性肾衰竭。砷中毒剂量为 5 ~ 50 mg，致死量为 60 ~ 200 mg。

汞蒸气较易透过肺泡壁含脂质的细胞膜，与血液中的脂质结合，并很快分布到全身各组织。汞在红细胞和其他组织中被氧化成 Hg^{2+}，并与蛋白质结合而蓄积，很难再被释放。金属汞在胃肠道几乎不吸收，仅约摄食量的万分之一，汞盐在消化道的吸收量约 10%。汞主要通过尿液和粪便排出，唾液、乳汁、汗液亦有少量排泄，肺部呼出甚微。体内汞元素半衰期为 60 天，汞盐约 40 天，在前 4 天排泄量较多。汞离子易与巯基结合，使与巯基有关的细胞色素氧化酶、丙酮酸激酶、琥珀酸脱氢酶等失去活性。汞还与氨基、羧基、磷酰基结合而影响功能基团的活性。由于这些酶和功能基团的活性受影响，阻碍了细胞生物活性和正常代谢，最终导致细胞变性和坏死。近年来，发现汞对肾的损害以肾近曲小管上皮细胞为主。汞还可引起免疫功能紊乱，机体产生自身抗体，发生肾病综合征或肾小球肾炎。

五、损害作用与非损害作用

化学物质对机体产生的生物学作用既有损害作用又有非损害作用，但其毒性的具体表现是损害作用。研究损害作用并阐明作用机制是毒理学的主要任务之一。但在许多情况下，区别损害作用和非损害作用比较困难，尤其在临床表现出现之前更是如此。一般认为，损害作用与非损害作用之间有以下区别。

（一）损害作用

损害作用（adverse effect）是指机体的生物化学改变、功能紊乱或病理损伤，或者对外界环境应激的反应能力降低。

损害作用所致的机体生物学改变是持久的，可逆或不可逆，造成机体解剖、生理、生化和行为等方面的指标改变，维持体内稳态的能力下降，对额外应激状态的代偿能力降低以及对其他环境有害因素的敏感性增高，使机体正常形态、生长发育过程受到影响，寿命缩短。

（二）非损害作用

非损害作用（non-adverse effect）是指机体发生的一切生物学变化都是暂时和可逆的，损伤在机体代偿能力范围之内，不造成机体形态、生长发育过程及寿命的改变，不降低机体维持稳态的能力和对额外应激状态代偿的能力，不影响机体正常生理功能指标改变，也不引起机体对其他环境有害因素的敏感性增高。

损害作用与非损害作用都属于生物学作用，后者经过量变达到某一水平后发生质变而转变为前者。由于现有水平的限制，人们对于损害作用的认识尚不完全，目前认为，非损害作用的生物学改变在未来可能会被判定为损害作用。随着科学研究的不断深入，检测技术和手段的进步，有关化学物质的毒作用机制在更深层次的阐明、损害作用的指标和概念将不断被更新。

六、毒效应谱

指化学物质与机体接触后引起的毒效应范围从出现生理生化异常到明显的临床中毒表现，直至死亡。毒效应的性质与强度变化构成了化学物质的毒效应谱，可以表现为：①机体对外源化学物的负荷增加；②意义不明的生理和生化改变；③亚临床改变；④临床中毒；⑤死亡。

七、毒作用分类

（一）速发与迟发作用

速发作用指某些外源化学物在一次暴露后的短时间内所引起的即刻毒作用。迟发作用指在一次或多次暴露于某种外源化学物后，经一定时间间隔才出现的毒作用。

（二）局部与全身作用

局部作用指某些外源化学物在机体暴露部位直接造成的损害作用。全身作用是指外源化学物被机体吸收并分布至靶器官或全身后所产生的损害作用。

（三）可逆与不可逆作用

可逆作用是指停止接触后，可逐渐消失的毒作用。不可逆作用是指停止暴露外源化学物后，其毒作用继续存在，甚至对机体造成的损害作用可进一步发展。

（四）超敏反应

也称变态反应。该反应与一般的毒性反应不同。首先，某些化学物质作为半抗原（致敏原）与机体接触后，与内源性蛋白结合成为抗原并激发抗体产生，称为致敏；当机体再度与该化学物质或结构类似物质接触时，引发抗原抗体反应，产生典型的超敏反应症状。化学物质导致的超敏反应在低剂量下即可发生，难以观察到剂量 - 反应关系。损害表现多种多样，轻者仅有皮肤症状，重者可致休克，甚至死亡。

（五）特异体质反应

某些人有先天性的遗传缺陷，因而对于某些化学毒物表现出异常的反应性。如肌肉松弛剂琥珀酰胆碱正常时可被血浆中的拟胆碱酯酶迅速分解，故作用时间很短。但若缺乏这种酶，可出现较长时间的肌肉松弛，甚至呼吸暂停。

在毒理学研究中，人们使用不同的毒作用终点来检测化学物质引起的各种毒效应。这些反映毒作用终点的观察指标大致可以分为两类。一类是特异指标。这类指标的出现与特定化学物质之间有着明确的因果关系，常有助于阐明中毒机制，但是这样的指标在完成系统的毒理学研究之前常难以确定，而且也无法对不同化学物质的毒性大小进行比较。另一类是死亡指标。该指标简单、客观、易于观察，虽然比较粗糙，不能反映毒作用的本质，但可作为衡量作用部位和作用机制的化学物质毒性大小的标准。特别是在急性毒性评价中，死亡指标是经常使用的主要指标。

八、选择毒性、靶器官和高危险人群

（一）选择毒性

选择毒性是指一种化学毒物只对某种生物产生损害作用，而对其他生物无害；或只对机体内某一组织器官有毒性，而对其他组织器官不具有毒性作用。

化学毒物出现选择毒性的原因可能在于：①物种和细胞学差异；②不同生物或组织器官对化学毒物生物转化过程的差异；③不同组织器官对化学毒物亲和力的差异；④不同组织器官对化学毒物所致损害的修复能力差异。

（二）靶器官

外源化学物被吸收后可随血流分布到全身各个组织器官，但其直接发挥毒作用的部位往往只限于一个或几个组织器官，这样的组织器官称为靶器官（target organ）。

（三）高危险人群

构成易感性的生物学基础有：年龄、性别、遗传因素、营养及膳食情况、疾病状况等。

同正常对照人群相比，在接触同样水平的环境污染物后，高危险人群表现为毒性反应增强或潜伏期缩短。高危险人群类别因环境污染物的不同而异。如儿童对二氧化硫、飘尘等大气污染物比较敏感，呼吸道容易受到损伤；缺钙者对铅污染敏感；维生素 A 缺乏者对呼吸道致癌物敏感；遗传性葡萄糖 -6- 磷酸脱氢酶缺乏者对多种溶血性化学污染物敏感；着色性干皮病患者由于皮肤上皮细胞 DNA 修复功能缺损，易患紫外线诱发的皮肤癌；冠心病患者对一氧化碳的毒性比较敏感等。当个体接触环境污染物时，这些因素在体内引起吸收、分布、代谢、排泄等毒物动力学的差异，使有关器官中毒物的浓度增高；或者影响有关器官对毒物的反应性和机体的适应代偿能力，使这部分人群对环境污染物的敏感性增强。

高危险人群是环境医学的重点保护对象。在制定环境卫生标准时，必须认真考虑高危险人群的安全。确定不同环境污染物的高危险人群及其占人群总体的比例是环境医学的一项任务。

九、生物学标志

生物学标志（biomarker）又可称生物学标记或生物标志物，是指外源化学物通过生物学屏障进入组织或体液后，测定该外源化学物或其生物学后果的指标，可分为暴露生物学标志、效应生物学标志和易感性生物学标志三类。

（一）暴露生物学标志

暴露生物学标志是指各种组织、体液或排泄物中存在的化学物质及其代谢产物，或它们与内源性物质作用的反应产物，作为吸收剂量或靶剂量的指标，可提供有关化学物质暴露的信息。

暴露生物学标志又分为体内剂量标志和生物效应剂量标志。体内剂量标志可以反映机体中特定化学物质及其代谢产物的含量，即内剂量或靶剂量。生物效应剂量标志可以反映化学物质及其代谢产物与某些组织细胞或靶分子相互作用所形成的反应产物含量。故生物效应剂量标志的使用有助于建立准确的剂量 - 反应关系。

（二）效应生物学标志

效应生物学标志是指可以测出的机体生理、生化、行为等方面的异常或病理组织学方面的改变，可反映与不同靶剂量的化学物质或其代谢产物有关的有害效应的信息。

效应生物学标志包括早期效应生物学标志、结构和功能改变效应生物学标志和疾病效应生物学标志。早期效应生物学标志主要反映化学物质与组织细胞作用后，在分子水平产生的改变。结构和功能改变效应生物学标志反映的是化学物质造成的组织器官功能失调或形态学改变。疾病效应生物学标志与化学物质导致机体出现的亚临床或临床表现密切相关，常用于疾病的筛选与诊断。

（三）易感性生物学标志

易感性生物学标志是反映机体对化学物质毒作用敏感程度的指标。由于易感性的不同，性质与剂量相同的化学物质在不同个体中引起的毒效应常有很大差异，这种差异的产生是多种因素综合作用的结果，其中遗传因素起到了十分重要的作用。易感性生物学标志主要用于易感人群的筛检与监测，在此基础上可采取有效措施进行有针对性的预防。

生物学标志的研究与应用可准确判断机体接触化学物质的实际水平，有利于早期发现特异性损害并进行防治，对于阐明毒作用机制、建立剂量 - 反应关系、进行毒理学资料的物种间外推具有重要意义，是阐明毒物接触与健康损害关系的有力工具。

十、剂量、效应与反应、剂量 - 反应关系和剂量 - 效应关系

（一）剂量

剂量（dose）有多种表示方式，不仅可指机体接触化学物质的量或在试验中给予机体受试物的量（外剂量），还可指化学物质被吸收入血的量（内剂量）或到达靶器官并与其相互作用的量（靶剂量、生物有效剂量）。虽然靶剂量直接决定了化学物质所致机体损伤的性质与强度，但由于检测比较复杂，故毒理学中的剂量通常是指机体接触化学物质的量或给予机体化学物质的量，单位为 mg/kg 体重、mg/cm^2 皮肤等。

（二）效应与反应

效应（effect）指化学物质与机体接触后引起的生物学改变，可分为两类：一类属于计量资料，有强度和性质的差别，可用某种测量数值表示，这类称为效应或量反应；另一类效应属于计数资料，没有强度的差别，不能以具体的数值表示，而只能以"阴性或阳性""有或无"来表示，称为反应（response）或质反应。量反应通常用于表示化学物质在个体中引起的毒效应强度的变化，质反应则用于表示化学物质在群体中引起的某种毒效应的发生比例。

（三）剂量 - 反应关系

剂量 - 反应关系（dose-response relationship）表示化学物质的剂量与某一群体中质反应发生率之间的关系。如在急性吸入毒性实验中，随着苯的浓度增高，各实验组小鼠死亡率也相应增高，表明存在剂量 - 反应关系。

（四）剂量 - 效应关系

剂量 - 效应关系（dose-effect relationship）表示化学物质的剂量与个体中发生的量反应强度之间的关系。如空气中的一氧化碳浓度增加导致红细胞中碳氧血红蛋白含量随之升高，血液中铅浓度增加引起氨基乙酰丙酸脱氢酶（ALAD）的活性相应下降，都是表示剂量 - 效应关系的实例。

剂量 - 效应关系和剂量 - 反应关系是毒理学的重要概念。化学物质的剂量越大，所导致的量反应强度越大，或出现质反应的概率越高。在毒理学研究中，剂量 - 反应关系的存在被视为受试物与机体损伤之间存在因果关系的证据，前提是排除实验干扰因素造成的假象。

剂量 - 反应关系可以用曲线表示，以表示量反应强度的计量单位或表示质反应的百分率为纵坐标、以剂量为横坐标绘制散点图，可得到一条曲线。常见的剂量 - 反应曲线有以下几种形式：①直线；②抛物线；③ S 形曲线。

通过数学方法计算半数致死剂量（LD_{50}）等重要的毒理学参数并得出曲线的斜率，必要时将 S 形剂量 - 反应曲线转换为直线。当把纵坐标的标识单位反应率改为反应频率时，对称 S 形曲线转换为高斯曲线，在该分布曲线下，如果把一半受试个体出现反应的剂量作为中位数剂量，并以此为准划分若干个标准差，则在其两侧 1 个、2 个或 3 个标准差范围内分别包括了受试总体的 68.3%、95.5% 和 99.7%。将各标准差的数值均加上 5（如 -3 ～ 3 变为 2 ～ 8）即为概率单位。当纵坐标标识单位用概率单位表示时，对称曲线即转换为直线。

时间 - 剂量 - 反应关系是用时间生物学的方法来阐明化学毒物对于机体的影响。因为机体对于化学毒物具有处理能力，即生物转运和生物转化的能力。在此过程中，化学毒物的数量随时间的进程而发生变化。这种时间 - 剂量之间的密切关系可以直接影响到毒性作用的性质、强度以及发生时间，从而决定了化学毒物的毒性特点。从另一方面看，化学毒物与机体的接触时间长短也直接影响其毒性作用。在一般情况下，连续接触所需的剂量要远小于间断接触所需的剂量；而在接触剂量相同的情况下，连续接触所致的损害强度要远大于间断接触时的损害强度。

十一、毒性参数和安全限值

毒理学中常用的毒性指标包括致死剂量、阈剂量、最大无作用剂量和毒作用带等。当受试物质存在于空气或水中时，上述各指标中的剂量改称为浓度。

（一）绝对致死剂量

绝对致死剂量（LD_{100}）指化学物质引起受试对象全部死亡所需要的最低剂量或浓度。如再降低剂量，就有存活者。但由于个体差异的存在，受试群体中总是有少数高耐受性或高敏感性的个体，

故 LD_{100} 常有很大的波动性。

（二）最小致死剂量

最小致死剂量（MLD 或 LD_{01}）指化学物质引起受试对象中的个别成员死亡的剂量。从理论上讲，低于此剂量即不能引起死亡。

（三）最大耐受剂量

最大耐受剂量（MTD 或 LD_0）指化学物质不引起受试对象出现死亡的最高剂量。若高于该剂量即可出现死亡。与 LD_{100} 的情况相似，LD_0 也受个体差异的影响，存在很大的波动性。

（四）半数致死剂量

半数致死剂量（LD_{50}）指化学物质引起一半受试对象出现死亡所需要的剂量，又称致死中量。LD_{50} 是评价化学物质急性毒性大小最重要的参数，也是对不同化学物质进行急性毒性分级的基础标准。化学物质的急性毒性越大，其 LD_{50} 的数值越小。

LD_{50} 是一个生物学参数，受多种因素影响。对于同一种化学物质，不同种属的动物敏感性不同、接触途径不同均可影响 LD_{50} 的值。因此，在表示 LD_{50} 时，必须注明动物种属和接触途径。对于某些化学物质，同种不同性别的动物敏感性不同，还应标明不同性别动物的 LD_{50}。此外，实验室环境、喂饲条件、染毒时间、受试物浓度、溶剂性质、实验者操作技术的熟练程度等均可对 LD_{50} 产生影响。在计算 LD_{50} 时，还要求计算出 95% 置信区间，以 $LD_{50} \pm 1.96\ s$ 来表示误差范围。

（五）阈剂量

阈剂量（threshold dose）指化学物质引起受试对象中的少数个体出现某种最轻微的异常改变所需要的最低剂量，又称为最小有作用剂量（MEL）。分为急性和慢性两种：急性阈剂量（Limac）为与化学物质一次接触所得；慢性阈剂量（Limch）则为长期反复多次接触所得。在毒理学试验中获得的类似参数是观察到损害作用的最低剂量（LOAEL）。

（六）最大无作用剂量

最大无作用剂量（ED_0）指化学物质在一定时间内，按一定方式与机体接触，用现代检测方法和最灵敏的观察指标不能发现任何损害作用的最高剂量。与阈剂量一样，最大无作用剂量也不能通过试验获得。毒理学试验能够确定的是未观察到损害作用的剂量（NOAEL）。NOAEL 是毒理学的一个重要参数，在制定化学物质的安全限值时起着重要作用。

（七）急性毒作用带

急性毒作用带（Zac）为半数致死剂量与急性阈剂量的比值，表示为：$Zac = LD_{50} / Limac$。Zac 值小，说明化学物质从产生轻微损害到导致急性死亡的剂量范围窄，引起死亡的危险性大；反之，则说明引起死亡的危险性小。

（八）慢性毒作用带

慢性毒作用带（Zch）为急性阈剂量与慢性阈剂量的比值，表示为：$Zch = Limac/Limch$。Zch 值大，说明 Limac 与 Limch 之间的剂量范围大，由极轻微的毒效应到较为明显的中毒表现之间发生发展的过程较为隐匿，易被忽视，故发生慢性中毒的危险性大；反之，则说明发生慢性中毒的危险性小。

（九）安全限值

安全限值即卫生标准，是对各种环境介质（空气、土壤、水、食品等）中的化学、物理和生物有害因素规定的限量要求。它是国家颁布的卫生法规的重要组成部分，是政府管理部门对人类生活和生产环境实施卫生监督和管理的依据，是提出防治要求、评价改进措施和效果的准则，对于保护人民健康和保障环境质量具有重要意义。

1. 每日允许摄入量（ADI）　每日容许摄入量指允许正常成人每日由外部环境摄入人体内的特定化学物质的总量。在此剂量下，终生每日摄入该化学物质不会对人体健康造成任何可测量出的健康危害，单位用 mg/kg 体重表示。

2. 最高容许浓度（MAC）　在劳动环境中，最高容许浓度是指工人工作地点的空气中某种化学物质不可超越的浓度。在此浓度下，工人长期从事生产劳动，不致引起任何急性或慢性的职业危害。在生活环境中，MAC 是指对大气、水体、土壤等介质中有毒物质浓度的限量标准。

3. 阈限值（TLV）　阈限值为美国政府工业卫生学家委员会（American Conference of Governmental Industrial Hygienists，ACGIH）推荐的生产车间空气中有害物质的职业接触限值，为绝大多数工人每天反复接触不致引起损害作用的浓度。由于个体敏感性的差异，在此浓度下不排除少数工人出现不适、既往疾病恶化、甚至罹患职业病的情况。

4. 参考剂量（RfD）　由美国环境保护局（Environmental Protection Agency，EPA）首先提出，用于非致癌物质的危险度评价。RfD 为环境介质（空气、水、土壤、食品等）中化学物质的日平均接触剂量的估计值。人群（包括敏感亚群）在终生接触该剂量水平化学物质的条件下，预期一生中发生非致癌或非致突变效应的危险度可降低至不能检出的程度。

（张艳淑）

第二节　毒物的分类

一、按用途分类

生产过程中碰到的化学毒物，有些是作为原料，如制造染料所用的苯胺；有些是作为中间产品，如生产农药所用的光气等；有些是作为最终产品，如焦化厂出产的苯、化肥厂出产的氨等；有些是作为辅助原料，如制药行业用作萃取剂的苯、乙醚，生产聚乙烯用作催化剂的氯化汞，橡胶行业用作溶剂的苯、汽油等。

二、按化学结构分类

无机化合物一般按其理化特性来分类，有机化合物则按其结构式或官能团来分类。毒物的化学结构与毒性在某些方面有密切的关系。

在脂肪族碳氢化合物中，随着碳原子数的增加，其毒性一般也增大（只适合于庚烷以下）。在不饱和的碳氢化合物中，不饱和程度愈大，其毒性也愈大，如乙炔>乙烯>乙烷。碳链上的氢原子被卤素原子取代时，毒性也增大，如氟化烯类、氯化烯类的毒性大于相应的烯烃类，四氯化碳的毒性远远大于甲烷等。

在芳香族烃类化合物中，苯环上的氢原子若被氯原子、甲基或乙基所取代，其全身毒性相应减弱，而刺激性增加；被氨基或硝基取代时，则具有形成高铁血红蛋白的作用。在芳香族苯环上，不同异构体的毒性也有差异。一般认为三种异构体的毒性次序为：对位>间位>邻位，如硝基酚、氯酚、甲苯胺、硝基甲苯、硝基苯胺等异构体都具有此规律。但也有例外，如邻硝基苯醛、邻羟基苯醛（水杨醛）的毒性分别大于其对位异构体。有些异构体的毒作用也表现出若干特点，如对甲酚及邻甲酚主要作用于心脏，而间甲酚则主要作用于血管。

有机磷杀虫剂的毒性，也常随化学结构而异。例如下列几种化合物的毒性为：对氧磷＞乙基对硫磷＞甲基对硫磷；内吸磷＞甲基内吸磷；内吸磷的硫联异构体＞硫离异构体。在二硫代磷酸酯中，其毒性为：二乙基二硫代磷酸酯＞二甲基二硫代磷酸酯；具有强酸根、氰根的化学物毒性较大；芳香烃取代物毒性大于脂肪烃取代物。

三、按生物作用性质分类

（一）刺激性气体

刺激性气体是对眼或呼吸道黏膜有刺激性的一类有害气体的统称，是生产中最常见的有害气体。由于刺激性气体多具有腐蚀性，在生产过程中常因设备、管道被腐蚀而发生跑、冒、滴、漏现象。外逸的气体通过呼吸道进入人体而引起中毒。这种事故一旦发生，往往情况紧急、波及面广、危害严重，容易引起多人同时急性中毒。

具有刺激作用的毒物种类甚多，大致可分为以下几类：

1. 酸　硫酸、盐酸、硝酸、铬酸。

2. 成酸氧化物　二氧化硫、三氧化硫、二氧化氮。

3. 成酸氢化物　氟化氢、氯化氢、溴化氢。

4. 卤族元素　氟、氯、溴、碘。

5. 无机氯化物　碳酰氯（光气）、二氯亚砜、三氯化磷、三氯化硼、三氯氧磷、三氯化砷、三氯化锑、四氯化硅。

6. 卤烃　溴甲烷、氯化苦。

7. 酯类　硫酸二甲酯、二异氰酸甲苯酯、甲酸甲酯。

8. 醚类　氯甲基甲醚。

9. 醛类　甲醛、乙醛、丙烯醛。

10. 有机氧化物　环氧氯丙烷。

11. 成碱氢化物　氨。

12. 强氧化剂　臭氧。

13. 金属化合物　氧化镉、羰基镍、硒化氢。

以上除后三类外，其余化合物的刺激作用都与其成酸性有关。刺激性气体的种类虽然很多，但常见的有氯、氨、氮氧化物、光气、氟化氢、二氧化硫和三氧化硫等。

（二）窒息性气体

1. 单纯性窒息气体　某些气体在一般情况下不被视为有毒性，但当其取代了空气中的氧，并使氧减少到机体不能耐受的水平时，就能引起伤害，甚至致死。这些气体包括氮、氢、乙炔、甲烷、乙烷、丙烷、丁烷、氦、氖、氩和二氧化碳。虽然二氧化碳主要起单纯性窒息气体作用，但当其浓度超过 5 ～ 7 倍时，也可引起中毒性知觉丧失。单纯性窒息气体所起的作用与氧分压降低的程度成正比。单纯性窒息气体只有在高浓度时（尤其在局限空间内）才有危险性。

2. 化学性窒息气体　这些气体不妨碍氧气进入肺，但对血液或者组织会产生一种化学性作用。当这些气体作用于血液时，虽然不妨碍肺的充分通气，但会影响血液对氧的输送；或者血液即使可将氧运输给组织，但由于窒息气体对组织产生作用而阻碍组织利用氧。窒息作用也可由麻醉剂和麻醉性化合物（如乙醚、氯仿、氧化亚氮、二硫化碳）所引起，这些化合物对神经组织包括呼吸中枢均有影响，过量吸入可引起呼吸抑制，最终导致呼吸衰竭。

在生产中最常见的窒息性气体有一氧化碳、氰化物和硫化氢等。

（三）麻醉性气体

大多数有机溶剂蒸气和烃类对人体具有麻醉样毒性作用，人体过量摄入（通过呼吸道或皮肤）后，表现为神志恍惚，有时呈兴奋或酒醉感，严重时可进入嗜睡状态或昏迷。

常见的麻醉性毒物有苯、汽油、丙酮、三氯甲烷等。

（四）溶血性气体

该类毒物进入机体后，随血液循环分布至全身，与红细胞结合，破坏细胞膜或形成赫恩小体，导致溶血，因溶血可造成对肾的损害。

常见的溶血性气体有砷化氢、苯肼、苯胺、硝基苯等。

（五）致敏性毒物

化学物引起的变态反应是一种免疫损伤反应，与接触毒物剂量无关，而与发病者的个体敏感性有关。其症状和一般中毒不一样，如青霉素生产工人，可因过敏反应而发生支气管哮喘，脱离接触后即可痊愈。在有些情况下，中毒和过敏反应可以互相影响。

常见的致敏性化合物有金属化合物，如铂盐、镍盐等；异氰酸酯，如甲苯二异氰酸酯；有机磷杀虫剂，如对硫磷、美曲膦酯（敌百虫）等。

四、按损害的器官或系统分类

（一）神经系统毒物

"亲神经性毒物"常见的有四乙基铅、汞及有机汞、有机锡、锰、铊、砷、一氧化碳、汽油、二硫化碳、溴甲烷、三氯乙烯以及有机磷、有机氯农药等。

（二）呼吸系统毒物

刺激性气体、蒸气或粉尘，如氯、硫、硒的化合物、氮氧化合物、羰基镍、氨、镉、硫酸二甲酯、有机氟及溴甲烷等属于此类。吸入工业溶剂如汽油、柴油等可引起吸入性肺炎。甲苯二异氰酸酯、对苯二胺可引起支气管哮喘。

（三）血液系统毒物

苯的氨基和硝基化合物、苯肼、亚硝酸钠、一氧化碳、砷化氢、苯醌等属于此类。

（四）循环系统毒物

锑、砷、磷、有机磷农药以及多种有机溶剂等属于此类。

（五）肝毒物

引起中毒性肝炎的生产性毒物称"亲肝性毒物"，如黄磷、锑、砷、四氯化碳、三氯乙烯、氯仿、苯肼、三硝基甲苯等。

（六）肾毒物

四氯化碳、砷化氢、有机汞、砷、乙二醇等属于此类。

（张艳淑）

第三节　化学毒物的生物转运和生物转化

一、生物转运

（一）生物转运及机制

外源化学物在体内的吸收、分布和排泄过程，统称为生物转运（biotransportation）。外源化学物在体内的生物转运主要通过下列机制进行。

1. 简单扩散　外源化学物在体内的扩散是依其浓度梯度决定物质的扩散方向，即从生物膜分子浓度较高的一侧向浓度较低的一侧扩散，当两侧达到动态平衡时，扩散即中止。简单扩散过程不需要消耗能量，外源化学物与膜不发生化学反应，生物膜不具有主动性，只相当于物理过程，故称为简单扩散。简单扩散是外源化学物在体内生物转运的主要机制。在一般情况下，大部分外源化学物通过简单扩散进行生物转运。除生物膜两侧浓度梯度可以影响简单扩散外，还有其他因素亦可对简单扩散过程发生影响。

（1）外源化学物在脂质中的溶解度：可用脂水分配系数来表示，即外源化学物在脂相中的浓度与在水相中浓度的比值（脂相中的浓度 / 水相中的浓度）。脂水分配系数越大，越容易透过生物膜进行扩散。但外源化学物在生物转运过程中，除经过脂相外，还要通过水相，因为生物膜的构造包括脂相和水相，所以一种外源化学物如在水中溶解度过低，即使脂水分配系数很大，也不容易透过生物膜进行扩散，只有既易溶于脂质又易溶于水的外源化学物，才最容易透过生物膜进行扩散。

（2）外源化学物的解离状态：呈离子状态的外源化学物不易通过生物膜；反之，非解离状态的外源化学物则容易透过。外源化学物的解离程度决定于本身的解离常数（pK）和所处介质中的酸碱度（pH）。

除上述两种主要因素外，还有许多其他因素也可对简单扩散发生影响。

2. 滤过　滤过是外源化学物透过生物膜上亲水性孔道的过程。大量的水可借助渗透压梯度和液体静压作用通过孔道进入细胞。外源化学物可以水作为载体而随之被动转运。

3. 主动转运　指外源化学物透过生物膜由低浓度处向高浓度处移动的过程。其主要特点是：①可逆浓度梯度转运，故消耗一定的代谢能量。②转运过程需要载体。载体往往是生物膜上的蛋白质，可与被转运的外源化学物形成复合物而转运至膜的另一侧，然后释放外源化学物，载体又回到原处，并继续进行第二次转运。③载体既然是生物膜的组成成分，所以有一定的容量；当化合物浓度达到一定程度时，载体饱和，转运即达到极限。④主动转运有一定的选择性，即化合物必须具有一定基本结构才能被转运；结构稍有改变，则可影响转运的进行。⑤如果两种化合物基本结构相似，在生物转运过程中又需要同一转运系统，两种化合物之间可出现竞争，并产生竞争抑制。

4. 载体扩散　指不易溶于脂质的外源化学物，利用载体由高浓度向低浓度处移动的过程。由于不会逆浓度梯度由低浓度处向高浓度处移动，所以不消耗代谢能量。由于利用载体，生物膜具有一定的主动性或选择性，但又不能逆浓度梯度，故又属于扩散性质，也可称为易化扩散或促进扩散。水溶性葡萄糖由胃肠道进入血液、由血浆进入红细胞并由血液进入神经组织，都是通过载体扩散。

5. 胞饮和吞噬　液体或固体的外源化学物被伸出的生物膜包围，然后将被包围的液滴或较大颗粒并入细胞内，达到转运的目的，前者称为胞饮，后者称为吞噬。机体对外来异物的消除，如白细胞吞噬微生物、肝网状内皮细胞对有毒异物的消除都与此有关。

（二）吸收的概念及吸收途径

吸收是外源化学物经过各种途径透过机体的生物膜进入血液的过程。吸收途径如下：

1. 经胃肠道吸收　胃肠道是吸收外源化学物的最主要途径。许多外源化学物可随食物或饮水进入消化道并在胃肠道中被吸收。一般外源化学物在胃肠道中的吸收过程主要是通过简单扩散，仅有对极少种类的外源化学物的吸收是通过吸收营养素和内源性化合物专用的主动转运系统。

外源化学物在胃肠道的吸收可在任何部位进行，但主要在小肠。外源化学物在胃内吸收主要通过简单扩散。由于胃液酸度极高（pH 1.0），弱有机酸类物质多以未解离形式存在，所以容易吸收；但弱有机碱类物质在胃中解离度较高，一般不易吸收。

小肠内的吸收主要也是通过简单扩散。小肠内的酸碱度相对趋向中性（pH 6.6），化合物解离情况与胃内不同。例如，弱有机碱类物质在小肠主要呈非解离状态，因此易被吸收。弱有机酸与此相反，例如苯甲酸在小肠中不易被吸收。但事实上由于小肠具有极大的表面积，绒毛和微绒毛可使其表面积增加 600 倍左右，因此小肠也可吸收相当数量的苯甲酸。此外，小肠黏膜还可以通过滤过过程吸收分子量为 100 ～ 200 的小分子，胃肠道上皮细胞亦可通过胞饮或吞噬过程吸收一些颗粒状物质。

2. 经呼吸道吸收　肺是呼吸道中的主要吸收器官，肺泡上皮细胞层极薄，而且血管丰富，所以气体、挥发性液体的蒸气和细小的气溶胶在肺部吸收迅速完全。吸收最快的是气体、小颗粒气溶胶和脂水分配系数较高的物质。经肺吸收的外源化学物与经胃肠道吸收者不同，前者不随同门静脉血流进入肝，未经肝中的生物转化过程即直接进入体循环并分布全身。气体、易挥发液体和气溶胶在呼吸道中的吸收主要通过简单扩散，并受许多因素影响，主要是在肺泡气与血浆中的浓度差。一种气体在肺泡气中的浓度，可以其在肺泡中的分压表示，一种气体的分压即为其占肺泡气总压力的百分率。分压越高，机体接触的量越大，也越容易吸收。随着吸收过程的进行，血液中该气体的分压将逐渐增高，分压差则相应降低。该气体在血液中的分压将逐渐接近肺泡气的分压，最后达到平衡，呈饱和状态。在饱和状态时，气体在血液中的浓度（mg/L）与在肺泡气中的浓度（mg/L）之比，称为血/气分配系数。血/气分配系数越大，即溶解度越高，表示该气体越易被吸收。

气体在呼吸道内的吸收速度也与其溶解度和分子量有关。一般情况下，吸收速度与溶解度成正比。非脂溶性的物质被吸收时通过亲水性孔道，其吸收速度主要受分子量大小的影响；分子量大的物质，相对吸收较慢，反之亦然。溶于生物膜脂质的物质，吸收速度与分子量大小关系不大，主要取决于脂/水分配系数，脂/水分配系数大者吸收速度相对较高。

影响化学物质经呼吸道吸收的因素还有肺泡的通气量和血流量，肺泡通气量与血流量的比值称为通气/血流比值，该比值对呼吸道吸收毒物影响较大。

3. 经皮肤吸收　外源化学物经皮肤吸收一般可分为两个阶段，第一阶段是外源化学物透过皮肤表皮，即角质层的过程，为穿透阶段。第二阶段即由角质层进入乳头层和真皮层，并被吸收入血，为吸收阶段。

经皮肤吸收的主要机制是简单扩散，扩散速度与很多因素有关。在穿透阶段的主要有关因素是外源化学物分子量的大小、角质层厚度和外源化学物的脂溶性。脂溶性的非极性化合物通过表皮的速度与脂溶性高低，即脂/水分配系数的大小成正比，脂溶性高者穿透速度快，但与分子量成反比。

在吸收阶段，外源化学物必须具有一定的水溶性才易被吸收，因为血浆是一种水溶液。目前认为脂/水分配系数接近于 1，即同时具有一定的脂溶性和水溶性的化合物易被吸收进入血液。此外，气温、湿度及皮肤损伤也可影响皮肤的吸收。

（三）分布的概念及影响分布的主要因素

1. 分布的概念 分布是外源化学物通过吸收进入血液或其他体液后，随着血液或淋巴液的流动分散到全身各组织细胞的过程。

2. 影响分布的主要因素

（1）外源化学物与血浆蛋白结合：外源化学物进入血液之后往往与血浆蛋白，尤其是血浆白蛋白结合。这种结合是可逆的，可以将其视为外源化学物在体内分布运输的一个过程。与血浆白蛋白结合的外源化学物与未结合的游离化学物质呈动态平衡，又由于血浆白蛋白与化学物质结合的专一性不强，所以当有另一种外源化学物、药物或生理代谢产物存在时，可以发生竞争现象。例如 DDE（杀虫剂 DDT 代谢物）就可竞争性置换已与白蛋白结合的胆红素，使其在血中游离。

（2）外源化学物与其他组织成分结合：外源化学物还可与其他组织成分结合，如多种蛋白质、黏多糖、核蛋白、磷脂等。这些结合有分布意义，有的也有毒理意义。例如一氧化碳与血红蛋白具有高度亲和力，导致缺氧而中毒。又如除草剂百草枯，不论以何种途径接触，均可浓集分布于肺，引起损伤。

（3）外源化学物在脂肪组织和骨骼中贮存沉积：脂溶性外源化学物可贮存于脂肪组织中，并不呈现生物学活性。只有在脂肪被动用、外源化学物重新成为游离状态时，才表现出生物学作用。DDT 在脂肪组织中的贮存即如此。

骨骼也可作为许多外源化学物的贮存沉积场所。例如，铅可取代骨骼中的钙，被机体吸收的铅有 40% 可沉积于骨骼中，对机体危害相对较小。但在一定条件下，铅可游离释放，进入全身循环，对机体造成损害。

（4）体内各种屏障的影响：机体内有若干膜屏障，对保护一些器官有重要意义。研究外源化学物在机体内的分布是否可以透过这些屏障，具有重要的毒理学意义。

1）血 - 脑屏障：由毛细血管内皮细胞和聚集包围毛细血管的星形胶质细胞的软脑膜组成的一种特殊的功能结构。血 - 脑屏障的重要性在于保障血液和脑组织之间的正常代谢物质的交换，阻止非需要物质的进入，从而维持脑的正常功能。一般外源化学物只有分子量小、脂溶性高的才能穿透；而电离的、离子型的、水溶性大的化学物质则难以透过血 - 脑屏障。如无机汞就不容易进入脑组织，而甲基汞则易于透过血 - 脑屏障，造成中枢神经系统功能损伤。

2）胎盘屏障：胎盘除在母体与胎儿之间进行营养素、氧、二氧化碳和代谢产物的交换外，还有阻止一些外源化学物由母体通过胎盘进入胚胎、保障胎儿正常生长发育的功能。胎盘屏障的解剖学基础是由位于母体血液循环系统和胚胎之间的几层细胞构成。不同物种和同一物种的不同妊娠阶段胎盘细胞层数并不一样。例如，猪和马有 6 层，大鼠、豚鼠只有 1 层；家兔在妊娠初期有 6 层，到妊娠末期仅有 1 层。较薄的胎盘，即细胞层数较少者，外源化学物相对容易透过，例如，大鼠胎盘较人类更薄，外源化学物容易透过，故用受孕大鼠进行致畸试验可能更为敏感。大部分外源化学物透过胎盘的机制是简单扩散，而胚胎发育所必需的营养物质，则通过主动转运而进入胚胎。

（四）排泄的概念和主要途径

1. 排泄的概念 排泄是外源化学物及其代谢产物向机体外转运的过程，是机体物质代谢全部过程中的最后一个环节。

2. 排泄的主要途径

（1）经肾随同尿液排泄：此途径排泄外源化学物的效率极高，肾也是最重要的排泄器官。其主要排泄机制有三种：即肾小球滤过、肾小球简单扩散和肾小管主动转运，其中简单扩散和主动转运更为重要。

肾小球滤过是一种被动转运，肾小球毛细血管具有孔道，直径约 4 nm 左右，分子量在 7 万以下的物质皆可滤过。因此大部分外源化学物或其代谢产物均可滤出，只有与血浆蛋白结合的化学物质因分子量过大，不易透过孔道。但需指出，凡是脂 / 水分配系数大的化学物质或其代谢产物，又可被肾小管上皮细胞以简单扩散方式重吸收入血。只有水溶性物质或离子型物质等才能进入尿液。

肾小管主动转运实际上是肾小管主动分泌，此种主动转运可分为两个系统：一个供有机阴离子化学物质转运；一个供有机阳离子化学物质转运。这两个系统均位于肾小管的近曲小管。这两个转运系统均可以转运与蛋白质结合的物质，且存在两种化学物质利用同一转运系统的竞争作用。

（2）经肝随同胆汁排泄：是仅次于肾的另一种排泄途径。来自胃肠道的血液携带所吸收的外源化学物先通过门静脉进入肝，然后流经肝再进入全身循环。外源化学物在肝中先经过生物转化，在生物转化过程中形成的一部分代谢产物，可被肝细胞直接排入胆汁，再混入粪便排出体外。

外源化学物随同胆汁进入小肠后，可能有两种去路：①一部分易被吸收的外源化学物及其代谢产物，可在小肠中被重新吸收，再经门静脉系统返回肝，随同胆汁排泄，即肠肝循环。肠肝循环具有重要的生理学意义，可使一些机体需要的化合物被重新利用，例如，各种胆汁酸平均有 95% 被小肠壁重吸收，并被再利用。在毒理学方面，由于有些外源化学物被再次吸收，使其在体内停留时间延长，毒性作用也将增强。②还有一部分外源化学物在生物转化过程中形成结合物，并以结合物的形式出现在胆汁中；肠道内存在的菌群以及葡萄糖苷酸酶，可将一部分结合物水解，则外源化学物可重新被吸收并进入肠肝循环。

（3）经肺随同呼出气体排泄：许多气态外源化学物可经呼吸道排出体外。如一氧化碳、某些醇类和挥发性有机化合物都可经肺排泄。经肺排泄的主要机制是简单扩散，排泄的速度主要取决于气体在血液中的溶解度、呼吸速度和流经肺部的血液速度。在血液中溶解度较低的气体，例如一氧化二氮，排泄较快；而血液中溶解度高的物质，例如乙醇，经肺排出较慢。呼吸速度的影响对于不同化合物略有不同，例如，乙醚在血液中溶解度高，过度通气时，经肺排出极为迅速。而有些不易溶于血液的气体（如六氟化硫）的排出几乎不受过度通气的影响。

溶解于呼吸道分泌液的外源化学物和巨噬细胞摄入的颗粒物质，将随同呼吸道表面的分泌液排出。

（4）其他排泄途径：外源化学物还可经其他途径排出体外。例如，经胃肠道排泄，随同汗液和唾液排泄，随同乳汁排泄。此种排泄途径虽然所占比例不大，但有些却具有特殊的毒理学意义。如许多外源化学物可通过简单扩散进入乳汁，有机氯杀虫剂、乙醚、多卤联苯类、咖啡因和某些金属都可随同乳汁排出。如果某种物质与母体长期反复接触，则容易在乳汁中浓集，其重要意义在于对婴儿的损害作用，因为按单位体重计算，婴儿通过乳汁摄入的外源化学物往往大于一般人群。

二、生物转化

外源化学物在体内经过一系列化学变化并形成其衍生物以及分解产物的过程称为生物转化（biotransformation），或代谢转化（metabolic transformation）。所形成的衍生物即代谢物。外源化学物经过生物转化，有的可以达到解毒，毒性减低；但有的可使毒性增强，甚至可产生致畸、致癌效应。所以，不应将生物转化只看作解毒过程，因为代谢过程对外源化学物的毒性有二重性。

（一）生物转化的反应类型

1. 氧化反应　氧化反应（oxidation）可分为由微粒体混合功能氧化酶催化和非微粒体混合功能氧化酶催化的两种氧化反应。

微粒体是内质网在细胞匀浆过程中形成的碎片，并非独立的细胞器。内质网可分为粗面和滑面两种，因而所形成的微粒体也有粗面和滑面两种，但都含有混合功能氧化酶，后者活力更强。

微粒体混合功能氧化酶又称为混合功能氧化酶（mixed function oxidase，MFO）或微粒体单加氧酶，可简称为单氧酶。单氧酶反应需要 NADPH 提供电子，使细胞色素 P450 还原，并与底物形成复合物，才能完成这一反应过程。

混合功能氧化酶是细胞内质网膜上的一个酶系，组成较为复杂，现在已知的成分主要有细胞色素 P450 氧化酶，也称为细胞色素 P450 依赖性单加氧酶，还有还原型辅酶Ⅱ - 细胞色素 P450 还原酶。此外，还含有微粒体 FAD 单加氧酶，此酶特点是不含细胞色素 P450，而含有黄素腺嘌呤二核苷酸，代替细胞色素 P450 参与单加氧酶反应。在 FAD 单加氧酶催化的外源化学物氧化过程中，同样需要 NADPH 和氧分子。

许多外源化学物都可经混合功能氧化酶催化，加氧形成各种羟化物。羟化物将进一步分解，形成各种产物，因此氧化反应可能有下列各种类型：

（1）脂肪族羟化：亦称脂肪族氧化，是脂肪族化合物侧链（R）末端倒数第一个或第二个碳原子发生氧化，并形成羟基。

（2）芳香族羟化：芳香环上的氢被氧化，例如苯可形成苯酚，苯胺可形成对氨基酚或邻氨基酚。在微粒体混合功能氧化酶活力测定中，可利用这一反应，即以苯胺为底物经 MFO 羟化后，形成对氨基酚，测定其含量，用以表示苯胺羟化酶活力。羟化过程中，也可形成邻氨基酚。

（3）环氧化反应：外源化学物的两个碳原子之间形成桥式结构，即环氧化物。一般环氧化物仅为中间产物，后续将继续分解。但在多环芳烃类化合物，例如苯并（a）芘形成环氧化物后，可与细胞生物大分子发生共价结合，诱发突变以及癌肿形成。

（4）N- 脱烷基反应：胺类化合物 N 上的烷基被氧化脱去一个烷基，形成醛类或酮类。氨基甲酸酯类杀虫剂，如西维因、致癌物偶氮色素奶油黄和二甲基亚硝胺，皆可发生此种反应。二甲基亚硝胺也可在 N- 脱烷基反应后，形成自由甲基，可使细胞核内核酸分子上的鸟嘌呤甲基化（烷基化），诱发突变或致癌。

（5）O- 脱烷基和 S- 脱烷基反应：与 N- 脱烷基反应相似，但氧化后脱去氧原子或硫原子相连的烷基。

O- 脱烷基可发生于对硝基茴香脑，后者经微粒体混合功能氧化酶催化后，测定所形成对硝基酚含量，可代表混合功能氧化酶活力。

（6）N- 羟化反应：羟化在 N 原子上进行，如苯胺、致癌物 2- 乙酰氨基芴都可发生。苯胺经 N- 羟化反应形成 N- 羟基苯胺，可使血红蛋白氧化成为高铁血红蛋白。

（7）烷基金属脱烷基反应：四乙基铅可在混合功能氧化酶催化下，脱去一个烷基，形成三乙基铅，借此，四乙基铅可在机体内表现毒作用。

（8）脱硫反应：在许多有机磷化合物中经常发生脱硫反应，在这一反应中，硫原子被氧化成硫酸根脱落。例如，对硫磷氧化脱硫成对氧磷，毒性增强。

非微粒体混合功能氧化酶催化的氧化反应发生在肝组织胞液、血浆和线粒体中，有一些专一性不太强的酶，可催化某些外源化学物的氧化与还原，如醇脱氢酶、醛脱氢酶、过氧化氢酶、黄嘌呤氧化酶等。

肝细胞胞液中含有单胺氧化酶和双胺氧化酶，可催化胺类氧化，形成醛类和氨，双胺氧化酶催化的氧化反应主要涉及体内生物胺类的形成，与外源化学物代谢转化关系较少。前列腺素生物合成过程中共氧化反应在外源化学物的氧化反应中，除前述微粒体混合功能氧化酶和非微粒体混合功能氧化酶催化的氧化反应外，近年来又观察到一种氧化反应，是在前列腺素生物合成过程中有一些外源化学物可同时被氧化，称为共氧化反应。

2. 还原反应（reduction） 含有硝基、偶氮基和羰基的外源化学物以及二硫化物、亚砜化合物，在体内可被还原，例如硝基苯和偶氮苯都可被还原形成苯胺。四氯化碳在体内可被 NADPH- 细胞色素 P450 还原酶催化还原，形成三氯甲烷自由基，以致破坏肝细胞膜脂质结构，引起肝脂肪变性以及坏死等。五价砷化合物中的砷也可被还原成三价砷，三价砷化合物在水中溶解度较高，故毒性较五价砷化合物更强。

3. 水解作用（hydrolysis） 许多外源化学物，如酯类、酰胺类和含有酯键的磷酸盐取代物极易水解。血浆、肝、肾、肠黏膜、肌肉和神经组织中有许多水解酶，微粒体中也存在。酯酶是广泛存在的水解酶，酯酶和酰胺酶可分别水解酯类和胺类。

水解反应是许多有机磷杀虫剂在体内的主要代谢方式，如敌敌畏（DDVP）、对硫磷、乐果和马拉硫磷等水解后毒性降低或消失。有些昆虫对马拉硫磷有抗药性，即由于其体内羧酸酯酶活力较高，极易使马拉硫磷失去活性。此外，拟除虫菊酯类杀虫剂也通过水解酶催化降解而解毒。

4. 结合反应（conjugation） 结合反应是进入机体的外源化学物在代谢过程中与某些其他内源性化合物或基团发生的生物合成反应。特别是外来有机化合物及其含有羟基、氨基、羧基以及环氧基的代谢物最易发生。外源化学物及其代谢物与体内某些内源性化合物或基团结合所形成的产物称为结合物。在结合反应中需要有辅酶与转移酶并消耗代谢能量。所谓内源性化合物或基团的来源是体内正常代谢过程中的产物，参加结合反应的必须为内源性化合物，直接由体外输入者不能进行。

外源化学物在代谢过程中可以直接发生结合反应，也可先经过上述氧化、还原或水解等第一阶段生物转化反应（第一相反应），然后再进行结合反应（第二相反应）。在一般情况下，通过结合反应，一方面可使外源化学物分子上某些功能基团失去活性以及丧失毒性；另一方面，大多数外源化学物通过结合反应，可使其极性增强，脂溶性降低，加速排泄过程。

根据结合反应的机制，可将结合反应分成以下几种类型。

（1）葡萄糖醛酸结合：葡萄糖醛酸结合可能是最常见的结合反应，主要是外源化学物及其代谢物与葡萄糖醛酸结合。葡萄糖醛酸的来源是在糖类代谢过程中生成尿苷二磷酸葡萄糖（uridine diphosphate glucose，UDPG），UDPG 再被氧化生成尿苷二磷酸葡萄糖醛酸；UDPGA 是葡萄糖醛酸的供体，在葡萄糖醛酸基转移酶的作用下与外源化学物及其代谢物的羟基、氨基和羧基等基团结合，反应产物是 β- 葡萄糖醛酸苷。葡萄糖醛酸必须为内源性代谢产物，直接由体外输入者不能进行结合反应。

葡萄糖醛酸结合作用主要是在肝微粒体中进行，此外，在肾、肠黏膜和皮肤中也可发生。外源化学物在肝中经结合反应后，随同胆汁排出。但有时一部分在肠道下段，在肠菌群作用下，β- 葡萄糖苷酸酶发生水解，则此种外源化学物可被重吸收，进行肠肝循环，使其在体内停留时间延长。

（2）硫酸结合：外源化学物及其代谢物中的醇类、酚类或胺类化合物可与硫酸结合，形成硫酸酯。内源性硫酸的来源是含硫氨基酸的代谢产物，但必须先经三磷腺苷活化，成为 3′- 磷酸腺苷 -5′ - 磷酸硫酸（PAPS），再在磺基转移酶的作用下与酚类、醇类或胺类结合为硫酸酯。苯酚与硫酸结合较为常见。

硫酸结合反应多在肝、肾、胃肠等组织中进行；由于体内硫酸来源所限，不能充分提供，故较葡萄糖醛酸结合反应为少。

在一般情况下，通过硫酸结合反应可使外源化学物原有毒性降低或丧失。但有些外源化学物经硫酸结合反应后，其毒性反而较高。例如属于芳香胺类的一种致癌物 2- 乙酰氨基芴（简称 FAA 或

AAF）在体内经 N- 羟化反应，形成 N- 羟基 -2- 乙酰氨基芴后，其羟基可与硫酸结合，形成硫酸酯。此种 AAF 硫酸酯具有强致癌性，较 AAF 本身致癌性更强。在大鼠、小鼠和狗中都有此种反应发生。但有些动物肝内缺乏硫酸转移酶，无法形成硫酸酯。

（3）谷胱甘肽结合：机体内有毒金属和环氧化物能与谷胱甘肽结合而被解毒。谷胱甘肽结合反应是由谷胱甘肽转移酶催化进行。谷胱甘肽转移酶在肝、肾中都有，肝细胞胞液中含量较多，近年来发现在肝微粒体上亦存在。微粒体的谷胱甘肽转移酶直接与外源化学物接触，可能在谷胱甘肽结合反应的意义更为重要。

谷胱甘肽与环氧化物结合反应非常重要。许多外源化学物，例如许多致癌物和肝毒物在体内可形成环氧化物，此种环氧化物大都对细胞具有较强的损害作用。例如溴苯经代谢转化为环氧化物，溴苯环氧化物是一种强肝毒物，可引起肝坏死；但与谷胱甘肽结合后，毒性将被解除并排出体外。谷胱甘肽在体内的生成与储备有一定限度，如大量环氧化物在短时间内形成，可出现谷胱甘肽耗竭，仍可引起严重损害。

（4）氨基酸结合：有些含有羧基的外源化学物，例如有机酸可与氨基酸结合。此种结合反应的本质是一种肽键结合，有机酸与甘氨酸结合最为常见，事实上与其他氨基酸也可进行这种结合。例如甲苯在体内代谢，生成苯甲酸，苯甲酸可与甘氨酸结合，形成马尿酸而排出体外；氰氢酸可与半胱氨酸结合而解毒，由唾液和尿液排泄。

（5）乙酰结合：外源化学物中的芳香胺类，例如苯胺可通过其氨基与乙酰辅酶 A 反应，经乙酰转移酶催化，使芳香胺类形成乙酰衍生物。此外，脂肪族胺类药物也有类似反应。乙酰辅酶 A 的来源是糖、脂肪以及蛋白质的代谢产物。

（6）甲基结合：生物胺类在体内与甲基结合的反应也称甲基化。甲基来自蛋氨酸，蛋氨酸的甲基经 ATP 活化，成为 S- 腺苷蛋氨酸，再经甲基转移酶催化，使生物胺类与甲基结合而被解除毒性并排出体外。在外源化学物的解毒中，甲基结合并不占重要地位。

（二）影响生物转化的因素

1. 物种差异和个体差异　同一外源化学物生物转化的速度在不同动物中可以有较大差异，例如苯胺生物半减期在小鼠体内为 35 min，在狗体内为 167 min。同一外源化学物在不同物种动物体内的代谢情况可以完全不同。如前所述，N-2- 乙酰氨基芴在大鼠、小鼠和狗体内可进行 N- 羟化反应并再与硫酸结合成为硫酸酯，呈现强烈致癌作用；而在豚鼠体内一般不发生 N- 羟化反应，因此不能结合成为硫酸酯，故无致癌作用或致癌作用极弱。

外源化学物在体内生物转化过程的个体差异还表现在某些参与代谢的酶类在不同个体中的活力。例如芳烃羟化酶（aryl hydrocarbon hydroxylase，AHH）可使芳香烃类化合物羟化，并产生致癌活性，其活力在个体之间存在明显差异。在吸烟量相同的情况下，AHH 活力较高的人，患肺癌的危险度比活力较低者高 36 倍；体内 AHH 具有中等活力者，患肺癌的危险度比活力低者高 16 倍。

2. 外源化学物代谢酶的抑制和诱导

（1）抑制：一种外源化学物的生物转化可受到另一种化合物的抑制，此种抑制与催化生物转化的酶类有关。参与生物转化的酶系统一般并不具有较高的底物专一性，几种不同化合物都可作为同一酶系的底物，即几种外源化学物的生物转化过程都受同一酶系的催化。因此，当一种外源化学物在机体内出现或数量增多时，可影响某种酶对另一种外源化学物的催化作用，即两种化合物出现竞争性抑制。

（2）诱导：有些外源化学物可使某些代谢过程催化酶系活力增强或酶的含量增加，此种现象称为酶的诱导。凡具有诱导效应的化合物称为诱导物，诱导的结果可促进其他外源化学物的生物转化过程，使其增强或加速。在微粒体混合功能氧化酶诱导过程中，还观察到滑面内质网增生。酶活力增强以及对其他化合物代谢转化的促进等均与此有关。

3. 代谢饱和状态 一种外源化学物在机体代谢的饱和状态对其代谢情况有相当的影响，并因此影响其毒性作用。例如，溴苯在体内首先转化成为具有肝毒性作用的溴苯环氧化物；如果输入剂量较小，约有 75% 的溴苯环氧化物可转变成为谷胱甘肽结合物，并以溴苯基硫醚氨酸的形式排出；但如输入较大剂量，则仅有 45% 可按上述形式排泄。当剂量过大时，因谷胱甘肽的量不足，甚至出现谷胱甘肽耗竭，结合反应有所降低，因而未经结合的溴苯环氧化物与 DNA 或 RNA 以及蛋白质的反应增强，呈现毒性作用。

4. 其他影响因素 其他影响因素有年龄、性别和营养状况等。蛋白质、抗坏血酸、核黄素、维生素 A、E 的营养状况都可影响微粒体混合功能氧化酶的活力。在动物实验中，如蛋白质供给不足，则微粒体酶活力降低；当抗坏血酸缺乏时，苯胺的羟化反应减弱；缺乏核黄素，可使偶氮类化合物还原酶活力降低，增强致癌物奶油黄的致癌作用。上述酶活力降低，可能造成外源化学物转化过程减弱或减慢。

年龄对外源化学物代谢转化过程的影响：肝微粒体酶功能在刚出生和未成年机体中尚未发育成熟，老年后又开始衰退，其功能皆低于成年，对外源化学物的代谢以及解毒能力较弱。例如，大鼠出生后 30 天，肝微粒体混合功能氧化酶才达到成年水平，250 天后又开始下降。葡萄糖醛酸结合反应在老年动物减弱，但大鼠的单胺氧化酶活力随年龄而增强。在一般情况下，幼年及老年机体对外源化学物代谢转化能力较成年更弱，所以外源化学物的损害作用也较强。

（张艳淑）

第四节 中毒机制

一、化学毒物对机体的毒作用

有毒物质的种类繁多，其作用机制不一，主要包括下列几个方面。

1. 局部刺激、腐蚀作用 强酸、强碱、刺激性气体、腐蚀性气体等可吸收组织中的水分，并与蛋白质或脂肪结合，使细胞变性、坏死。

2. 缺氧 一氧化碳、硫化氢、氰化物等窒息性毒物阻碍氧的吸收、转运或利用。脑和心肌对缺氧敏感，易发生损害。

3. 麻醉作用 有机溶剂和吸入性麻醉药有强亲脂性。脑组织和细胞膜脂类含量高，因而上述化学物质可通过血-脑屏障，进入脑内，而抑制脑功能。

4. 抑制酶的活力 很多毒物或其代谢产物通过抑制酶的活力而产生毒性作用。例如，有机磷杀虫药抑制胆碱酯酶，氰化物抑制细胞色素氧化酶，重金属抑制含巯基的酶等。

5. 干扰细胞或细胞器的生理功能 四氯化碳在体内经酶催化而形成三氯甲烷自由基。自由基作用于肝细胞膜中的不饱和脂肪酸，产生脂质过氧化，使线粒体、内质网变性，肝细胞坏死。酚类，如二硝基酚、五氯酚、棉酚等，可使线粒体内氧化磷酸化作用解偶联，妨碍三磷腺苷的形成和贮存而释放热能。

6. 受体的竞争　如阿托品阻断毒蕈碱受体。

二、化学毒物的毒作用机制

化学中毒的分子机制，从亚细胞乃至分子层面来看，主要机制不一。

（一）直接损伤作用

1. 刺激腐蚀作用　直接造成细胞变性、坏死。

2. 干扰体内活性物质（神经介质、激素、信使及活性物质等）的作用　这类作用可导致机体生理生化功能紊乱。如砷化氢可大量消耗红细胞的还原型谷胱甘肽，使其抗氧化损伤能力明显降低而导致溶血；锰可抑制脑纹状体生成多巴胺、5-羟色胺、去甲肾上腺素，导致帕金森综合征等。

3. 与体内大分子物质结合，导致其结构变异及功能损害

（1）与结构蛋白结合：如As、Hg等可与膜蛋白中的—SH结合，造成膜的传输功能障碍；苯胺可与血红蛋白中珠蛋白的—SH结合，使红细胞的柔韧性降低，导致溶血等。

（2）与酶结合：如CN^-、H_2S等可与细胞色素氧化酶中的Fe^{3+}结合，阻碍细胞的生物氧化过程；丙烯酰胺可与神经细胞轴浆蛋白中的巯基结合，抑制与轴浆运输有关的酶类，导致轴索变性；有机磷可与胆碱酯酶结合，造成乙酰胆碱积累，致使神经系统功能紊乱等。

（3）与体内的遗传物质发生共价结合：可攻击碱基，甚至造成链断裂、链间或链与蛋白间交联等，此种损伤一旦未得到完全修复，则可引起基因突变或染色体畸变，成为化学物质致癌、致畸、致突变的重要生化基础。能以原型直接与DNA结合的化学物极少，仅见于直接烷化剂（氮芥、硫芥、环氧乙烷、卤代亚硝基脲等）及亚硝酸盐、亚硫酸氢盐、甲醛、羟胺等，绝大多数DNA损伤是自由基，尤其是氧自由基（或活性氧）作用的结果。因为即便在正常情况下，亦有将近4%的摄入氧并不参与氧化磷酸化过程，而是转化成活性氧，造成细胞氧化性损伤；少数DNA损伤为亲电子基团所引起。

（二）在体内诱导自由基或活性氧生成

自由基（free radical）是指原子外层轨道有奇数电子的原子或原子团，主要由化合物的共价键发生均裂所产生。自由基可在体内诱发脂质过氧化反应，该反应属链式反应，一旦启动，可重复一万次至一百亿次，从而造成生物膜结构的严重破坏，故此过程可能是细胞损伤最重要的机制之一。

不少化学物质本身就是自由基，如氧是最普遍存在的天然自由基，进入体内的氧还会进一步转化成化学性质更为活泼的活性氧。如超氧阴离子、过氧化氢、羟自由基等，更易引起细胞"氧化性"损伤；过渡性金属元素如铁、锌、铜、锰、铬、钒，以及汽车尾气、氮氧化物等，也都是自由基。

还有不少化学物质如四氯化碳、百草枯、氯丁二烯、硝基芳烃等，也可在体内转化为自由基，引起脂质过氧化反应。

（三）引起细胞的内环境失衡

细胞内环境稳定（homeostasis）的破坏是造成细胞损伤的最基本条件，如细胞缺氧、水和电解质紊乱、酸碱失衡、钙超载等。而细胞内钙超载可能是造成细胞损伤最重要的分子机制，缺氧则是导致细胞内钙超载的主要启动环节。

化学物质乃至各种致病因子均可通过直接或间接作用引起缺氧，缺氧不仅使生物氧化过程受阻、能量生成障碍、细胞内水钠潴留、酸中毒，细胞内H^+增加，还会强化H^+-Na^+交换，从而激活Na^+-Ca^{2+}交换机制，引起细胞内钙超载。钙超载则可诱使黄嘌呤脱氢酶变构为黄嘌呤氧化酶，使机体在生成尿酸的过程中产生大量超氧阴离子，引起脂质过氧化损伤；钙超载还会激活细胞内的磷酸酯酶

A2，导致膜磷脂分解并生成大量花生四烯酸，后者可进而转化为血栓素，引起微血管痉挛、微血栓形成，加重缺血缺氧，形成恶性循环。

不少化学物质尚可引起机体免疫性损伤，由于完全缺乏剂量 - 效应关系，机体损伤程度与毒物的摄入量无明显相关，不属于化学中毒范畴，但临床较为常见，故诊断时仍应将其列入考虑范畴，以利正确治疗。

（张艳淑）

第五节　毒性作用的影响因素

各种化合物对一种机体或实验动物产生的毒性和毒效应有很大差异，究其原因十分复杂。概括起来主要有 4 个方面的因素：①化学物因素；②机体因素；③化学物与机体所处的环境条件；④化学物的联合作用。因此，研究化学物毒作用的影响因素不但有理论意义，而且有实际意义。

一、化学物因素

化学物的生物学活性与其化学结构及理化特性有关系，同时又受化学物的剂型、不纯物含量等因素影响。

（一）化学结构

毒物的化学结构决定毒物的理化性质和化学活性，后两者又决定毒物的毒性，因此化学结构的改变可引起毒性作用的变化。有机毒物在这方面的表现比较有规律。例如，苯具有麻醉和抑制造血功能的作用，当苯环中的氢被甲基取代后（成为甲苯或二甲苯），抑制造血功能的作用即不明显。苯环中的氢被甲基取代后，其作用性质有很大改变，具有形成高铁血红蛋白的作用。

烷、醇、酮等碳氢化合物，碳原子愈多，则毒性愈大（甲醇与甲醛除外）。但碳原子数超过一定限度时（一般为 $7 \sim 9$ 个碳原子），毒性反而下降（如戊烷＜己烷＜庚烷，但辛烷毒性迅速减低）。

烷烃类的氢若为卤族元素取代时，其毒性增强，对肝的毒作用增加；且取代愈多，毒性愈大，如 $CCl_4 > CHCl_3 > CH_2Cl_2 > CH_3Cl$。

（二）理化性质

化学物质的理化特性对于其在外环境中的稳定性、进入机体的机会和体内代谢转化过程均有重要影响。

溶解度：①毒物在水中的溶解度直接影响毒性的大小，水中溶解度越大，毒性愈大。如 As_2S_3 溶解度是 As_2O_3 的 1/30 000，其毒性亦小。②影响毒性作用部位不同，如刺激性气体中，在水中易溶解的氟化氢（HF）、氨等主要作用于上呼吸道，而不易溶解的二氧化氮（NO_2）则可深入至肺泡，引起肺水肿。③脂溶性物质易在脂肪蓄积，易侵犯神经系统。毒物颗粒的分散度大小可影响其进入呼吸道的深度和溶解度，从而影响毒性。

挥发性：吸入毒物的毒性除与其半数致死浓度大小有关外，与其挥发性的大小亦有关。例如，苯与苯乙烯的 LC_{50} 均为 45 mg/L 左右，但苯的挥发性较苯乙烯大 11 倍，故其危害性远大于苯乙烯。慢性毒性试验时，用喂饲法染毒应注意毒物的挥发性，毒物加入饲料中可因挥发而剂量减低。

（三）不纯物和化学物的稳定性

在生产环境中生产或使用的化学物质常含有一定数量的不纯物，其中有些不纯物的毒性比原化合物的毒性高，若不加注意，可影响对化合物毒性的正确评定。例如，除草剂 2,4,5- 三氯苯氧乙酸（2,4,5-T），早期对此化合物进行研究时，由于样本中夹杂相当量的四氯二苯 - 对位 - 二噁烷（TCDD）（30 mg/kg），此种杂质毒性非常大，急性经口 LD_{50} 值（雌大鼠）仅为 2,4,5-T 的四百万分之一。因此，即使杂质含量很低（低于 0.5 mg/kg），仍影响 2,4,5-T 的毒性。2,4,5-T 的胚胎毒性是由杂质引起的，而不是由 2,4,5-T 本身引起的。

毒物在使用情况下的不稳定可能影响毒性。如有机磷酸酯杀虫剂库马福司，在储存中形成的分解产物对牛的毒性增加。所以在进行毒理学试验研究之前，应获得使用情况下的稳定性资料。

（四）毒物进入机体的途径

毒物可经不同途径进入机体。由于进入途径不同，毒物在体内经历的过程各异，因而毒物所产生的作用亦明显不同。

二、机体因素

各种动物对同一毒物的反应不一。有人用 154 种化合物对不同动物进行毒性试验，结果小鼠敏感的化合物有 38 种，家兔敏感的约有 28 种，狗敏感的有 44 种，可见不同动物对于不同毒物的敏感性存在明显差异。人对毒物的反应一般比动物敏感。据进行的 260 种化合物人与动物致死量试验的比较结果显示，大多数化合物对动物的致死量要比人高 1 ~ 10 倍，约有 3% 高 25 ~ 450 倍，仅有 8% 左右人的致死量要比动物高，说明在大多数情况人对毒物的敏感性要高于动物，少数情况下动物对毒物的敏感性高于人。

环境中某些毒物在一定条件（相同剂量及接触条件）下作用于人群，其中个体之间的反应会有很大差异，可从无任何作用到出现严重损伤以致死亡。以口服药物为例，同一种药物，经肝代谢后在血浆中的浓度可相差 3 ~ 11 倍。即使在双生子之间亦无例外。这对于药效、不良反应都会产生明显影响。那些出现异乎常人反应的人被认为对毒作用有敏感性（susceptibility），又称为高危个体（high risk individual）。接触其他环境毒物也有相类似的情况。因此，在预防毒作用的工作中，若能及早发现这些敏感者的存在，有针对性地给予适当的保护措施，较对整个人群采取无差别的保护，可能更节省人力、物力，并得到更好的效果。

毒作用敏感性的形成原因是多方面的。目前认为比较重要的是：物种间遗传学的差异、个体遗传学的差异和机体的其他因素。

（一）物种间遗传学的差异

多种外源性化学物质的代谢酶都具有多态性。目前对这方面的研究已进入分子水平，多种代谢酶代谢功能的改变与相关突变有密切关系。

1. Ⅰ相酶

（1）氧化代谢酶：纯化的细胞色素 P450 酶类有 30 余种，已知细胞色素 P450 酶系中多种酶参与外源性物质代谢。这些酶的多态性使代谢功能出现很大差异，并因此而影响到对某些毒物的敏感性。例如细胞色素 P450 亚型 CYP1A1 主要催化多环芳烃（PAH）氧化成酚类及环氧化物。它的活性可为苯并（a）芘（BaP）及三甲基胆蒽所诱导。卤族芳烃（如 TCDD）、黄酮类、吲哚类、色氨酸的光衍生物以及紫外线均可诱导 CYP1A1 活性增高，这种诱导功能在高等动物中有高度保守性，说明这是一类重要的生理功能。20 世纪 70 年代初期，已有人注意到 CYP1A1 诱导活性与肺癌的关系，研究发现，在正常人（85 例）中 CYP1A1 高诱导活性表型为 9.4%，而在肺癌患者中（50 例）为 30.0%，由此首先提出患肺癌的敏感性与 CYP1A1 诱导活性有关[2]。其后，Kouri 的观察亦证实这种看法[3]。CYP2D6、2EI 等亚型与多种毒物代谢有密切关系，对这些毒物的毒性有重要影响。

（2）酯酶：参与多种化学毒物的水解。这些酶存在一些变异型，如血液胆碱酯酶（AchE）。

（3）环氧水化酶（epoxide hydrolase，EH）：其作用具有二重性，它既是活化酶，参与 BaP 的代谢，又与细胞色素 P450 酶系共同作用代谢成终致癌物。EH 参与苯妥英、对乙酰氨基酚的灭活代谢，对这类药的不良反应有重要影响。EH 活性有明显的个体差异，因而对摄取苯妥英与其他解痉药后所产生致畸效应的敏感性亦有不同。EH 活性低者，获得出生缺陷的可能性较大。

2.　Ⅱ相酶

（1）谷胱甘肽 S 转移酶（GST）：许多疏水性及亲电物质通过 GST 与谷胱甘肽结合形成硫醚酸，经尿排出体外。GST 还可在细胞内与胆红素及一些有机阴离子结合。已知 α、π、μ 三种类型的 GST 均有多态性。GST 参与氧化烃类（包括 BaP）的代谢，因而有学者认为 GST 缺乏与肺癌敏感性有密切关系[4]。国内对广州地区人群所作的观察亦见同样结果[5]。GST 与Ⅰ相酶的多态性似有联合效应，既有解毒酶作用的缺陷，又有活化酶作用的活性加强，从而对肺癌的敏感性明显增加。对 α 与 π 型 GST 的多态性亦有报道[6]，但对其分子机制仍不清楚。

（2）其他Ⅱ相酶：包括硫转移酶（ST）、甲基转移酶（MT）、乙酰基转移酶（NAT）等。它们的基因多态性亦在某一方面影响毒物的活性水平。以 NAT 为例，研究不同 NAT 表型的人与服用异烟肼出现不良反应的轻重关系，随后陆续发现肼类的神经毒性、与药物有关的红斑性狼疮以及芳香胺类所致膀胱癌与 NAT 代谢表型有密切关系。其中芳香族所引起的职业性膀胱癌在慢代谢型的人群中危险性会增高 16.7 倍。N- 乙酰化是人类膀胱内对某些致癌物（联苯胺、α- 萘胺）的一种重要解毒机制，N- 乙酰化的缺陷（慢 N- 乙酰化）使得对这类肿瘤的敏感性增加。另一方面，快 N- 乙酰化型的人对芳香胺类诱导大肠癌的敏感性升高，可见 N- 乙酰化表型与肿瘤发生的关系是复杂的。

（二）个体遗传学的差异

机体所有大分子在其损伤后都会出现相应的修复系统，其作用为将受损伤部位除去，再将空出部分按原样合成一个新的部分予以填补，使原有的结构和功能得以恢复。这些过程是由不同功能的酶参与完成的。各种修复酶亦可能出现多态性，使修复功能出现明显个体差异。在大分子物质中，蛋白质受到损伤，受损部分会被相应蛋白质填补，有些氨基酸的部分损伤可通过相应的酶予以修复。例如，甲硫氨基酸残基被氧化后，可通过甲硫氨基酸氧化还原酶修复。脂质出现损伤可通过转移、释放受损脂质，生成更新的脂质，使生物膜受损部位得以恢复。有些脂质损伤是由相应的酶修复的。对于修复缺陷对毒作用敏感性的影响，最早受到关注的是着色性干皮病（XP）。这类修复缺陷综合征在人群中的出现率纯合子为 1/3 000 000，杂合子为 1/300，为常染色体隐性遗传。受累者由于有多种 DNA 修复（切割修复、光修复与复制后修复）缺陷，所以对于紫外线与一些化学物质所产生的 DNA 损伤敏感性增强。接触上述物质后，皮肤、神经系统会产生各种损伤症状，一部分损伤可导致突变，甚至癌变。据 Setlow 估计，对致癌因素作用的敏感性，XP 纯合子比常人高 100 倍，杂合子比常人亦高 5 倍。除 XP 外，较多见的修复缺陷综合征有共济失调性毛细血管扩张（AT）和先天性全血细胞减少症（FA）。它们在人群中的出现率，纯合子分别为 1/40 000 与 1/300 000，杂合子分别为 1/100 与 1/300，均属常染色体隐性遗传。对烷化剂、X 线损伤的敏感性 AT 纯合子比常人高 20 倍，杂合子比常人高 5 倍。Swift 根据对 161 个 AT 家族的调查结果发现，AT 杂合子发生乳腺癌的危险比常人高 6 倍[8]。WiericKe 发现在接触 X 线后，常人出现染色体断裂的概率为 13%，而 AT 杂合子为 63%[9]。对于 DNA 交联剂作用的敏感性 FA 纯合子比常人高 10 倍以上，杂合子则与常人无差异。

多腺苷二磷酸核糖聚合酶 [poly（ADP-ribose）polymerase，PARP] 是另一类参与DNA断裂修复的酶。每当DNA出现断裂时，PARP先与断裂部位结合，并出现多腺苷二磷酸核糖合成和自身修饰，然后才使其他修复酶与断裂部位接近，并出现切割修复，使断裂得以重接。PARP是一种分子量为116 000的核酸，哺乳类动物细胞均含有这种酶。它的编码基因定位于1号染色体（1q41-q42）。对这一基因突变的检查及其后果的研究是当前DNA修复研究领域的一个热点。

此外，DNA连接酶Ⅰ（DNA ligase Ⅰ）、DNA聚合酶β等的多态性对于修复能力差异的影响亦日渐受到注意。

蛋白质对于各种外源化学物，包括毒物的辨认、结合，有高度的特异性与敏感性，结果会影响到外源化学物的生物活性。高等生物体内还有一类重要蛋白质——受体蛋白，它是毒作用的靶分子，不同毒物作用于不同的受体。受体本身可产生变异，它在细胞表面上分布的数量在不同个体、不同的生理状态下均可有差异。这些变化对于毒作用敏感性产生影响，虽然目前的认识仍处于起步阶段，但它的重要性已逐渐显露出来。

20世纪60年代初，有人观察到使用麻醉剂如卤烷类及琥珀胆碱的一些患者用药后出现高热，代谢率急剧升高，肌肉僵硬，死亡率高。至20世纪90年代初人们才发现这种病是由于骨骼肌钙释放通道受体的缺陷所致——正常受体氨基酸序列上的精氨酸变成了半胱氨酸。

二噁烷（TCDD）是另一类通过活化受体起作用的物质，它可以结合到受体上并使之活化。芳香烃受体（aryl hydrocarbon receptor，AhR）活化后，与转录因子（受体转运蛋白）形成异种二聚体。这种三元复合物结合到DNA的调控序列上，使某些蛋白质（如CYPlAl、1A2）的表达出现改变，而其中某些蛋白质与毒物的活化过程有关。TCDD作用的强弱与其占有的数量有关。当进入体内的数量低且不能占据所有AhR时，其毒作用（包括致癌作用）会出现阈值现象。

另一方面，受体可以出现变异型，其生物活性随之产生变化，因而影响相应外源化学物的反应。

（三）机体的其他因素

宿主的健康状况（疾病、免疫状态）、年龄、性别、营养状况、生活方式等因素对于毒作用的敏感性可以产生不同程度的影响，是研究毒作用敏感性不可忽略的一方面。

1. 健康状况　当疾病对抗体的危害与毒物的作用部位或方式相同时，会加剧或加速毒作用的出现。目前，一些学者注意到一些遗传缺陷或遗传病与毒作用敏感性的关系。某些遗传病的纯合子患者多有症状，且比较典型，是不易被忽略的。但这些病的杂合子患者症状轻微或全无症状，表面看来完全健康，但当接触某种有害物质时，正常人不出现任何反应，而这类人则会出现不同程度的损害。如着色性干皮病、共济失调性毛细血管扩张病和先天性全血细胞减少症等杂合子患者，对紫外线、烷化剂或某些化学致癌物作用的敏感性就不同于常人。目前面临的问题是：除了上述遗传缺陷外，是否还有其他在人群中分布更广、发生率更高的遗传缺陷会对某些毒作用的敏感性产生影响？近些年研究结果给出的答案是肯定的。这类遗传缺陷的名单已越来越长。有一些学者建议，在招聘接触某些工业毒物的新工人时，要考虑将一些遗传缺陷列为禁招条目，这对于保护高危个体、降低某些毒物危害的发生率无疑会起到重要作用。

肝、肾疾病对于外源化学物吸收、分布、代谢与排泄会产生不同程度的影响。例如，严重肝炎与肝硬化的患者，肝内细胞色素P450含量下降50%；急性化学性肝坏死的患者，血浆内苯巴比妥、安替比林的半衰期延长1倍。肾作为重要的排泄器官，若出现功能下降或衰竭，许多毒物的排泄半衰期亦会延长，这对于药效和毒效都会产生影响。

免疫状态对于某些毒作用的反应性质和程度有直接影响，过低或过高的免疫反应水平都可能带来不良的后果。过敏性反应可出现于接触多种药物和金属毒物时，但一般发生率不高。这类反应主要见于少数敏感者，最好能在接触这类致敏物前发现这类敏感者，以便及时采取适当的措施。

2. 年龄　年龄对于敏感性是重要的影响因素，各个系统和器官的功能状态在不同年龄有明显的差异。对于大多数的毒物新生儿都比成年人敏感。新生大鼠对于多数受试药物或毒物致死效应的敏感性比成年大鼠高 0.1 ~ 20 倍。有人认为这是由于新生大鼠的药动力学与成年大鼠有很大不同。以氯霉素为例，它对新生大鼠很容易引发心力衰竭，原因是幼鼠缺乏与这类抗生素结合的葡萄糖醛酸，使幼鼠血中氯霉素的浓度高且保留时间长，致使毒作用增强且持续时间长。生物膜的透过性亦明显影响毒作用。幼儿的血 - 脑屏障发育不完备，因此幼儿摄入磺胺酰胺时，由于它先与血浆蛋白结合，使血内胆红素游离并通过发育不完全的血 - 脑屏障进入中枢神经系统而造成损害。

老年人对于毒作用的敏感性常明显高于中、青年人，这与老年人多个系统或器官的功能下降有关。代谢速度变慢，使游离毒物在体内停留的时间延长。体内Ⅰ、Ⅱ相酶类变化与年龄关系不大，但个别器官有例外，例如，晶体内的 GST 随年龄增大而逐渐减少。在众多系统中，以神经系统为例来说明年龄增长的影响。老年人神经递质的合成能力下降，会加强某些神经毒物对机体的作用。例如，二硫化碳（CS_2）对于神经系统锥体外系的作用是通过抑制多巴胺 -β- 羟化酶，使多巴胺转化为肾上腺素的能力下降。老年人这方面的功能已逐渐退化，肾上腺素受体亦趋于减少。在这种情况下接触 CS_2，对其毒作用的敏感性明显增加。类似的情况亦见于其他系统，因此对老年人使用药物或接触毒物要持谨慎的态度。

3. 性别　性别亦可能造成敏感性差异，大量动物实验已证明了这一点。但在人类是否同样存在这种差异，不同学者之间观察结论常不一样，目前尚难以定论。

4. 营养条件　机体的营养状况对于毒物的代谢、储存和毒性都有密切影响。例如，低蛋白质食物可使微粒体酶的活性下降。动物饲以蛋白质含量为 20% 的饲料与蛋白质含量为 5% 的饲料相比，前者微粒体酶活性比后者高 1 倍。同样接触一些肝毒物（例如四氯化碳），其毒性在低蛋白组显著加强。至于是否在人类有同样的影响，目前仍缺乏明确的证据。近年来，一些学者研究了限量饮食（dietary restriction，DR）对于动物的影响。DR 是指给予动物应有饲料量的 60%，但补充足够的维生素和矿物质。有学者认为 DR 可以延长动物的寿命，对于肿瘤的自然发生和化学诱癌有抑制作用。动物实验证明了 DR 可增加大鼠肝和肾的 GST 活性，使致癌物所形成的加合物减少。因此，DR 在什么条件下发生这种有益作用，以及 DR 对人类是否亦有同样作用引起了广泛的关注。

5. 动物笼养形式　动物笼的形式、每笼装的动物数、垫笼的草和其他因素也能影响某些化学物质的毒性。例如，异丙肾上腺素对单独笼养 3 周以上的大鼠，其急性毒性明显高于群养的大鼠。养于"密闭"笼（四壁和底为薄铁板）内的群鼠对吗啡等物质的急性毒性较养于"开放"笼（铁丝笼）中的大鼠更低。

总之，导致机体对于毒物敏感的原因是多方面的。这些因素之间相互影响，最后形成一个综合的机体敏感性。对这方面的研究目前仍处于初级阶段。对于毒作用敏感性的深入研究将会加深对毒作用发生、发展机制的认识，并进一步推动实际预防工作向前发展。

三、环境因素

1. 气象条件　有人比较了 58 种化合物在不同环境温度（8℃、26℃ 和 36℃）下对于大鼠 LD_{50} 的影响[10-12]。结果表明，55 种化合物在 36℃ 高温环境下毒性最大，26℃ 环境下毒性最小。引起代谢增高的毒物（如五氯酚、2,4- 二硝基酚）在 8℃ 毒性最低，而引起体温下降的毒物（如氯丙嗪）在 8℃ 时毒性最高。

环境温度的改变可引起不同程度的生理、生化系统和内环境稳定系统的改变，如改变某些生理功能（通气、循环、体液、中间代谢等）可影响毒物的吸收、代谢、毒性等。

其他物理因素，如气压、气温的改变，对某些毒物的毒性亦有影响。

2. 季节或昼夜节律　生物体的许多功能活动常有周期性的波动，如24小时（昼夜节律）或更长周期（季节节律）的波动。毒物的毒性可因每日给药的时间不同或给药的季节不同而有差异，如苯巴比妥对小鼠的睡眠作用，下午2时给药小鼠的睡眠时间最长，而清晨2时给药睡眠时间最短（约为下午2时给药的40%～60%）。大鼠血中嗜酸性粒细胞、淋巴细胞和白细胞计数的量均呈现昼夜节律，人排出某些药物的速度亦有昼夜节律，例如口服水杨酸，早上8时口服排出速度慢，在体内停留时间最长；而晚上8时口服排出速度快，在体内停留时间最短。这种功能活动的昼夜节律有的是受体内某种调节因素所控制，如切除肾上腺后的大鼠昼夜节律变得不明显；有的是受外环境因素（如进食、睡眠、光、温度等）调节，如单独笼养动物昼夜节律的幅度减小。动物若处于24小时光照下，则昼夜节律消失。大鼠对吸入二氯乙烯（vinylidene chloride）毒性的感受性有昼夜节律，这与肝谷胱甘肽浓度的节律有关，而谷胱甘肽浓度的昼夜节律又与喂饲活动有关。此外，某些毒物的毒性还有季节性的差异，例如，给予大鼠苯巴比妥钠的睡眠时间以春季最长，秋季最短（只有春季的40%）。有人认为动物对毒物毒性敏感性的季节差异与动物冬眠反应或不同地理区域的气候有关。

四、化学物的联合作用

两种以上毒物同时或先后作用于机体时会出现某种形式的综合反应，称为化学物的联合作用。联合作用分为以下几类：

（一）非交互作用

1. 相加作用（addition joint action）　见于结构相似或同系衍生物，如其作用靶子相同，则毒性表现为各单个毒物效应的总和。

2. 独立作用（independent joint action）　这是由于不同性质的毒物有不同的作用部位和靶子，而这些部位与靶子之间在功能关系上不密切，因而出现各自不同的毒效应。

（二）交互作用

两种或两种以上化学物造成比预期相加作用更强（协同、加强）或更弱（拮抗作用）的联合效应，在毒理学中称为化学物对机体的交互作用（interaction）。

1. 协同作用（synergistic effect）　表现为各个毒物的综合效应大于单个毒物效应的总和，即毒性增强作用。其发生的途径是多方面的，例如，可能由于不同毒物进入机体后相互作用产生新的产物，使毒性增强。

2. 加强作用（potentiation joint action）　一种化学物对某器官或系统并无毒性，但与另一种化学物同时或先后暴露时毒性效应增强，称为加强作用。

3. 拮抗作用（antagonistic joint action）　即进入体内的几种化合物其毒性作用的总和低于各化合物单独毒效应的总和。

在30℃以上时，酚和甲醛的联合毒性作用增强。紫外线照射不足和高温都可使机体对六氯苯的抵抗力降低，而最适剂量的紫外线照射可提高机体对六氯苯的耐受性。噪声能增加耳毒性药物（如卡那霉素）对耳蜗的损害作用。一些能引起代谢减慢、体温下降的毒物，在低温条件下毒性作用增加。

（张艳淑）

第六节 毒物毒性和危险度评定

一、毒性

毒性通常是指化学毒物固有的能引起机体损伤的能力，一般来说它与进入体内的量呈正比；而危险度则表示某种化学毒物对单个机体或群体所致有害作用出现的预期频率。毒物的毒性是影响毒物作用的主要因素，不同毒物对机体的毒性不同。毒物的毒性与其化学结构及理化性质（如溶解度、分散度、挥发度）有关。

毒物的急性毒性可按 LD_{50} 或 LC_{50} 来分级。LD_{50} 是半数致死量，LC_{50} 是半数致死浓度，即引起实验染毒动物半数死亡的毒物剂量或浓度。一般可按 LD_{50} 将毒物分为剧毒、高毒、中等毒、低毒、微毒五级，见表 1-1。

表 1-1 化学物质的急性毒性分级

分级	大鼠一次经口 LD_{50}（mg/kg）	6 只大鼠吸入 4 小时死亡 2～4 只的浓度（ppm）	兔涂皮 LD_{50}（mg/kg）	人的可能致死剂量（g）（60 kg 体重）
剧毒	＜ 1	＜ 10	＜ 5	＜ 0.1
高毒	1 ～	10 ～	5 ～	3 ～
中等毒	50 ～	100 ～	44 ～	30 ～
低毒	500 ～	1000 ～	350 ～	250 ～
微毒	5000 ～	10 000 ～	2180 ～	＞ 1000

LD_{50} 是根据急性中毒的实验结果，经过数理统计后求得的，受动物个体差异的影响少，波动范围小，是一种比较准确、稳定的急性毒性指标。但是这种区分方法没有考虑毒物的慢性作用以及致癌、致畸、致突变作用，也没有考虑有毒化学品对生态环境的影响，所以近年来国内外在充分考虑有毒化学品各种危害的基础上，进一步提出了更合理的分级。美国环境保护局（Environmental Protection Agency，EPA）于 1985 年公布了 200 种致癌剂与 200 种潜在有毒化学品的危害等级；日本针对化学品是否影响生态环境和人体健康，提供了两份清单；欧共体规定，凡是新生产出售的化学品，必须提供安全性评价指标。

我国国家标准《职业性接触毒物危险程度分级》是根据化学毒物的毒性和危险度两个方面的情况而制定的，某些分级原则是以急性毒性、急性中毒发病情况、慢性中毒患病情况、慢性中毒后果、致癌性和最高容许浓度六项指标为基础进行综合分析，全面平衡，以多数指标的归属定出危险程度的级别，但对某些特殊毒物，则可按其急性、慢性或致癌性等突出危害程度定出级别。按其分级依据，将化学毒物分为五级，即极度危害、高度危害、中度危害、轻度危害和轻微危害。

二、危险度评定[13]

（一）概念

危险度评定（risk assessment）是在综合分析人群流行病学调查、毒理学试验、环境监测和健康监护等多方面研究资料的基础上，对化学物损害人类健康的潜在能力做定性和定量的评估，对环境评价过程中存在的不确定性进行描述与分析，搜集整理进而判断损害可能发生的概率和严重程度。目的是确定可接受的危险度和实际安全剂量，为政府部门正确做出卫生和环保决策、制定相应的管理法规和卫生标准提供科学依据。

危险度评定需要以毒理学资料为基础，现有环境化学物质的各种卫生标准或限值，如短期接触限值、车间空气最高容许浓度、食物容许摄入量、环境污染物容许标准等，都是重要的参考数据，但应用时有不同的概念和范围。进行危险度评定不能直接搬用这些数据，需同时考虑社会因素、管理因素、资料的不肯定程度以及危险的可接受水平等。

危险度评定的目的是确定可接受的危险度。任何一种化学物都是有毒的，但并非在任何情况下都会对环境和人类构成实际危害。是否危害取决于特定接触条件下、化学物毒作用特征、剂量 - 反应关系及人体实际接触的剂量。

（二）评定步骤

危险度评定包括 4 个步骤：危害性认定、剂量 - 反应关系评价、接触评定和危险度特征分析。

1. 危害性认定　主要是评审某一化学物质的现有流行病学资料、毒理学研究、体外试验和定量结构 - 反应关系，确定其是否对人体健康造成损害。

（1）危害性认定的科学依据：进行危害性认定时，应掌握以下资料：①待评化学毒物的资料；②人群流行病学调查资料；③毒理学试验资料。

（2）危害性效应的分类：①有阈值效应：一般毒效应；②无阈值效应：致癌作用、体细胞和生殖细胞突变作用。

2. 剂量 - 反应关系评价　阐明不同剂量水平下关键性有害效应发生率之间的定量关系，进行剂量 - 反应推导，确定剂量 - 反应曲线。

（1）有阈值化学毒物的剂量 - 反应关系评价

1）参考剂量（RfD）：RfD 在概念上类似于 ADI，为日平均接触剂量的估计值，人群（包括敏感亚群）在终生接触该剂量水平化学物的条件下，一生中发生有害效应的危险度可低至不能检出的程度（10^{-6}）。单位为 mg/（kg·d）。

$$RfD = NOAEL/UF 或 LOAEL / UF$$

2）不确定系数（UF）：应把由动物实验获得的 NOAEL 或 LOAEL 缩小一定比例来校正误差，以确保安全。这一缩小的比例即为不确定系数（UF），即安全系数（SF）。

UF 又可分为标准化不确定系数（UFS）和修正系数（MF）两部分。

3）基准剂量（BMD）：有专家提出用 BMD 来替代 NOAEL 或 LOAEL 计算 RfD。BMD 是一个可使化学毒物有害效应的反应率稍有升高（通常选 5%）的剂量的 95% 可信区间下限值。

优点为：① BMD 是依据剂量 - 反应关系曲线的所有数据计算获得的，而非仅仅依据一个点值，故可靠性与准确性大为提高；② BMD 可反映出有较大的不确定性存在；③对于未能直接观察到 NOAEL 的实验结果，仍可通过计算求出 BMD。

（2）无阈值化学毒物的剂量 - 反应关系评价

致癌强度指数：斜率系数或称致癌强度指数，是剂量 - 反应关系评价中的重要参数。致癌强度指数指实验动物或人终生接触剂量为 1 mg/（kg·d）致癌物时的终生超额危险度。

当以动物实验资料为依据时，其值为剂量 - 反应关系曲线斜率的 95% 可信区间上限；根据人群流行病学调查资料，为斜率的最大似然估计值。单位为 mg/（kg·d）。

3. 接触评定 确定危险人群接触待评化学物质的总量并阐明接触特征。人群接触剂量的估测不仅应考虑到经由不同途径吸收，还要注意多种途径进入机体的可能性。目的是估测人群接触某一化学物质的实际或可能达到的程度。

4. 危险度特征分析 通过对前三个阶段的评定结果，进行综合、分析、判断、测算待评化学毒物在接触人群中引起危害的概率（即危险度）。

（1）有阈值化学毒物的危险度特征分析：用危险度估计值表示。

$$R = (EED/RfD) \times 10^{-6}$$

EED 为高危人群来自各条途径的化学毒物的总接触量估计值。

用接触范围（MOE）表示危险度：

$$MOE = NOAEL \text{ 或 } LOAEL/EED$$

（2）无阈值化学毒物的危险度特征分析

计算终生（以 70 岁计）超额危险度 R：

$$R = 1 - \exp[-(Q \times D)]$$

Q：根据人群流行病学调查资料直接计算得到的人的致癌强度指数；

R：因接触致癌物而患癌的终生概率（数值为 0 ～ 1）；

D：个体日均接触剂量率，单位为 mg/（kg·d）。

根据危险度的定义，在具体做估测时，首先从要解决的问题出发，将接触水平数据代入有关的剂量 - 反应关系的某种数学模型中，即可求得一般人群和（或）特殊亚群可能出现的反应率，这一预期概率，也就是该化学物质对人群造成的危险度。

（张艳淑）

第七节　中毒原因

急性职业中毒发生的原因较为复杂，多数情况下不能用单一原因来解释。常见中毒原因主要有以下几个方面。

一、设备方面

（1）没有密闭通风排毒设备。

（2）密闭通风排毒设备效果不好。

（3）设备检修或抢修不及时。

（4）因设备故障、事故引起的跑、冒、滴、漏或爆炸。

二、个体方面

(1) 没有个人防护用品。

(2) 不使用或不当使用个人防护用品。

(3) 缺乏安全知识。

(4) 过度疲劳或其他不良身体状态。

(5) 有从事有害作业的禁忌证。

三、安全管理方面

(1) 没有安全操作规程。

(2) 违反安全操作制度或执行不当。

(3) 没有安全警告标志或保障装置。

(4) 缺乏必要的安全监护。

四、化学品管理方面

(1) 化学品无毒性鉴定证明。

(2) 化合物成分不明。

(3) 化学品来源不明。

(4) 化学品贮存或放置不当。

(5) 化学品转移或运输无标志或标志不清。

（张艳淑）

第八节　急性中毒的临床表现

一、化学中毒的临床特点

（一）临床表现缺乏特异性

由于多数毒物毒性损伤常波及各个组织器官，故中毒的临床症状不具特征性，给诊断带来很大困难。仅少数毒物可引起具有诊断价值的特殊临床表现，称为"中毒综合征"，如砷化氢中毒的急性血管内溶血表现，有机磷中毒的毒蕈碱样症状、烟碱样症状等。

（二）毒性作用的剂量 - 效应关系

中毒临床表现的严重度与毒物摄入量呈密切正相关，这是化学中毒的重要特征。但有些化学物引起的损伤并不具剂量 - 效应关系，甚至极少量化学物即能引起机体的严重损伤，主要见于以下三种情况，应注意鉴别。

1. 变态反应（allergic reaction）　具有抗原或半抗原性质的外来化学物，即便极少量进入敏感机体亦能引起严重反应，如甲苯二异氰酸酯（TDI）可诱发过敏性哮喘，汞可诱发急性间质性肾炎甚至急性肾小球肾炎等。

2. 特异质反应（idiosyncratic reaction）　乃遗传因素使机体对化学物某一代谢转化过程缺乏正常反应所致，如先天性 6- 磷酸葡萄糖脱氢酶（G-6-PD）缺乏症对氧化反应生成的海因茨小体（Heinz body）缺乏还原功能，故少量具氧化能力的化学物如砷化氢、苯肼、苯的氨基及硝基化合物、磺胺、伯氨喹等进入此类个体，即能引起明显溶血反应。

3. 营养物质摄入失常　如硒、锌、钾、钙等，摄入不足有害于健康，摄入过量则引起中毒，其剂量 - 效应曲线常呈抛物线，十分特殊。

（三）毒性作用后果的不可复性

外来化学物进入机体后经代谢转化，一般多转化成低毒或无毒物质排出体外，或隔离、封存在体内，不再危害机体，故其毒性作用仅具时段性，不会持续存在，是可恢复的。但毒性作用造成的组织或器官损伤是否可逆则需根据损伤程度而定，一旦形成器质性损伤，尽管毒物已被排除，损伤仍可长期存在，甚至持续终生，如急性氯气中毒造成阻塞性细支气管炎、急性一氧化碳中毒后迟发性脑病、急性甲醇中毒引起的视神经萎缩等。

可逆性毒性作用之所以能造成不可逆性损伤，关键在于毒物的作用强度（剂量 / 时间）太大，故尽早清除毒物或解除其毒性，全面阻断毒作用环节，对防范组织器官发生严重损伤、保障机体完全康复具有特别重要的意义。

（四）化学物质间的相互作用

各种外源性化学物在体内多依循共同路径运输、分布、代谢、排出，其间存在着复杂的交互作用，并影响各自的毒性。一般而论，几种本身即具毒性的化学物同时进入体内，由于各自的代谢速率均有减缓，故毒性多呈相加或协同作用；依靠代谢产物发挥毒性的化学物，阻遏其代谢过程，则有助于降低其毒性，如抑制甲醇代谢为甲酸可明显降低其毒性作用；与毒物竞争其毒作用位点也有助于减低其毒性，如巯基络合剂可与体内各非共价结合点竞争重金属，发挥解毒功能。

大多数中毒危险程度较高的毒物在短时间内侵入人体后很快引起机体病变，如吸入高浓度的硫化氢后引起的昏迷；吸入大量刺激性的氯气或氮氧化物气体所造成的呼吸道损害等。有些急性中毒并不立即发生，往往经过一定的潜伏期，如吸入光气、砷化氢后，当时症状轻微，经过几小时或十几小时后才出现急性肺水肿；吸入溴甲烷后，当时症状虽不明显，但 1 ~ 2 日后可出现急性脑水肿的症状。

二、机体各器官系统主要中毒表现

（一）呼吸系统

吸入刺激性气体、蒸气或粉尘后，在呼吸系统可有以下几种表现：

1. 呼吸道机械性阻塞　氨、氯、二氧化硫等急性中毒时可引起喉痉挛、声门水肿，甚至发生肺水肿。病情严重时可发生呼吸道机械性阻塞而窒息死亡。

2. 呼吸抑制　一些化学毒物吸入后可引起呼吸抑制，造成窒息状态，常见原因有下面几种：

（1）高浓度刺激性气体，如氯气等，使鼻黏膜内三叉神经末梢受到刺激，引起极快的反射性呼吸抑制。

（2）任何麻醉性毒物及有机磷农药等可直接抑制呼吸中枢。

（3）有机磷农药可抑制神经肌肉接头，引起呼吸肌瘫痪。

（4）窒息性气体，如一氧化碳、氰化物等能使血红蛋白变性而影响正常运氧功能，引起严重缺氧。

3. 呼吸道炎症　水溶性较大的刺激性气体如氨、氯、二氧化硫等，对局部黏膜产生强烈的刺激作用，引起上呼吸道黏膜充血、水肿、出血和坏死。临床症状有咳嗽、咽痛、胸闷等。吸入刺激性气体以及氧化镉、锰烟尘等可引起化学性肺炎。化学性肺炎大多为广泛性支气管肺炎，临床表现与一般所见的肺炎相似，但呼吸困难与中毒症状较明显，且具有病程较长、抗生素治疗效果不显著等特点。临床表现为咳嗽、胸闷、胸痛、气急等，白细胞总数和中性粒细胞均可增高。

4. 肺水肿　中毒性肺水肿为最严重的呼吸道症状，常见于吸入水溶性小的刺激性气体或蒸气，如光气、氮氧化物、硫酸二甲酯、溴甲烷、氯化磷、臭氧、氧化镉、羰基镍、部分有机氟化物（如八氟异丁烯等）。吸入高浓度水溶性较大的刺激性气体，如氨、氯、二氧化硫等，也可引起肺水肿。

中毒性肺水肿的发病是由于毒物进入肺泡后，改变了肺部毛细血管通透性所致。此外，神经因素、缺氧也与肺水肿的形成有一定关系。

水溶性小的刺激性气体引起的中毒性肺水肿，其临床表现可分为四期。

（1）刺激期：接触毒物和所发生的轻微的上呼吸道黏膜刺激症状，如流泪、呛咳、胸闷等。

（2）潜伏期：为 1 ~ 24 小时，此期刺激症状减轻，常被误认为病情好转，但肺部病变仍在发展，极易忽略必要的治疗与处理。

（3）水肿期：症状与非中毒性肺水肿相似。患者有频繁咳嗽、胸闷、气急、烦躁不安、口唇发绀、咳粉红色泡沫痰、心率增快及两肺湿啰音等症状与体征。水溶性较大的刺激性气体所引起的中毒性肺水肿，可不经过潜伏期而直接进入肺水肿期。

（4）恢复期：经治疗后，肺水肿逐渐消退，症状逐渐减轻或消失，数日后即可恢复。

少数严重的上呼吸道炎、肺炎、肺水肿患者，由于黏膜严重损害，可遗留慢性鼻炎、气管炎及支气管炎，甚至肺气肿。

有些毒物具有致敏反应，如二异氰酸甲苯酯、对苯二胺、乙二胺、氯等，能引起少数接触者发生支气管哮喘。

（二）神经系统

1. 急性中毒性脑病　引起中毒性脑病的工业毒物品种较多，如四乙基铅、有机汞、有机锡、溴甲烷、磷化氢、一氧化碳、汽油、二氧化硫等。这类毒物以侵犯神经系统为主，引起神经细胞的直接损害及脑血管损害，造成各种病理改变。化学性中毒性脑病，一般均为弥漫性损害，可以侵犯神经细胞、神经纤维以及脑内血管。部分毒物可侵犯中枢（脑或脊椎）或外周神经系统。其基本病理损害属变性及毁坏性，反应性和炎性改变较少见。临床表现常见有以下几种。

（1）以神经系统症状为主：患者有头晕、头痛、乏力、恶心、呕吐、视物模糊、视觉障碍、嗜睡、意识障碍、谵妄，甚至抽搐、昏迷。本类型最多见。

（2）以精神症状为主：临床表现为狂躁、忧郁、欣快、消沉等各种类型精神症状。以上中毒症状在急性四乙基铅、二硫化碳、汽油、有机锡中毒时较多见。

（3）运动障碍：患者可出现偏瘫、截瘫等临床表现，或可出现抽搐、震颤、舞蹈样手足多动症。如溴甲烷、碘甲烷、一氧化碳中毒，可出现这些症状。

急性中毒性脑病症状早期常不典型，易误诊为神经官能症。急性中毒性脑病的体征在早期常不明显。因此，应注意密切观察和进行鉴别诊断。

2. 多发性神经炎　常见于一氧化碳、二硫化碳、溴甲烷、铊化合物中毒。毒物主要损害周围神经系统。患者早期出现的症状为感觉障碍，如四肢疼痛、肢端麻木、感觉过敏或减退，甚至消失，且伴有腱反射减退或消失等。有些以运动障碍为主，患者肢体无力，甚至瘫痪。

3. 神经衰弱症候群 常见于轻度急性中毒或中毒恢复期。患者有头晕、头痛、乏力、睡眠障碍等。

（三）血液系统

某些急性职业中毒，可引起血液和造血系统的改变，在临床上主要表现为白细胞增多或减少、血红蛋白变性和溶血等。

1. 白细胞改变 某些急性职业中毒，可见到白细胞总数和中性粒细胞比例的增加，这可能与机体应激反应有关。有些毒物（如苯等）可引起白细胞或血小板减少，重者可导致再生障碍性贫血。

2. 血红蛋白变性 毒物引起血红蛋白变性以高铁血红蛋白血症为多见。苯的氨基、硝基化合物为常见致高铁血红蛋白毒物。急性中毒时，由于血红蛋白变性，血液运氧功能发生了障碍，患者常有缺氧症状，如头晕、乏力、胸闷、气急等，重者可出现昏迷。皮肤黏膜出现发绀，以唇、指甲等处出现较早。血液中常可找到海因茨小体和大量的嗜碱性点彩红细胞。

3. 溶血性贫血 常见于砷化氢、苯胺、苯肼、硝基苯等中毒。其中以砷化氢溶血作用最为强烈，吸入砷化氢后，在数小时内即可引起大量溶血。患者剧烈头痛、畏寒、寒战、发热、恶心、呕吐等，并出现面色苍白、血红蛋白尿、黄疸等症状。由于大量溶血，导致急性贫血和组织缺氧，患者可有头晕、胸闷、气急、心率加快等表现，严重者可出现休克和急性肾衰竭。苯胺和硝基苯急性中毒引起的溶血，一般在中毒后 2 ~ 3 天才显现出来。

（四）泌尿系统

有许多生产性毒物可引起急性肾小管坏死性肾病，表现为急性进行性肾功能障碍，尿量显著减少或无尿，最终可导致尿毒症。其中以升汞和四氯化碳等引起的损害最严重。引起严重溶血的毒物（如砷化氢、苯胺等），由于尿中血红蛋白堵塞肾小管，可引起类似的坏死性肾病。汞、镉、铋、铊、铀等毒物对肾实质的直接损害也能引起中毒性肾病。此外，在严重缺氧状态下，也可造成肾损害。

（五）循环系统

1. 心肌损害 锑、砷、磷、有机汞农药、四氯化碳等毒物，可引起急性心肌炎。临床表现及心电图检查与其他原因引起的心肌炎相似。凡可引起严重缺氧的毒物，也可造成心肌损害。

2. 心律失常 急性有机溶剂，如三氯乙烯、汽油、苯中毒，可引起心室颤动。有些毒物急性中毒时可出现心动过速或心动过缓，可能与自主神经系统功能紊乱有关。

3. 急性肺源性心脏病 刺激性气体引起严重中毒性肺水肿时，由于大量液体渗出，使肺循环阻力增加，右心负担加重，可导致急性肺源性心脏病。

（六）消化系统

1. 急性胃肠炎 经口的汞、砷等化合物急性中毒，可引起严重恶心、呕吐、腹痛、腹泻等类似急性胃肠炎的症状。剧烈呕吐和腹泻可引起失水和电解质、酸碱平衡紊乱，甚至发生休克。

2. 中毒性肝炎 "趋肝性"毒物引起的中毒性肝炎具有以下特点：毒物的毒作用引起肝损害，其严重程度与剂量呈正比关系，以及人群普遍易于中毒等；有些毒物可部分储存在肝内，或在肝内完全或部分地被分解并由肝排出，从而引起肝损害。在发生其他毒物严重中毒时，很多也可伴发急性肝功能损害。"趋肝性"毒物所致中毒性肝炎，最常见的两种病变过程为脂肪肝和肝坏死。急性中毒性肝炎临床表现有两种类型：一类以全身或其他系统症状为主，肝损害较轻或不明显，如仅有肝轻度肿大、压痛、肝功能异常，或伴恶心、乏力、食欲下降等，在主要中毒症状好转后，肝损害可完全恢复；另一类是以肝损害为主，基本特点是肝明显增大，伴有压痛，出现黄疸且发展较迅速，其病程和急性病毒性肝炎相似，但伴有毒物引起的其他中毒症状，如四氯化碳中毒除引起肝损害外，常出现肾损害及神经系统症状。急性中毒性肝炎预后较好，且后遗症较病毒性肝炎少。

（七）皮肤损害

许多生产性毒物接触皮肤后，由于刺激或变态反应，可引起皮肤瘙痒、刺痛、潮红、斑丘疹、疱疹等各种类型皮炎，并可发生溃疡、痤疮、毛囊炎、色素沉着和湿疹等。

（张艳淑）

第九节　抢救及治疗

急性职业中毒在生产中多由于意外事故发生，发病急骤、严重，需分秒必争，及时处理，并尽可能考虑病源疗法。

一、抢救原则和具体措施[14]

（一）阻止毒物继续进入体内，同时给予急救处理

1. 吸入中毒　迅速将患者搬离中毒场所至有新鲜空气处，保持患者安静，立即松解患者衣领和腰带，以维持呼吸道畅通，并注意保暖。同时严密观察患者的一般状况，尤其是神志、呼吸和循环系统功能等。

2. 经皮肤中毒　将患者立即搬离中毒场所，脱去污染衣服，迅速用清水洗净皮肤，对黏稠的毒物宜用大量肥皂水冲洗（美曲膦酯中毒时忌用碱性液体，因为后者可使其分解成毒性更大的敌敌畏）。对遇水能发生反应的腐蚀性毒物（如三氯化磷），则先用干布或棉花抹去毒物，再用水冲洗。

3. 经口中毒　多为接触或误服被毒物污染的食品、食具等所致，在生产性中毒中不占重要地位。如毒物为非腐蚀性的，患者神志清楚且无虚脱现象，应立即采取洗胃、催吐、导泻或活性炭吸附等方法清除毒物。腐蚀性毒物中毒时，为保护胃黏膜，可服牛奶、生蛋白、氢氧化铝液等，一般不宜洗胃。吐泻严重有明显脱水现象时忌用泻药。

4. 局部灼伤　腐蚀性毒物如酸、碱等沾染皮肤及眼内，应立即用大量清水冲洗至少 5 min。强酸沾染皮肤经水冲洗后，可再用 5% 碳酸氢钠溶液冲洗，眼内沾染者，用 2% 碳酸氢钠溶液冲洗。强碱溅入眼内，用水冲洗后用生理盐水或 3% 硼酸水连续冲洗至少 15 min，并立即送眼科处理。

急性职业中毒患者，如有呼吸困难及发绀等，应给予氧气吸入；呼吸停止或衰竭时，立即进行人工呼吸；呼吸呈窒息状态者，可针刺人中穴，并可给予山梗菜碱皮下或静脉注射。有周围循环衰竭时，应保持患者安静，吸入氧气。如心跳已停止，须立即进行体外心脏按压以及其他急救措施。详细说明请参阅有关内科书籍。

正确、及时的现场抢救和初步处理非常重要，可挽回一些严重中毒患者的生命，减轻中毒程度，为下一步治疗打下良好的基础。

（二）已进入体内的毒物，应尽快促进其排出

1. 络合剂　如毒物为金属或类金属，一般应及早使用相应有效的络合剂，但是对于有些毒物中毒，如急性有机汞中毒，在严重阶段使用络合剂（二巯基丙醇类药物）反可导致病情恶化，因此在应用络合剂时需视病情而定。

2. 腹膜透析和血液透析　急性职业中毒时，应用透析疗法的目的是排出体内的毒物或抢救因中

毒引起的急性肾衰竭。其指征为：中毒程度较严重，且毒物能通过透析排出体外者或有急性肾衰竭者。

（三）消除或减低毒物的毒性作用

1. 防止再吸收　用药使毒物成为不溶解物质，从而阻止其再吸收。如氯化钡、碳酸钡中毒时，可口服硫酸钠，使胃肠道内尚未吸收的可溶性钡盐成为不溶性硫酸钡；也可用硫酸钠静脉滴注，通过与已吸收的钡离子结合而解毒。

2. 中和　毒物或其分解产物（如甲醇）中毒时，酸中毒为其主要临床表现之一，可采用碱性药物治疗。急性溴甲烷、碘甲烷中毒时，在体内分解为酸性产物，亦可用碱性药物中和。

3. 采用特效的解毒剂　如急性有机磷中毒时，可应用氯解磷定、碘解磷定等胆碱酯酶复能剂。发生中毒性高铁血红蛋白血症时，可使用亚甲蓝治疗。

4. 其他对症、支持疗法　按病情可适量给予维生素类药物，预防继发感染，注意电解质和酸碱平衡等。由于很多毒物能引起迟发性脑水肿、肺水肿，故在早期治疗时，必须控制输液速度，以防诱发或加重病情。

二、不同器官病变的抢救方法

针对毒物对机体各系统所引起的毒作用，采取相应措施以对抗毒物引起的病变，达到治疗目的。

（一）急性中毒性脑病

急性中毒性脑病急性期应针对脑缺氧、脑水肿这一主要矛盾，积极进行抢救。

（1）给氧：立即吸氧，如有高压氧舱，则疗效更佳。

（2）降温：可降低脑组织基础代谢，提高脑细胞对缺氧的耐受力，故应及早采用。方法包括放置冰帽、冰袋在体表大血管处等。如物理降温不奏效，可用冬眠药物，常用的药物有氯丙嗪等（一般不用哌替啶，因其对呼吸中枢有抑制作用）。

（3）控制抽搐：患者如出现较严重的烦躁或抽搐，须用药控制，因抽搐增加了机体的代谢及需氧量，会使病情恶化。

（4）防治脑水肿

①限制液体输入量。

②脱水剂：可提高血浆渗透压，达到使脑组织脱水的目的。在使用脱水剂过程中，应注意脱水过度，血容量不足，促成休克及电解质紊乱（如低血钾）等不良作用的发生。必要时可用胶体脱水剂（如浓缩白蛋白）静脉滴注，既可维持一定的血容量，又能提高血浆胶体渗透压，使水肿的脑组织脱水。

③利尿剂：可使机体血液浓缩，间接地使脑组织脱水，从而达到降低颅内压的目的。

④肾上腺皮质激素：能减低毛细血管的通透性，也可减轻脑水肿，有良好的治疗作用。连续用药数日后应逐渐减量，需同时应用有效的抗感染药物并补充钾盐，以防止继发感染和电解质紊乱。

⑤手术治疗：临床上出现脑疝，经上述治疗不能缓解者，必要时行开颅减压术。

（5）改善脑组织功能。

（6）呼吸兴奋剂：中毒性脑病在严重时常抑制呼吸中枢，在抢救中如有需要，可适量使用呼吸兴奋剂。患者呼吸微弱或停止时，应立即用人工呼吸器维持呼吸。

（7）中医中药辨证论治

（8）其他对症疗法：如防治继发感染，纠正水和电解质紊乱，注意酸碱平衡，对昏迷患者给予合理护理等。

（二）急性中毒性肺水肿

有些毒物可引起"迟发性"肺水肿，故在潜伏期内应严密观察。使患者安静，卧床休息，并做好心理引导，解除患者精神紧张，必要时可适当给予镇静剂。采用氧气和皮质激素雾化吸入以及高渗葡萄糖酸钙静脉注射等，可起到一定的预防肺水肿发生的作用。若已发生肺水肿，表明病情严重，需立即抢救。大部分患者经合理的积极治疗后，均可较快地获救。具体措施包括如下几方面。

（1）纠正缺氧：应及早给氧，较重者可加压吸氧，但压力不宜过大，以免因肺的压力过高引起纵隔气肿或气胸。如有条件行高压氧舱治疗，也可用高压氧疗法。但高压氧对局部组织有损害作用，当分泌物多时易引起肺不张，故应视病情而定。对较严重患者，还可用去泡沫剂。应用去泡沫剂的目的是降低肺内泡沫的表面张力，使泡沫破灭，从而增加氧气和肺泡壁的接触，并能使分泌物易于咳出，改善通气功能。

（2）激素的应用：肾上腺皮质激素能降低肺毛细血管的通透性，宜及早使用。

（3）预防和控制感染：肺水肿时常造成支气管引流不畅，利于细菌的侵入和生长，故预防和控制感染很重要。一般用广谱抗生素，并尽可能早地做分泌物培养及药敏试验。

（4）控制躁动。

（5）解除支气管痉挛：过敏或肺水肿均可导致支气管痉挛，引起缺氧，通气功能不足又进一步加重缺氧和肺水肿，故应采用支气管解痉药物。

（6）脱水剂、利尿剂的应用：限制液体入量，适当使用脱水剂和利尿剂以减少液体渗出，促进渗出液的吸收，减少肺循环容量，改善肺水肿。

（7）其他：在治疗肺水肿的同时，应严密观察全身情况。如出现心肌损害、心力衰竭或休克应及时处理，若有酸中毒或电解质紊乱也应立即纠正。

（三）急性中毒性肝炎

治疗原则基本上同急性传染性肝炎。如有特效解毒剂，应及早使用。但应考虑到使用一些解毒剂可能增加肝的负担，有些解毒剂对肝、肾皆有损害，因此应酌情使用。

急性期需卧床休息，供给足够热量的饮食、蛋白质和维生素。如患者食欲不佳，可考虑静脉补液，必要时可同时应用适量胰岛素。常用药物有肌醇、卵磷脂、大豆磷脂及 B 族维生素等。能量合剂、葡醛内酯、核苷酸、肌苷等亦可酌情使用。严重者除使用以上药物外，可考虑应用肾上腺皮质激素及输入小剂量新鲜血液。口服抗生素以抑制肠道内产氨的细菌，减少血氨来源，防止肝性脑病的发生。可根据实际情况应用中医中药辨证论治。

（四）急性中毒性肾病

1. 早期治疗

（1）急性溶血患者：可用低分子右旋糖酐静脉滴注，以保护红细胞，减少凝集；同时使用碳酸氢钠碱化尿液，减少血红蛋白在肾小管内沉积。

（2）解除肾血管痉挛：常用方法有肾区热敷或理疗，以及肾周封闭疗法等。也可用适量甘露醇、山梨醇快速静脉滴注，以改善或解除肾血管痉挛，增加肾血流量。

（3）合理应用解毒剂：如解毒剂对肾刺激不大，可按常规使用；如对肾有损害，则应分析病情、权衡利弊应用。例如，急性砷化氢中毒有严重溶血、引起肾衰竭时，巯基类药物可能加重肾损害，同时又不能治疗其溶血，故不宜立即使用，待肾功能好转或已用透析疗法，则可按情况使用巯基类药物排砷。

2. 少尿期治疗

（1）控制液体入量，尤其是含钠液体，否则可能导致水肿、高血压、心力衰竭等，甚至可引起脑水肿。

（2）防止血钾过高，严格限制钾摄入，包括限制食物和药物中的钾摄入。

（3）饮食供给：原则上为高糖、适量脂肪和低蛋白饮食。

（4）纠正酸中毒及控制感染等。

3. 多尿期治疗　处理原则仍为调整水及电解质平衡。液体入量只需占尿量的 2/3 即可。钠的补充亦同此原则（1000 ml 尿排钠约 3 ~ 5 mg）。应重视钾的补充。利尿治疗开始 1 周后，可逐步增加蛋白质摄入量，以利机体恢复。

4. 中医中药辨证论治　一般用补脾肾气血的方法。

（五）急性中毒性心肌炎

某些毒物影响心脏，引起各种类型的心律不齐或急性中毒性心肌炎。一般病情不严重，但亦有少数严重心肌炎的发生，甚至引起突然死亡，应引起重视。在急性期应绝对卧床休息，吸入氧气，注意水和电解质平衡，液体输入量不宜过多，如静脉补液需缓慢滴入，保护心肌可用足量的 B 族维生素、维生素 C 及高渗葡萄糖注射液；病情较严重时，可加用肾上腺皮质激素。亦可使用能量合剂、肌苷等。如有特效解毒剂，可根据病情及时使用。

（张艳淑）

第十节　预　防

一、组织措施

（一）严格执行有关法规、标准和规定

相关法律制度集中反映了对防治急性职业中毒的要求，各部门和企业应严格遵照执行。

（二）加强安全卫生管理

将预防急性职业中毒列入企业系统管理内容，各个环节都不应疏忽预防工作。主要措施包括：建立安全操作规程并严格实施，建立检修、清理安全作业程序，严格执行监控和监护制度，建立健全化学品安全管理制度。

（三）卫生宣教，普及防毒知识

使人人懂得预防方法，自觉遵守防毒的规章制度和执行安全操作规程。在有关人员中开展防毒知识的宣传。同时，关心工人健康，使其养成良好的卫生习惯，对预防中毒能起到较好效果。

（四）建立群众性组织，开展群众性的防治工作

车间内可建立安全员和班组卫生员，并经常培训，培训内容包括防毒的常识、安全操作制度、使用和保养防护用品，以及急性中毒时的自救、互救知识。此外，也应配置必需的急救设备，如冲洗皮肤和黏膜用的水龙头或用水、敷料器材、解毒药物、应急救援用的呼吸保护器等。

二、技术措施

（1）采用自动化、机械化操作，可以减少毒物的逸散，并避免工人直接接触毒物，是防止职业中毒的重要措施。例如，有些新建厂房已将毒物的运送、开桶、倾倒等操作步骤全部实现了机械化或管道化，并将毒性大的物质的反应锅密闭在单独的小室内，操作者只需在密闭室外操作，密闭室内设有专用排风设备。这样可以基本上能够防止毒物对工人的危害。

（2）生产过程中常因设备的跑、冒、滴、漏，致使毒物逸入空气中，特别在加料、采样、加工、包装等操作时更为常见。因此，采用适当的通风，排出已发散出的毒物，是降低车间空气中毒物浓度的一项重要措施。

（3）合理安排生产工艺布局，产生毒物的区域应与其他场所隔离。设置必要的防火防爆设施，并保证操作人员的安全。对易混淆的化学品进出料口，应确认程序或其他措施，一般情况下应有警告标识。

三、保健措施

（一）加强个人防护

在以上预防措施不能根本解决问题时，在特殊情况下使用个人防护物品是必要的，它是整个预防工作的辅助措施。包括：①防护服；②防护膜；③防护眼镜；④防毒口罩或防毒面具，要注意正确选择和使用有效的口罩或面具。

（二）就业前及定期检查

接触有害物质的作业工人在就业前应做一次全面体检。检查目的一是掌握工人接触毒物前的健康状态，为以后动态观察进行比较，二是及时发现不适于接触有关毒物的工人。

（三）监测车间环境毒物浓度

经常监测可以掌握毒物的发生源及其分布、危害水平等。必要时，可以在危险岗位放置监测警报装置。

（张艳淑）

参考文献

[1] 王心如. 毒理学基础. 7版. 北京：人民卫生出版社，2017：12-28.

[2] Kellermann G，Jett JR，Luyten-Kellerman M，et al. Variations of microsomal mixed function oxidase（s）and human lung cancer. Cancer（Phila.），1980，45：1438-1442.

[3] Kouri RE，McKinney CE，Slomiany DJ，et al. Positive correlation between high aryl hydrocarbon hydroxylase activity and primary lung cancer as analyzed in cryopreserved lymphocytes. Cancer Res，1982，42（12）：5030-5037.

[4] 高坚瑞，张桥. GSTM1多态性与肺癌敏感性关系研究. 癌变·畸变·突变，1998，10（3）：3.

[5] 叶蔚云，陈清，陈思东. GSTM1基因多态及膳食因素与肺癌关系的研究. 中国公共卫生，2004，20（9）：2.

[6] 夏英，张翠兰. CYP450和GST基因多态性与肿瘤易感性研究进展. 中华放射医学与防护杂志，

2003，（5）：78-79.

[7] Setlow RB，Regan JD，German J，et al．Evidence that xeroderma pigmentosum cells do not perform the first step in the repair of ultraviolet damage to their DNA．1969．DNA Repair（Amst），2004，3（2）：188-195.

[8] Swift M，Reitnauer PJ，Morrell D，et al. Breast and other cancers in families with ataxia-telangiectasia. New England Journal of Medicine，1987，1289-1294.

[9] Wiencke JK，Wara DW，Little JB，et al．Heterogeneity in the clastogenic response to X-rays in lymphocytes from ataxia-telangiectasia heterozygotes and controls．Cancer Causes Control，1992，3（3）：237-245.

[10] 野见山一生，野见山纮子，王葆茹．环境温度和化学物质的毒性．上海畜牧兽医通讯，1981，（2）：100.

[11] 杨淑贞，韩晓冬，陈伟．五氯酚对生物体的毒性研究进展．环境与健康杂志，2005，（5）：396-398.

[12] 余晋霞，郭婧怡，高宇，等．五氯酚毒理学研究进展．环境卫生学杂志，2019，9（6）：614-620.

[13] 周志俊．基础毒理学．上海：复旦大学出版社，2014：43-88.

[14] 袁丽婷．急性化学物中毒的现场检测及治疗原则．中华实用中西医杂志，2007，20（16）：1437.

第二章

金属元素及其化合物中毒

金属及其化合物是工业生产中的重要原材料，在矿山行业中，金属矿的开采、冶炼过程中会因接触人群的体内中某些金属含量过多而引起慢性或急性中毒。值得注意的是，并非只是机体过量摄入有害金属才会导致金属中毒，即使是人体所需的金属，如锰、铜，如果摄入量过大也会导致中毒。目前金属中毒在职业中毒中占有重要的地位。

接触人群可通过呼吸道、皮肤或消化道等接触大量的金属，其中呼吸道是金属烟尘进入机体的主要途径。直径小于 5 μm 的金属颗粒可以穿过肺泡，经肺淋巴管进入血液。某些金属还可通过污染的手或吸烟等途径进入消化道。正常的皮肤可以阻滞金属的吸收，但是有机金属（如四乙基铅、有机汞、有机锡等）具有脂溶性，可透过皮肤进入血液循环；如果皮肤有破损，则更利于金属进入机体。

由于金属的特性，它在体内不易被分解，故大多数金属在体内有蓄积作用，因此导致金属的慢性中毒较为常见。人体消除金属的唯一方式是排泄。不同金属的排泄速度不同，如甲基汞半衰期为70天，而镉为 10 ～ 20 年。有些金属可以通过汗腺、乳汁、唾液排除，还可以经胎盘进入胎儿体内。

在所有的金属和类金属中，约 1/3 有毒，有些金属只有摄入量过多时才产生毒作用。金属毒性的大小与其溶解度、氧化价态、体内的氧化还原速率等有关。许多金属对硫的亲和力很强，在体内容易与酶的巯基、二硫键相结合，从而抑制酶的活性，导致细胞功能障碍。

金属中毒的预防：改善生产条件，使有毒金属的生产过程机械化、自动化、密闭化。要消除有害金属生产设备和输送管道的跑、冒、滴、漏。开展对废气、废液和废渣的综合利用。设置和改进生产场所的通风装置，定期监测生产车间空气中的金属毒物浓度，严格执行生产环境中有毒金属的卫生标准。操作工人要佩戴合适的个人防护用品。从事有毒金属生产和使用的工人应进行就业前及定期的健康检查，有就业禁忌证者应调离，并给予必要的治疗。要加强有毒金属的保管，开展宣传教育，防止生产和日常生活中的误服误用。

第一节　铅及其化合物中毒

一、理化性质

铅（lead，Pb）为灰白色重金属，浅蓝白色或银灰色各种形状的固体，切削面有光。在空气中能迅速生成氧化膜而成为铅色。如加热则能与卤素、硫、硒等反应。分子量为 207.19，比重 11.3，沸点 1740℃，熔点 327.5℃。CAS 号 7439-92-1。

不溶于水和硫酸；可溶于硝酸和热浓硫酸。铅化合物中，醋酸铅和硝酸铅在冷水中易溶。氯化铅、铬酸铅、硬脂酸铅中度可溶。碳酸铅、氧化铅（Ⅱ）、硫酸铅、硫化铅等微溶。碱性碳酸铅、钼酸铅、四氧化三铅、硅酸铅几乎不溶。2 价的可溶性盐稍能水解，4 价的化合物多数不稳定，能被水分解生成氧化铅（Ⅳ）或铅（Ⅱ）化合物。

微细分散的铅粉尘是易燃的。以粉末或颗粒形状与空气混合，可能发生粉尘爆炸。加热时分解生成有毒烟雾。与热浓硝酸、沸腾浓盐酸、浓硫酸发生反应。有氧存在下，受纯水和弱有机酸侵蚀。

二、职业接触和国家卫生标准

（一）职业接触

铅作为一种古老的毒物，其毒性的强弱与铅化合物在体内的溶解度（溶解度大者毒性大）、铅烟尘颗粒大小（颗粒小容易吸收）、中毒途径及铅化合物的形态（干燥或潮湿，铅烟或铅尘）等有关。目前，世界铅年产量近千万吨，其用途相当广泛。铅来源于自然界，在生产过程中可能产生铅对环境的污染，常见职业接触行业包括以下方面。

1. 铅矿的开采及冶炼　自然界存在的主要是硫化铅矿（方铅矿），经焙烧还原成为铅。另外，冶炼锡、锑、锌等金属以及铅制成的合金时，亦有铅的危害。

2. 熔铅作业　制造含铅耐腐蚀的化工设备、管道、构件等；交通运输行业，如火车轴承挂瓦、桥梁工程；电力电子行业制造电线的外皮保险丝、电缆；焊接作业的焊锡；军火工业的子弹制造，射击试验等；金属铸造业的铅浴热处理；放射线防护材料；电镀用的电极；机械零件的金属衬垫；高层建筑物的基础和构造材料之间缓冲材料等。

（二）国家卫生标准

见表 2-1。

三、检测方法

国家卫生标准中的检测方法有火焰原子吸收光谱法、二硫腙比色法、氢化物原子吸收法、卟啉分光光度法、微分电位溶出法、四乙基铅的石墨炉原子吸收光谱法。

表 2-1　不同国家环境铅浓度标准

介质	范围对象	国家	接触限描述名词	数值
空气	周围	美国	时间加权平均值（TWA）	0.15 mg（pb）/m³（皮肤）
水	饮用水	美国	铅的容许浓度	0.05 mg/L
水	灌溉用水	美国	铅的容许浓度	5 mg/L
空气	周围	法国	时间加权平均值（TWA）	150 mg/m³
空气	周围	德国	时间加权平均值（TWA）	0.1 ppm
空气	周围	波兰	短期接触极限（STEL）	0.05 mg/m³
空气	周围	前苏联	居民区大气最高容许浓度日平均值	0.7 μg/m³
空气	车间	中国	车间空气中有害物质的最高容许浓度	0.3 mg/m³（铅烟）0.5 mg/m³（铅尘）
水	饮用水	中国	生活饮用水水质标准	0.05 mg/L
水	地表水域	中国	地表水环境质量标准（mg/L）	Ⅰ类 ≤ 0.01 Ⅱ类 ≤ 0.01 Ⅲ类 ≤ 0.05 Ⅳ类 ≤ 0.05 Ⅴ类 ≤ 0.1
水	地下水域	中国	地下水质量标准（mg/L）	Ⅰ类 ≤ 0.005 Ⅱ类 ≤ 0.001 Ⅲ类 ≤ 0.05 Ⅳ类 ≤ 0.1 Ⅴ类 > 0.1
水	海水	中国	海水水质标准（mg/L）	Ⅰ类 ≤ 0.001 Ⅱ类 ≤ 0.005 Ⅲ类 ≤ 0.010 Ⅳ类 ≤ 0.050
水	农田灌溉	中国	农田灌溉水质标准	0.2 mg/L（水作、旱作、蔬菜）
水	渔业	中国	渔业水质标准	0.05 mg/L
水	污水	中国	污水综合排放标准	1.0 mg/L
土壤	周围	中国	土壤环境质量标准（mg/kg）	一级 35 二级 250 ~ 350 三级 500
空气	垃圾焚烧	中国	生活垃圾焚烧污染控制标准	焚烧炉大气污染物排放限值：1.0 mg/m³（测定均值）

四、代谢吸收

职业性铅接触时，经肺吸收是主要的侵入途径，其次是因呼吸道的清扫作用而被转送到消化道，在消化道被再吸收。从皮肤和上呼吸道黏膜的吸收可以忽略不计。但是，烷基铅可大量经皮肤吸收，所以需要注意。

（一）经呼吸道吸收

铅从大气中进入血液涉及两个过程：空气中的铅颗粒沉积在呼吸道；从呼吸道吸收进入血液循环或清除。此外，铅经过肺吸收受颗粒分散度、化合物的水溶性、劳动强度及呼吸系统的清除能力等多种因素的影响，在正常情况下，直径大于 5 μm 的尘粒主要沉积在鼻腔和咽喉部，小于 1 μm 的尘粒才能进入肺泡，阻留在肺中的铅尘微粒占吸入铅的 35% ~ 50%（这部分颗粒中 40% ~ 50% 的空气动力学直径平均值为 0.5 μm）。这些颗粒主要沉积于肺泡腔内。沉积后的铅吸收，根据溶解度不同而不同，也与其对肺泡巨噬细胞和纤毛的毒性有关。对于实验动物来说，沉积在下呼吸道的直径 0.1 ~ 0.5 μm 的铅颗粒几乎可以完全被吸收，铅在大鼠肺内的半衰期很短，90% ~ 98% 的铅可在 48 小时内被吸收。一般人类吸入的铅有 30% ~ 50% 可沉积在呼吸道，但也随颗粒大小和呼吸频率的改变而改变。较大的颗粒容易沉积在上呼吸道，最终进入胃肠道并被吸收；当吸入的铅颗粒较小时，沉积在下呼吸道的铅颗粒几乎可以完全被吸收（多于 90%）。铅颗粒物在儿童呼吸道的沉积是成年人的 1.6 ~ 2.7 倍。

（二）经消化道吸收

胃肠道对铅的吸收与年龄、膳食类型、铅的化学形态等有关，因各种条件不同而受很大影响，其波动范围为 1.3% ~ 16%。儿童的铅吸收率高于成年人。给予大鼠可溶性铅溶液（氯化铅和醋酸铅）后，铅主要沉积在十二指肠，有一部分在空肠，只有少部分在远端小肠；将铅混在乳汁中给予大鼠后发现，铅只沉积在回肠上段。大鼠股骨对铅的吸收与铅的化学形态高度相关，醋酸铅的生物利用度最高，氧化铅中等，硫酸铅最低。维生素 D、钙和磷对铅的吸收具有复杂的影响，增加维生素 D 的活性代谢产物可增加铅的胃肠道吸收，然而此影响依赖于铅暴露的时间和体内铅贮存的水平。在实验动物中，膳食中长期缺乏钙、磷、铁、硒、锌等都可增加胃肠道对铅的吸收。

（三）转运和分布

在正常情况下，成年人体内的铅总量预计为 130 mg。根据放射性标记铅消失曲线的动力学研究，发现铅的代谢模式符合三室模型。血铅和一些迅速交换的软组织铅的半衰期是 35 天。软组织包括骨骼肌中铅的半衰期是 40 天；骨骼中铅的半衰期最长，是 20 年。体内铅分为可扩散性铅和非扩散性铅。可扩散性铅是血液中和细胞内可转运型的铅，可通过生物膜转运。血铅大部分可与组织和器官交换。铅在组织和器官内的分布，因铅的进入时间、剂量、供给情况以及更新率而不同。在正常接触情况下，骨内铅浓度最高，肝、肾中铅浓度较低。

因为血液中铅浓度能较好地反映与铅接触的程度，因此在观察剂量 - 反应关系时，一般认为是代替吸收量最好的指标。职业暴露工人开始从事铅作业后，血铅浓度从接触那天开始迅速增高，数周内接近与环境铅浓度相对应的平衡水平，以后不再继续增高。环境铅浓度和血铅水平的关系，因变动因素太多，所以在定量上还没有得到满意的结果。但是要把铅作业者的血铅水平控制在 40 μg/100 g 以下，则环境铅浓度大概在 50 μg/m³ 以下。脱离铅作业，则血铅浓度立即开始下降，但其下降速度受过去接触量的影响。与红细胞结合的铅有一部分是转运型，铅在红细胞内可能与血红蛋白结合，体外实验表明，胎儿血红蛋白比成年人血红蛋白对铅的亲和力更强。铅也可与低分子化合物结合。铅在红细胞内可与分子量 10 000 的蛋白质结合，但此种情况仅见于铅接触者，而不见于正常人。这种蛋白质可能具有保护作用。血铅浓度小于 1.92 μmol/L 时，全血和血清铅水平呈线性增加，在较高的血铅情况下，这个增加呈现曲线关系，而血清铅与全血铅的比值明显增加，这种动态关系在怀孕时可能会发生改变。血浆铅达到一定浓度时，全血中铅浓度则维持恒定。

在亚细胞水平，铅分布于细胞核、线粒体、溶酶体、微粒体以及其他可溶性组分，在核中主要分布在核膜和可溶性组分。结合于细胞核的铅似乎不仅限于细胞核膜，也涉及核内染色体成分，特别是组蛋白部分。铅在线粒体内分布定位于内膜和基质部分。铅结合于膜的蛋白质上。

体内的铅 90% 以上沉着在骨骼中。铅浓度在骨中最高，肝、肾及主动脉略高，脑和肌肉的浓度最低。骨铅有 70% 存在于骨皮层。铅浓度在致密的骨皮层中比在松软的造血性骨小梁中高。在骨内，起初铅以不稳定的形式存在，后来以三磷酸铅的形式存在。长骨含铅量比肋骨多。发育期的儿童，干骺端铅沉积最多，当吸收过多时，在骨 X 线片上可见"铅线"。骨铅随年龄而增加。软组织铅与骨铅的增长并不平行。20 岁以后软组织铅改变不大，只有主动脉中铅量逐渐增加。在一般人群中，骨和主动脉的铅含量一直到 60 岁左右表现有持续蓄积倾向。推算骨骼中铅的生物学半衰期约为 10 年，而全身铅的生物学半衰期约为 5 年。离开铅作业环境时，曾一度增高的血铅的半衰期受骨铅浓度影响，但多数影响时间为数周乃至数月。有报道，以血液为中心区分和以骨为中心区分的生物学半衰期分别为 18.7 日和 21 年，此结果也与上述的推算大体一致。

脑内各部分的铅浓度不同，在皮质灰质和基底节浓度最高，大多分布于神经线粒体中钙结合部位。头发可贮存铅，可用来估计体内铅含量和铅接触情况。

（四）排出

食入的铅大部分由粪便排出。由于胃肠道吸收铅不多，粪便中的铅含量几乎等于食物中的铅含量。铅由肠道吸收后进入门脉，通过肝，一部分由胆汁排到肠中，随粪便排出；一部分经肠 - 肝再循环。由呼吸道吸入的铅，一部分在上呼吸道由纤毛作用排出，咽入消化道，由粪便排出。正常人每天由粪便排出的铅约 0.2 mg。

尿铅的排出量相对较少。铅由肾排出通过两个途径：由肾小球滤过后由肾小管排出，以及由肾小管排泌，后者在血铅增高时明显。正常人每日由尿排铅 10 ～ 53 μg，平均 30 μg。铅也可由乳汁、汗液、唾液排出，每日由汗排铅约 65 μg。

铅吸收量过多时，尿铅排出量迅速增高，但一般排出量低于吸收量，因而血铅增高，软组织内会蓄积铅。吸收到体内的铅贮存到骨骼内形成不溶性磷酸铅。铅在体内的代谢与钙相似，钙贮存与骨骼内的因子也利于铅贮存于骨骼。高钙饮食使铅贮存于骨骼内；酸碱平衡紊乱、感染、饮酒可使贮存于骨骼内的铅向血液移动。

尿中铅浓度也可用作接触的检测指标，但尿中铅浓度变动大，所以不能像血铅那样可以信赖。即使血铅水平正常，有时因给予络合剂，也可检出尿铅排出量异常增加，因而可证明过去接触过大量的铅。尿铅的正常范围，根据二硫腙法，可达 80 μg/L，平均值是 30 μg/L，但各研究报道的差异很大。据最近的报告，用湿式灰化原子吸收光谱法，日本成年男子 2300 人的平均尿铅浓度为 12 μg/L。

五、毒作用机制

铅可作用于全身各系统和器官，主要累及神经、造血、消化、心血管系统及肾。铅中毒可出现贫血、周围神经病、中毒性脑病、肾病、腹绞痛、肝病、高血压等。

（一）对血红素合成和造血系统的影响

铅对造血系统的影响最主要的表现是贫血，但只在高浓度铅暴露时才发生，现在已少见。铅对造血系统的影响可发生在多个水平，包括对血红素、血红蛋白合成以及红细胞生成和功能的影响。血红素的合成过程，受体内一系列酶的作用。铅能抑制含巯基的酶，主要抑制 δ- 氨基 γ- 酮戊酸脱水酶（ALAD）、亚铁原卟啉合成酶、粪卟啉原氧化酶和血红素合成酶。铅还可增加 δ- 氨基 γ- 酮戊酸合成酶（ALAS）的活性。肝细胞、骨髓细胞和神经细胞的体外培养研究表明，50 μmol/L 的铅可明显增加 ALAS 的活性；0.5 μmol/L 的铅可使 ALAD 的活性降低 60%；5 μmol/L 的铅还可抑制红细胞内的胆红素原脱氨酶活性。ALAD 受抑制后，δ- 氨基 γ- 酮戊酸（ALA）形成叶胆原的过程受阻，使血中 ALA 增高，并由尿排出。血红素合成酶受抑制后，体内的锌离子络合于原卟啉IX，形成锌原卟啉（ZPP）。血红素合成受到破坏可使组织中血红素水平下降。铅暴露还可降低血红素依赖的细胞色素 P450 单氧化酶系统中的酶含量和功能。最近的研究表明，铅可诱导血红素氧化酶的活性，从而增加血红素蛋白的降解，影响一系列的细胞功能，如细胞呼吸和能量产生。在发育过程中，脑组织呼吸链中血红素蛋白蓄积的延迟可降低脑组织血红素酶的合成。铅可通过破坏球蛋白和血红素的合成而影响红细胞的生成，1 μmol/L 的铅就可抑制大鼠骨髓细胞合成球蛋白；铅还可通过抑制细胞膜上的 Na^+-K^+-ATP 酶而降低红细胞的存活率。

（二）对神经系统的影响

早期的实验研究表明，啮齿类动物暴露于高浓度的铅后，脑内毛细血管通透性增加，血管内的液体和红细胞外漏，从而导致脑病。这些改变与儿童急性铅中毒性脑病的改变相似，提示高浓度的铅暴露后，中枢神经系统脑内微血管是铅作用的第一个靶点。

低浓度铅暴露后未见脑内微血管形态的明显改变，但血 - 脑屏障易受损伤，从而使铅容易进入脑组织。发育中的胚胎暴露于铅后，其脑组织对铅的摄取明显高于出生后暴露。最近对于铅中毒性脑病机制的研究主要集中于生化和神经化学的改变，突触转运的生化改变可能与树突神经组织和功能的改变有关。

铅暴露后引起的其他一些生化改变包括蛋白激酶的改变，至少有三种涉及调节神经递质的蛋白激酶受到铅的影响。体内、外实验均证明，铅暴露可对所有神经递质产生影响。根据发育的不同阶段，这些递质包括多巴胺能、5′- 羟色胺能、γ- 氨基丁酸能、谷氨酸能和阿片能系统。研究最多的是多巴胺能系统，其中发现有许多生化和受体水平的改变。铅可引起四氢生物蝶呤代谢的变化，这可能与智商有关。大鼠血铅水平为 1.2 ～ 1.44 μmol/L 时，可见 D1 和 D2 多巴胺能敏感性改变。

黄琼等分别将孕 14 天至出生（孕晚期）、出生至出生后 10 天（出生早期）、出生 10 天至出生 21 天（出生晚期）的大鼠通过母体饮用 100 mg/L 含铅水染毒，在进行水迷宫与跳台实验时，与对照组比较，皆有显著差异，表明铅暴露对子代大鼠学习记忆能力均有损伤，尤其是出生早期较为敏感[1]。海马是人和哺乳动物神经系统第一级记忆的关键，因而提示海马可能是铅暴露动物学习记忆受损的靶点，刘君澜等的电生理实验初步证实了这点[2]。最近的研究表明，在铅所致的行为毒性中，N-甲基 -D- 天冬氨酸（NMDA）受体复合物的改变起了一定的作用。已知在学习和记忆过程中涉及 NMDA 受体复合物。

铅对线粒体能量代谢的影响对神经系统发病也起着重要作用。在铅暴露大鼠的脑中可见线粒体呼吸损伤。线粒体是铅神经毒性的亚细胞靶点。铅对线粒体至少有三种作用：①铅对血红素合成的效应；②铅对内核的氧化磷酸化效应；③铅对细胞内钙代谢的效应。铅引起 ALA 增多，大量 ALA 进入脑组织可引起各种行为与神经效应。发病机制可能是 ALA 与 γ- 氨基丁酸（GABA）化学结构相似，ALA 与 GABA 竞争突触后膜上的 GABA 受体，影响 GA-BA 的功能。氧化磷酸化是铅影响线粒体功能的另一种作用。接触铅后，脑内细胞色素浓度降低。这种效应与血红素合成受抑制使能用于合成细胞色素的量减少有关。神经细胞线粒体有控制细胞内钙的作用。接触铅可增加线粒体和微粒体内钙的蓄积，并减少钙由线粒体流出。铅浓度较高，可降低细胞外钙浓度，可能是由于铅作用在细胞膜上钙转运部位而导致钙功能缺陷。较低浓度的铅即可抑制需要由钙刺激而释放的乙酰胆碱，并可加强中枢神经系统释放多巴胺。

铅还可以影响视觉和听觉功能，如使视觉诱发电位和脑干听觉诱发电位延迟。

（三）对肾的影响

急性毒物实验和儿童急性铅中毒活体检查结果证实，铅可致肾近曲小管细胞超微结构的改变，表现为线粒体肿胀和嵴弯曲。对铅急性染毒大鼠肾分离的线粒体功能研究发现，铅可致呼吸功能和氧化磷酸化作用受损，造成ATP缺乏而干扰主动转运机制，出现氨基酸尿和葡萄糖尿。慢性实验发现，铅除损害肾小管外，主要表现为进行性间质纤维化，开始在肾小管周围，逐渐向外扩展，肾小管萎缩与细胞增生同时存在。慢性铅暴露后的形态改变包括细胞肿大、核包涵体和线粒体的超微结构改变。细胞肿大的机制仍不清楚，但可能与水、电解质平衡紊乱有关。同时，光学显微镜检查发现，在肾小管细胞中出现铅与蛋白质复合物，称之为核内包涵体，由酸性非组氨酸蛋白组成，肾中的铅有90%在包涵体内，提示这提供了解毒功能。蛋白的来源仍不清楚。包涵体中的铅可与EDTA络合。用不同剂量铅给大鼠染毒12周发现，血铅浓度为60 μg/dl时，可能为近曲小管损伤的阈值。血铅为60 μg/dl时，肾中的铅约为45 μg/kg，近曲小管线粒体出现超微结构改变。

持续给予大鼠高浓度的铅，发现肾小球滤过率在3个月时明显升高，而在12个月时明显下降，在整个过程中均有铅包涵体的出现。在第6个月时出现肾小管萎缩。在第1和第3个月时，近端肾小管细胞侧状缘破坏，但随后又有所恢复。持续暴露于铅后，急性肾病可进展为慢性间质性肾炎，表现为间质纤维化、肾小管扩张、微包囊形成，并伴有肾小管上皮细胞增生。在大鼠铅中毒性肾病后期可见包涵体数目减少甚至完全消失，还可出现肾小球硬化、蛋白尿和肾衰竭。啮齿类动物实验证实，铅对肾的损害，表现为由急性可逆性肾病进展为慢性不可逆性肾病，而在人体似乎无此种渐进性发展。

（四）对心血管系统的影响

铅暴露可引起高血压。过量的铅可干扰肾小球旁器，结果暂时减少肾素的合成或释放，以后肾素可长期增加。铅对肾素-血管紧张素-醛固酮系统的作用，也是铅诱发高血压的机制之一。铅暴露可通过影响肾素-血管紧张素系统，并通过作用于中枢和周围交感神经节，增加α-2肾上腺素受体对刺激的反应性，增加心脏和血管中肾上腺素和多巴胺受体对刺激的敏感性而导致交感神经过度兴奋，从而引起血压升高。此外，铅可致血管痉挛，又可使红细胞脆性增加[3-4]。

（五）对生殖系统及内分泌的影响

雌性大鼠暴露铅后子代数量减少、体重和存活率降低。雄性大鼠暴露于铅后可引起睾丸组织匀浆中酶的活性改变，睾丸萎缩，同时伴睾丸细胞退行性变，血清睾酮水平和精子产生受到抑制。进一步的研究表明，铅可破坏下丘脑对垂体激素释放的控制。从青春期大鼠睾丸分离的Sertoli细胞在体外培养时加入铅，可使尿促卵泡素（FSH）结合率及胞浆AMP产量下降；此外，细胞3β-羟基类固醇脱氢酶活性也下降。铅还可抑制小鼠前列腺雄激素与胞浆受体的结合。孕鼠暴露于铅后，其2~3周龄的雄性子代睾丸匀浆表现为代谢黄体酮的能力下降，雌性子代出现阴道开口延迟。雌猴在出生前或出生后暴露于铅可影响其青春期发育和下丘脑-垂体-卵巢-子宫功能。未生育的雌猴暴露于铅后可产生促黄体和促卵泡激素及雌二醇的亚临床抑制。交配前或妊娠期间向体内注入铅的大鼠经常流产，多为死产或鼠胎发育不全。

（六）对骨骼的影响

骨是铅暴露后铅在体内蓄积的部位，其半衰期非常长，但在妊娠期间可被动员进入血液。此外，铅可影响骨的代谢，尤其是对于绝经期妇女，可导致骨质疏松。慢性铅暴露还可损伤猎犬的骨哈弗系统。铅对骨的毒性涉及钙和调节钙内流或外流的信号，如甲状旁腺激素、降钙素、维生素D和其他激素。铅可影响软骨内骨化和骨膜外加位点，以及破骨细胞和成骨细胞的协同作用。铅可抑制主要的非胶原骨基质蛋白、骨钙蛋白的分泌及骨钙蛋白mRNA的转录。据推测，铅、钙的相互作用是铅对多个系统发挥毒作用的细胞和亚细胞机制。铅和钙可在消化道吸收水平上发生相互作用，但这种作用可能与年龄、膳食有关。在细胞水平的相互作用也是非常复杂的，铅可与钙调节蛋白（如钙调素）结合，在某些情况下，这种相互作用可抑制生理活动，但在另一些情况下，如蛋白激酶C，铅好像比钙更能刺激其活性。肾中的 1- 羟化酶可被铅抑制，在某些铅暴露儿童中，其循环血中 1,25-二羟维生素 D 的水平降低，高剂量的维生素 D 可增加铅的沉积，而维生素 D 缺乏可减少铅在骨中的沉积。

（七）对免疫系统的影响

铅可以降低实验动物对广谱细菌和病毒的抵抗力，增加其死亡率。铅还可以破坏动物的抗体生成，减少免疫球蛋白的形成。

1. 致突变　铅可能具有遗传毒性，铅所致的体外培养的哺乳动物细胞发生基因突变的剂量相当于细胞毒性剂量。细菌致突变实验为阴性结果。Zelikoff 等发现，不溶性的硫化铅和可溶性的硝酸铅对中国仓鼠 V79 细胞有致突变性。硝酸铅的浓度为 500 μmol/L 时，突变率增加 6 倍。这些作者还发现醋酸铅可诱导叙利亚仓鼠细胞发生形态转化，推测这不是 DNA 直接损伤的结果，可能是间接机制造成的，包括破坏 DNA 合成或修复的重要酶功能。有关铅对染色体畸变、姊妹染色单体交换、微核等的影响，不管是体外试验还是整体实验，都存在矛盾的结果。

2. 致癌　已有多种实验表明，通过喂饲或饮水长期给予大鼠和小鼠铅化合物可诱发肾肿瘤[5-6]。肾癌多在近曲小管细胞增生、巨细胞和细胞发育不良的基础上发生。在铅暴露的动物中，肾腺癌的发生率很高。肿瘤的发生与暴露时间和浓度有关，雄性似乎比雌性更易感。还有实验表明，大鼠经口、皮下注射和腹腔注射给予醋酸铅和次醋酸铅；大鼠皮下注射和腹腔注射磷酸铅；小鼠经口给予次醋酸铅后发现，每一种染毒途径都可引起不同种属动物肾肿瘤的发生。大鼠经口给予醋酸铅或次醋酸铅后还可引起神经胶质瘤。次醋酸铅经腹腔注入小鼠还可引起肺腺癌。

对于铅致癌的机制有很多假说，包括突变、细胞增殖、蛋白激酶 C 激活、膀胱增生等。对于哺乳动物细胞系统，铅是一种弱的致突变物，但却是一种强的致有丝分裂原。向大鼠腹腔一次性注射醋酸铅后可使细胞增殖增加 40 倍；向小鼠心内一次性注射醋酸铅后可使肾 DNA 合成增加 15 倍，有丝分裂指数增加 45 倍。向大鼠静脉一次性注射硝酸铅后可见肝细胞增殖和增生。以上这些研究在诱导细胞增殖的同时未见细胞死亡，提示这是一种致有丝分裂反应，而不是再生反应。

蛋白激酶 C 激活、核包涵体或铅蛋白复合物形成是铅影响细胞生长和发育的另一证据，它们在铅致癌过程中也起一定的作用。膀胱增生是慢性铅中毒性肾病的晚期形态学改变，也是肾癌的一个危险因素。某些致癌实验发现，通过长期给予大鼠含醋酸铅或磷酸铅的饲料可引起大鼠肾癌、脑神经胶质瘤；皮下注射磷酸铅可引起大鼠肾皮质肿瘤，包括腺癌、乳头状瘤、囊腺癌和上皮癌。国际癌症研究机构（IARC，1987）将无机铅列为 2B 类，即可疑人体致癌物。

六、临床表现

（一）急性中毒

工业生产中发生急性铅中毒的机会较少，但随着乡镇企业的发展，由于设备差、炼铅工艺落后、无通风防尘设备、个人防护差以及在岗劳动强度大，不注重自我防护，近几年来，亚急性铅中毒屡有报道，其临床表现与急性中毒相似。急性铅中毒多因消化道吸收引起，其原因如前所述，多见于口服含铅的中草药偏方治疗癫痫等。急性铅中毒常有潜伏期，短者 4 ~ 6 小时，一般 2 ~ 3 天，最长 1 ~ 2 周，中毒后口内有金属味，恶心、呕吐、腹胀、食欲缺乏、便秘（多见）或腹泻，阵发性腹部剧烈绞痛（铅绞痛）、头痛、头晕、乏力、全身酸痛、血压升高、出汗多、尿少、苍白面容（铅容），严重时可合并多脏器功能损伤，如中毒性脑病（多见于儿童），出现痉挛、抽搐，甚至出现谵妄、高热、昏迷和循环衰竭而死亡；中毒性肝病患者可出现黄疸，胆红素升高，肝大、压痛，肝功能异常（ALT升高）；中毒性肾病患者尿中可见红细胞、白细胞、β微球蛋白增高，严重肾功能损害；贫血，多见轻、中度贫血；麻痹性肠梗阻及消化道出血等。实验室检查，铅中毒指标明显升高。神经系统检查，可发现四肢末端呈手、足套式感觉减退，肌肉萎缩及肌无力，严重者发生铅麻痹，即垂腕、垂足症。

对急性、亚急性铅中毒的诊断目前尚无统一标准，可参照职业性慢性铅中毒的诊断标准。

（二）慢性中毒

长期在超过铅烟尘卫生容许浓度的环境中工作多发生慢性铅中毒，非职业因素中，如环境铅污染、长期服用含铅的中药、长期误食含铅食品及饮料等，都可发生慢性铅中毒，尽管临床表现程度不同，但有时因过劳、缺钙、饮酒、饥饿、创伤感染、发热等因素诱发而症状加重，或出现腹绞痛或铅麻痹，血铅、尿铅、锌原卟啉等超过正常标准。

1. 神经系统表现

（1）中枢神经系统：主要表现为神经衰弱，多发性神经病和脑病。对铅接触工人进行神经行为学检查，较对照组有差异，但作为个体诊断标准尚缺乏特异性。接触铅后，轻症可有头痛、头晕、乏力、失眠、多梦、健忘等神经症表现，其中以头晕、全身无力较为明显，但一般较轻，属功能性症状，亦有不明显者。儿童对铅特别敏感，中毒后可发生轻微脑功能障碍综合征（minimal brain dysfunction syndrome，MBD），表现以多动为主，学习成绩较差。重症患者可发生铅中毒性脑病，在国内以非职业性中毒较多见，职业性中毒较少见；在国外儿童中的发生率很高，急性或慢性中毒均可发生，早期表现以智能减退为主，表现为反应迟钝，注意力不集中、抑郁、孤僻、少语、易激动、定向力减退等，进而表现为剧烈头痛、恶心、呕吐、视力减退、失明、失语、高热、烦躁或痴呆、癫痫性抽搐、嗜睡、精神障碍、昏迷等，可有脑萎缩、脑水肿或颅内压增高的表现，视盘水肿仅见于少数患者，脑脊液检查白细胞可轻度增加，蛋白增高。

（2）中毒性周围神经病：多见于重症铅中毒。职业性铅中毒性周围神经病是在接触铅一定时间后发生，周围神经的变性呈渐进性，起病隐匿，出现肢体远端对称性感觉障碍、对称性下运动神经元性运动障碍，可伴有局部自主神经功能障碍。周围神经病可分为感觉型、运动型和混合型。感觉型的表现为肢端麻木和四肢末端呈手套、袜套样浅层感觉障碍。运动型的表现为肌无力，主要是伸肌无力，特别是使用最多的肌肉更明显；肌肉麻痹亦称铅麻痹，多见于桡神经支配的手指和手腕伸肌，呈腕下垂，亦称垂腕症；腓骨肌、伸趾总肌、伸庭趾肌节呈足下垂，亦称垂足症。

神经肌电图检查可提供周围神经损伤的证据。在患者处于亚临床周围神经病时，神经肌电图已能发现神经传导速度减慢，末梢潜伏期延长，并符合神经源性损害。

2. 消化系统表现

（1）铅线：齿龈边缘处可有约1 mm的蓝灰色线，是由于口腔内的蛋白质食物残渣腐败后产生硫化氢，与唾液腺分泌的铅形成黑色的硫化铅沉着在齿龈黏膜下形成的（$PbHPO_4 + H_2S \rightarrow PbS \downarrow + H_3PO_4$）。铅线只能说明有铅接触，且口腔卫生不好。对慢性铅中毒的诊断价值不大，急性铅中毒较易见到，特别是在有齿龈炎处。

（2）消化功能紊乱：铅中毒易引起胃肠运动及分泌功能异常，食欲缺乏、口内金属异味、腹胀、恶心、便秘、腹部不定部位隐痛。

（3）腹绞痛：是铅中毒最突出的症状之一，发作前常有腹胀和顽固性便秘先兆，腹胀和便秘会逐渐加重或感觉全身无力，极易疲乏。腹部绞痛多为突然发作，每次发作持续数分钟至数小时，有时为持续性疼痛，有时为阵发性加重，疼痛部位多在脐周，亦可在上、下腹部，疼痛常剧烈难忍，患者弯腰屈膝、蜷曲捧腹、辗转不安，一般止痛药不易缓解，按压腹部稍感缓解，同时有面色苍白、焦虑、全身出冷汗、咬牙呻吟，可有恶心、呕吐。检查时腹部平坦柔软，无固定压痛点，无明显反跳痛，但有时有腹肌紧张，肠鸣音可减弱、正常或阵发性增强，常伴暂时性血压升高，眼底视网膜动脉痉挛，极少数可出现麻痹性肠梗阻和消化道出血，可持续数日至一周。

（4）肝损伤：职业性慢性铅中毒引起的肝损伤并不显著，国内个别报道长期接触铅，肝内检出率明显增高，且与铅接触浓度呈一致关系，但常规检查肝功能未发现异常。

3. 造血系统 贫血是铅中毒最常见的症状，慢性接触早期即可出现，后恢复，晚期再次出现。多数较轻，无贫血症状。引起贫血的原因主要是铅干扰血红蛋白的合成过程，导致继发性贫血，但不能轻视红细胞寿命缩短作为早期贫血的原因。贫血类型初期为小细胞低色素性贫血，慢性接触时多为低色素正常细胞型贫血，慢性铅中毒溶血作用并不重要，而急性铅中毒时溶血作用较明显。实验室检查结果可有网织红细胞、嗜碱性粒细胞和点彩红细胞增多，对白细胞和血小板一般无明显影响。

4. 肾 慢性铅中毒主要损伤近曲肾小管、内皮细胞及其功能，造成肾小管重吸收功能降低，同时影响肾小球滤过率，内生肌酐清除率降低，出现氨基酸尿、糖尿、低分子蛋白尿。尿中 β_2- 微球蛋白、α_1- 微球蛋白增高，尿中排出的肾小管酶如碱性磷酸酶（AKP），乳酸脱氢酶（LDH）、N- 乙酰 -β-D- 葡萄糖苷酶（NAG）活性增高对诊断肾小管损伤有一定价值，早期肾损害经驱铅治疗后有可能恢复，但后期可发生肾小管萎缩、间质纤维化，甚至肾小球硬化，可导致肾功能不全。

5. 其他 慢性铅中毒早期很少引起高血压，一是引起高血压需要很长时间，二是在铅控制的作业条件下，一般不会引起，所以如出现高血压，应考虑是否与肾有关。女性对铅较敏感，特别是孕妇和哺乳期，可引起不育、流产、早产、畸胎及死胎等。铅能通过胎盘进入胎儿体内，并通过乳汁引起婴儿中毒。铅亦可引起男性精子活动度减低、精子数目减少及畸形精子增多，应引起注意。

儿童长期接触铅，在长骨骨髓端 X 线片上可见到骨铅线，可反映体内铅的蓄积。

（三）诊断要点

急性职业性或亚急性铅中毒往往发生在作业环境中铅烟浓度很高而防护条件极差的情况下，结合职业史、劳动卫生学调查、临床表现及实验室检查不难诊断。非职业性急性铅中毒极易误诊，主要原因如：误食，不知其中含铅；过多服含铅的中药偏方治疗某些疾病，如癫痫、性病、呃逆、脱发、皮肤病、脉管炎等，医生问诊时易忽视这些重要病史。急性铅中毒病情复杂，表现多样化、特殊化，诊断不明，治疗中用药不当可使临床表现更加复杂化，增加误诊的可能性。急性铅中毒合并有腹绞痛需注意与下列疾病相鉴别：急性胆囊炎、胆道蛔虫症、急性胃炎、急性胰腺炎、胃溃疡穿孔、肠梗阻、阑尾炎、急性肝炎、再生障碍性贫血及其他急腹症。非职业性急性铅中毒需追问服含铅化合物的病史，结合临床表现及实验室检查，在排除内科其他疾病后方可进行诊断。慢性铅中毒多见于职业性接触铅的工人，诊断应进行综合分析。

1. 职业史与劳动条件 应深入现场进行劳动卫生学调查，并测定铅烟、铅尘的浓度，长期接触超标准的铅烟浓度可引起中毒。

2. 临床表现 慢性中毒者可出现上述的各种症状，但有时表现较轻且缺乏特异性，仅作参考。

3. 实验室检查

（1）尿铅：是反映长期铅接触水平的敏感指标之一，其与空气中铅浓度、血铅、尿 δ- 氨基乙酰丙酸（δ-ALA）、血红细胞原卟啉（EP）、红细胞锌原卟啉（ZPP）均呈显著相关，与症状有一定相关。尿铅是观察驱铅效果最好的指标，但波动性大，且影响因素较多，应根据多指标综合诊断。国内 1991—1993 年修订铅中毒诊断标准时，科研协作组在全国各大区进行尿铅正常值调研结果，95% 容许上限为 160 nmol/L（32 μg/L）。对某些接触铅的工龄长、有症状而尿铅不高者可进行驱铅试验，对诊断铅中毒有很大的参考价值，有助于早期诊断。

（2）血铅：是反映近期铅接触的指标。血铅与其他指标相关性较好，且血铅浓度与中毒程度密切相关，评价其他指标以血铅为标准。随着检测仪器的进步和严格的质量控制，血铅测定的灵敏度和精确度趋于稳定，国内对血铅的调研结果，95% 容许上限为 187 μg/L。

（3）血红细胞原卟啉（EP）与红细胞锌原卟啉（ZPP）：国内已应用多年，ZPP 测定快速、稳定、简便、经济，目前已成为现场筛检铅中毒的首选指标。国内报告 EP 正常值多在 0.72 ～ 1.78 μmol/L（40 ～ 100 μg/dl）之间，ZPP 在 0.9 ～ 1.79 μmol/L（4 ～ 8 μg/gHb）之间。

（4）尿 ALA 测定：敏感性较差，应与其他指标联合应用，其正常上限值为 23 ～ 46 μmol/L（3 ～ 6 mg/L）。

（5）尿中粪卟啉测定：敏感性亦较差，且可出现假阳性，有些内科疾病（如血卟啉病、恶性贫血、溶血性贫血、肝硬化、药物中毒等）亦可出现阳性。

（6）其他指标：无损伤性活体骨铅测定，并用公式推算出全身骨铅总量，认为对铅中毒诊断很有价值。神经肌电检查与神经行为学检查在流行病学调查中对判断铅的神经毒性损伤方面很有意义，但对个体诊断尚缺乏特异性。

（7）近年来国内外学者提出了铅中毒诊断指标三值的概念，即正常参考值（正常值）、可接受上限值、诊断下限值（诊断值）。修订铅中毒诊断标准科研协作组，在统一质检的条件下，通过全国性调研，采用判别分析法，得出了常用铅中毒检测指标的三值，并结合国内外有关资料，提出了建议值，这有待于我们的进一步验证。

4. 诊断分级　现行的国家标准 GB11504-89 诊断分级如下：

（1）铅吸收：有密切铅接触史，尚无铅中毒的临床表现，尿铅 ≥ 0.39 μmol/L（0.08 mg/L）或 0.48 μmol/24 h（0.1 mg/24 h）；或血铅 ≥ 2.41 μmol/L（50 μg/dl）；或诊断性驱铅试验后尿铅 ≥ 1.45 μmol/L（0.3 mg/L）而 < 3.86 μmol/L（0.8 mg/L）。

（2）轻度中毒：常有轻度肾衰竭综合征，可伴腹胀、便秘等症状，尿铅或血铅量增高。具有下列一项表现者，可诊断为轻度中毒：①尿 δ- 氨基乙酰内酸 ≥ 30.5 μmol/L（4 mg/L）或 45.8 μmol/24 h（6 mg/24 h）；②尿粪卟啉半定量 ≥（++）；③血红细胞游离原卟啉（FEP）≥ 2.31 μmol/L（130 μg/dl），或红细胞锌原卟啉（ZPP）≥ 2.08 μmol/L（130 μg/dl）。

经诊断性驱铅试验，尿铅 ≥ 3.86 μmol/L（0.8 mg/L）或 4.82 μmol/24 h（1 mg/24 h）。

（3）中度中毒：在轻度中毒的基础上，具有下列一项者可诊断为中度中毒：①腹绞痛；②贫血；③中毒性周围神经病。

（4）重度中毒：具有下列表现之一者可诊断为重度中毒：①铅麻痹；②铅脑病。

临床实践中，注意与缺铁性贫血、其他原因所致的周围神经炎、脑血管意外、血紫质病等鉴别。尤其是出现腹绞痛时，更需与引起急腹症的内、外科疾病相鉴别，如急性胰腺炎、胃十二指肠溃疡穿孔、急性胃炎、胆囊炎、胆石症、胆道蛔虫、肠梗阻、急性阑尾炎等。

七、治疗

（一）急性铅中毒

1. 终止毒物接触　经呼吸道吸入者，应立即脱离有毒环境，并换洗衣服，清洗皮肤。经消化道急性中毒者，应立即洗胃，可用 1% 的硫酸镁或硫酸钠溶液，以形成难溶性铅，防止铅的大量吸收，并予硫酸镁导泻；洗胃后可灌以药用炭，成人 30 ～ 100 g，儿童 15 ～ 30 g，以吸附毒物；亦可给予牛奶或蛋清，以保护胃黏膜。

2. 对症与支持疗法　腹痛剧烈时，可用 10% 葡萄糖酸钙 10 ~ 20 ml 静脉推注，必要时重复；此外，还可注射阿托品等，但当出现麻痹性肠梗阻、腹胀、顽固性便秘时应慎用。有中毒性肝病、中毒性肾病、中毒性心肌病、中毒性脑病或脑水肿、继发性贫血时，可参见有关章节的处理。有水电平衡紊乱时，应及时纠正。

3. 驱铅治疗　可用依地酸二钠钙（$CaNa_2$-EDTA）0.5 ~ 1 g，加入 50% 葡萄糖 20 ml 静脉推注，或加入 10% 葡萄糖液 250 ~ 500 ml 中静脉滴注，每日 1 次，3 ~ 4 日为一疗程。因 EDTA-Pb 络合物有肾毒性，故有严重肾功损伤时慎用，尤其是对儿童。有铅中毒性脑病时，不用二巯丁二酸（DMSA）口服。在美国治疗儿童铅中毒脑病采用 BAL-EDTA 联合疗法，认为 BAL 为小分子药，可进入细胞内，阻止临床与生化状态的恶化。

对于驱铅治疗，亦可选用青霉胺、喷替酸钙钠等。

（二）慢性铅中毒

1. 一般疗法　脱离铅作业，适当休息，营养支持疗法，必要时可加用中草药。

2. 对症治疗　腹绞痛时可静脉注射葡萄糖酸钙或肌注阿托品、山莨菪碱 -2（654-2）。对慢性中毒引起的症状如腹绞痛、中毒性肝病、中毒性脑病、中毒性周围神经病、中毒性肾病、贫血等最有效的疗法是驱铅治疗。

3. 驱铅治疗

（1）依地酸二钠钙（依地酸钙，乙二胺四乙酸二钠钙，$CaNa_2$-EDTA 或 Ca-EDTA）：为目前驱铅治疗的首选药物，对铅中毒的疗效确切，可迅速改善铅中毒症状，尤其是腹绞痛，亦可使其他症状如贫血、周围神经病、中毒性肝炎及中毒性脑病等逐渐缓解。驱铅过程中尿铅明显增高，其他铅中毒实验室指标逐步转为正常，但 EP 及 ZPP 恢复较慢，常在驱铅治疗结束时仍未恢复到正常水平，但一般应在 4 个月可恢复正常，否则说明铅的毒性作用仍存在。

用药方法：$CaNa_2$-EDTA 1 g 加入 50% 的葡萄糖液 20 ~ 40 ml 内静脉注射，或加入 10% 葡萄糖 500 ml 内静脉滴注，3 天为一个疗程，间隔 4 天进行第二疗程，根据病情可用 3 ~ 5 个疗程。多次排铅后应补充微量元素，尤其是锌、铁等，可用施尔康、葡萄糖酸锌等。

儿童用量酌减，12.5 ~ 25 mg/kg 体重，每天最大剂量不超过 1 g，疗程同上。

本药一般无明显不良反应，极少数患者可有过敏反应。大量（每日超过 50 mg/kg）或长期持续使用，最重的不良反应是肾损害，可引起肾小管细胞变性，故应定期查尿及肾功能，早期发现停药可恢复。

（2）二巯丁二酸（DMSA）：与铅有特殊的亲和力，可以口服，应用方便，为驱铅治疗首选药物之一。每次 0.5 g，每日 3 次，连用 3 天、停药 4 天为一个疗程。不良反应少，主要是胃肠道反应，包括口臭、恶心、腹泻、无力、食欲减退、皮疹等。

（3）二巯丁二钠（Na-DMS）：驱铅效果较好，静脉注射每次 1 g，每日 1 次，连用 3 日、停药 4 日为一个疗程，不良反应同 DMSA。

（4）喷替酸钙钠（calcium trisodium pentetate，$CaNa_3$-DTPA）：其解毒谱、络合金属谱与 $CaNa_2$-EDTA 相同，但与多数金属的亲和力比 EDTA 强，故排铅作用较强。剂量 0.5 ~ 1.0 g 溶于生理盐水 250 ml，静脉滴注，疗程与 EDTA 相同，不良反应主要是消化道反应、皮疹等。喷替酸锌钠（锌喷替酸钙钠，$ZnNa_3$-DTPA）的促排作用同 $CaNa_3$-DTPA 相似，但毒性只有后者的 1/10。

（5）青霉胺（penicillamine，PCA）：口服迅速吸收，使用便利，每次 0.3 g，每日 3 ~ 4 次，5 ~ 7 天为一个疗程，间隔 2 ~ 3 天进行第二个疗程。其疗效不如 EDTA 和 DMSA，且不良反应较多，发生率高，对青霉素过敏者禁用。

八、劳动能力鉴定

慢性职业性铅中毒多见，但随着改革开放，特别是在乡镇、私营企业，由于条件简陋，铅烟尘污染严重，加之作业工加班、加点工作，亦有亚急性中毒的报道。对于铅已吸收者，可继续从事原工作，3～6个月复查一次。轻度、中度铅中毒经治疗后，一般不留后遗症，治愈后的轻度铅中毒患者可继续从事原工作。中度铅中毒者原则上需调离铅作业。重度铅中毒患者，必须调离铅作业，并根据病情给予治疗和休息，重度铅中毒经治疗后可遗留中毒性周围神经病、铅麻痹、铅中毒性脑病，但比较罕见，且与治疗不及时等有关，其处理可按国家技术监督局颁布的《职工工伤与职业病致残程度鉴定》（GB/T16180-1996）有关规定进行。

九、健康检查要求

对从事铅作业的工人，应进行就业前体检，体检时需作内科检查，重点是神经、消化、心血管、肾和血液系统，并行血尿常规、心电图、肝肾功能检查，以后每年定期体检一次，以使铅作业者处于有效的医学监护之下，体检项目同就业前体检，有条件者应做尿铅或血铅、尿粪卟啉或尿δ-ALA、EP或ZPP测定。对体检有异常者，应按照《职业性慢性铅中毒诊断标准及处理原则》（GB11504-89）给予处理。

铅作业的职业禁忌证主要为：明显贫血；神经系统器质性疾病；明显的肝肾疾病；心血管器质性疾病；妊娠和哺乳期妇女。

十、流行病学调查

（一）剂量－效应（反应）关系

空气铅浓度是接触量，可代表外环境的剂量，但不能代表体内的剂量。由于不易测定铅的靶器官，如神经系统、骨髓、肾等中的铅浓度，目前多以血铅作为铅的内剂量指标。效应代表化合物对个体或群体出现某种特殊的生物学作用的强度，反应则是群体出现某种生物学作用的频率。长期对铅中毒的深入研究业已证明，某些损害存在明显的剂量-效应（反应）关系。工人的血铅浓度如不超过700 μg/L，似乎不影响一般疾病的发病率和死亡率。血铅浓度在500～800 μg/L时，可出现轻度铅效应；血铅浓度超过1900 μg/L时，可出现急性脑病。调查发现不产生贫血的最低血铅浓度约400～500 μg/L，而当血铅浓度升高达700～800 μg/L时，有些人可发生贫血。急性铅中毒时，血铅浓度多超过1500 μg/L。引起慢性脑病的临界浓度和接触时间尚不明确，有人提出无慢性脑病的血铅浓度，儿童约500～600 μg/L，成人约800 μg/L。儿童血铅浓度小于400～500 μg/L一般无智力障碍，学龄前儿童血铅500～600 μg/L时可有行为、精神改变和学习困难。儿童血铅浓度大于600 μg/L时可出现易激动、迟钝、轻度运动功能障碍。血铅超过800 μg/L时，出现消化不良症状；血铅超过1000 μg/L时，可出现腹绞痛。铅引起周围神经病的剂量-反应关系为：血铅约500 μg/L时，少数人有轻度周围神经病；血铅为1200 μg/L时，约50%的人群有周围神经病；血铅为1500 μg/L时，90%的人群有周围神经病。

（二）慢性铅中毒的流行病学

在我国职业性铅接触工人是高危人群中的主要部分，据 1979—1981 年全国工业普查，在 36 974 个空气中铅尘浓度的测定点中，符合国家卫生标准（0.05 mg/m³）的仅占 40.4%，平均浓度为 2.24 mg/m³；中毒患病率为 1.69%。铅冶炼与蓄电池是铅中毒患病率最高的行业（分别为 7.67% 和 3.66%）。而在乡镇企业，铅危害情况更为严重，厂房空气中铅烟与铅尘符合国家卫生标准的分别仅占测定点数的 14.5% 与 27.6%，工人铅中毒患病率显著高于全民企业。McDonald 等于 1991 年以 454 名在 1923—1966 年被诊断为铅中毒而住院的儿童作为研究对象，对他们的死亡情况进行了前瞻性队列研究，以美国人群的死亡率作为对照，发现该队列中有 86 人死亡，相对危险度（RR）为 1.7（95% 置信区间：1.4 ～ 2.2），其中死于心血管疾病的 RR 为 2.1（95% 置信区间：1.3 ～ 5.2），女性死于脑血管疾病的 RR 为 5.5（95% 置信区间：1 ～ 15.9）。提示儿童期铅中毒可能会对其一生的健康产生影响。王彪等为探讨空气中不同浓度的铅对作业工人健康的影响，选择了不同铅浓度的两个厂矿的 177 名接触铅工人为调查对象，并以不接触铅而其他条件相同的行政人员为对照组，对接触不同浓度的铅和对照组的人员进行全面体检并结合实验室有关生物指标检测。结果表明，接触较高铅浓度的某蓄电池厂 98 名工人受铅职业危害较严重，检出慢性铅中毒 14 人（占 14.2%）、铅吸收 10 人（占 10.2%），且发生症状和体征的阳性率亦比低浓度铅锌矿和对照组明显升高，而低浓度铅的铅锌矿与对照组则未见明显区别。空气中铅浓度的高低对接触者健康的影响成剂量 - 反应关系。许超等的调查表明，当铅接触工人血铅平均浓度为 499 μg/L 时，T 淋巴细胞亚群比例显著下降，自发性淋巴细胞转化活性增高。王慧兰等调查表明，职业性铅接触工人出现乏力、腹部隐痛和关节酸痛等症状的尿铅、血铅及锌原卟啉的阈浓度分别为 0.045 mg/L、300 μg/L 及 400 μg/L。南京医学院劳动卫生教研室的调查表明，铅接触工人的触觉记忆、背数、木块图案、编码及划字测验的得分明显低于对照组工人。林场等于 1995 年对汕头市某造船厂的铅危害情况进行了调查，发现 153 名接触铅工人的神经衰弱样症状、口内金属味、肌肉关节酸痛、肢端发麻、腹部隐痛、便秘、口腔铅线的检出率分别为 19.0%、10.5%、17.0%、9.2%、2.0%、11.8% 和 2.6%，均比对照组工人明显升高（分别为 9.8%、0.9%、6.3%、5.6%、0.9%、4.5% 和 0）。

也有人对铅致肾毒性进行了调查。蒋云生等调查了印刷厂、蓄电池厂和铅矿中接触铅的工人 1023 名，发现铅性肾病 84 例，患病率为 8.2%，其中女性 34 例（7.2%），男性 50 例（9.0%）。空气铅浓度平均值分别为：印刷厂 0.0069 mg/m³，蓄电池厂 0.1005 mg/m³，铅矿 0.5 mg/m³，铅性肾病患病率分别为 4.73%、8.3% 和 28.57%。分析铅性肾病患病率与年龄和铅接触年限的关系，发现年龄小于 30 岁、约 40 岁、约 50 岁和大于 50 岁者，铅性肾病患病率分别为 5.5%、8.6%、12.1% 和 15.6%。铅接触年限小于 10 年、约 20 年和大于 20 年者，铅性肾病的患病率分别为 6.6%、9.9% 和 13.1%。提示铅性肾病与空气中的铅浓度、工人年龄和接触铅年限之间具有明显的正相关关系[5]。为探讨低水平铅暴露对肾功能的影响，Staessen 等对比利时 965 名男性和 1016 名女性进行了调查，发现平均肌酐清除率男性为（99±30）ml/min，女性为（80±25）ml/min；男性血铅平均几何浓度为 0.55 μmol/L（0.11 ～ 3.5），女性为 0.36 μmol/L（0.08 ～ 2.9）；血中锌原卟啉分别为 1.0 μg/g 血红蛋白和 1.1 μg/g 血红蛋白。排除混杂因素后发现，机体清除率与血铅和锌原卟啉浓度呈明显负相关。血铅水平升高 10 倍，肌苷清除率大约下降 10 ～ 13 ml/min。血清微球蛋白与锌原卟啉之间也存在明显的正相关关系。

（三）铅的生殖毒性流行病学

关于铅的生殖毒性，一百多年前人们就已经注意到铅作业工人可因铅中毒而不育，1981 年有报道母亲孕期接触铅可导致胎儿畸形，以后的许多流行病学调查也证实铅可导致接触者不孕、流产、早产及胚胎畸形。1975 年有报道铅作业男性可发生精子畸形、精子数减少和精子活动力下降。为探讨职业性铅暴露对男性生殖健康的影响，Alexander 等调查了 119 名男性铅熔炼工人的血铅水平和精子数量，结果表明，血铅浓度少于 15 μg/dl、15 ~ 24 μg/dl、25 ~ 39 μg/dl 和多于 40 μg/dl 的工人，其精子浓度的几何均数分别为 9.1×10^6/ml、56.5×10^6/ml、62.7×10^6/ml 和 44.4×10^6/ml，精子数量的几何均数分别为 186×10^6、153×10^6、137×10^6 和 89×10^6。血铅浓度 ≥ 40 μg/dl 的工人，其精子浓度低于正常值的危险性比血铅浓度 < 15 μg/d 的工人高 8.2 倍（95% 置信区间：1.2 ~ 57.9）。辽宁省联合调查组通过对工龄一年以上的 3903 名铅作业女性与无毒作业的 8199 名女性的生殖功能（月经、妊娠过程和妊娠结局）及子代状况进行了调查，对比分析发现，铅作业女性的月经病、月经异常、痛经的发病率分别为 42.0%、32.6% 和 9.0%，均明显高于对照组（15.3%、14.7%、0.2%）。对铅作业女性与对照组的妊娠过程和妊娠结局的比较发现，妊娠恶阻（6.9% vs. 1.2%）、妊高征（9.4% vs. 1.2%）、先兆流产（0.8% vs. 0.06%）、自然流产（4.0% vs. 0.7%）、妊娠贫血（3.2% vs. 0.5%）、早产（2.3% vs. 0.41%）、胚胎死亡（1.1% vs. 0.07%）和过期产（0.5% vs. 0.18%）均高于对照组。对铅作业女工与对照组的子代情况比较发现，足月低体重儿（13.9‰ vs. 3.0‰）、畸形（8.9‰ vs. 2.5‰）和智力低下（7.8‰ vs. 0）均高于对照组。Torres-Sanchez 等于 1995 年调查了墨西哥城 620 名孕妇脐带血中的铅浓度与早产之间的关系，发现脐带血铅浓度大于等于 51 μg/L 者早产的危险性比脐带血铅浓度少于 51 μg/L 者高 3 倍，提示子宫内铅暴露可能是早产的原因之一。Lin 等的调查表明，父亲血铅升高超过 5 年，生育低体重儿的相对危险度是 3.85（95% 置信区间：1.5 ~ 9.88）。且生育低体重儿的危险性随暴露铅的时间延长而升高。

（四）儿童铅中毒的流行病学

儿童是铅中毒高危人群的另一重要部分。由于母亲的职业性铅接触导致母体铅负荷增高，通过胎盘或乳汁所引起的母源性小儿铅中毒是我国儿童铅中毒的主要原因。广西和黑龙江铅作业女工的乳汁铅含量分别为 0.043 ~ 2.860 mg/L（平均 0.375 mg/L）和 0.03 ~ 1.82 mg/L（平均 0.250 mg/L）。儿童生活环境的高度铅污染是导致我国儿童铅中毒的第二位原因。职工宿舍和幼儿园设在铅作业工厂厂区内，职业工人宿舍的空气铅浓度达 0.005 ~ 0.330 mg/m³，幼儿园地面尘土含铅量超过 1000 ppm。因此，我国铅作业职工子女的铅中毒检出率平均为 6.1%，铅吸收检出率平均为 47.3%。我国近年来也开始注意大气铅污染对儿童的影响，在沈阳工业区，大气铅的平均浓度为现行国家标准（0.0007 mg/m³）的 12.3 ~ 19.6 倍，该地区儿童的血铅浓度均明显高于其他正常地区。当大气铅浓度每增加 0.001 mg/m³ 时，儿童血铅浓度可增加 14.3 μg/L。杨茹莱等采集静脉血用石墨炉无火焰法测定浙江省 0 ~ 6 岁儿童的血铅浓度，结果表明 1320 名儿童血铅平均水平为（0.3939 ± 0.2476）μmol/L。血铅浓度大于等于 0.483 μmol/L（国际公认的儿童铅中毒诊断标准）的儿童共 383 人，占总数的 29.02%。这个比例在杭州市、绍兴市、常山县分别为 39.16%、27.76%、14.19%，提示浙江省 0 ~ 6 岁儿童体内铅负荷状况不容乐观，其中以杭州市儿童为甚，绍兴市次之，而常山县儿童较轻。颜崇淮等为了解上海地区 1 ~ 6 岁儿童血铅水平现状及其影响因素，采用严格质量控制的流行病学研究方法，于 1997 年 8 至 9 月对上海地区 1967 例 3 个月至 6 岁儿童进行了血铅水平测定，并对其个人情况及家庭生活环境等相关因素进行了问卷调查。结果表明，儿童血铅平均水平为 96 μg/L（1 μg/L = 0.00483 μmol/L），其中高于目前国际公认的儿童铅中毒诊断标准 100 μg/L 的比例是 37.8%。儿童血铅水平存在显著的地域差异，工厂密集的杨浦区最高，地处海岛、以农业为主的崇明县最低，两地区均数分别为 112 μg/L 和 84 μg/L；儿童每日在马路上时间长、家庭社会经济状况差、父亲吸烟数量多、儿童饮用罐装饮料的频度高等均是儿童血铅水平升高的主要危险因素。颜崇淮等还在上海市 5 个区县 30 所托幼机构，对 1969 名儿童进行了血铅水平的流行病学调查和体格发育等指标测量，并根据儿童身高、体重、头围和胸围计算其 Z 标准分，然后与血铅水平进行相关分析和逐步回归分析。结果发现，上海市儿童血铅水平几何均数为 0.400 µmol/L，大于等于 0.483 µmol/L 的比例为 37.8%，血铅水平的几何均数与儿童身高、体重及头围的 Z 标准分呈显著的负相关，提示低水平铅暴露对上海市婴幼儿的体格发育可能具有不利影响。

关于儿童铅中毒对智商的影响一直是大众关心的问题。20 世纪 90 年代以前的研究多为回顾性，近年来已有不少借助于现代临床流行病学方法、设计严密的前瞻性研究报道，且重点着眼于铅对智商的远期影响。Bellinger 等在波士顿用韦氏儿童智力量表研究了 148 名 10 岁儿童的智力发育状况，并与他们 2 岁时的血铅水平进行对比，发现 2 岁时血铅较高的儿童在 10 岁时的智力状况较差。Dietrich 等报道了辛辛那提的研究，253 名儿童在 6.5 岁时也用韦氏儿童智力量表测其智商，发现智商与生出后不久的血铅水平呈负相关。这些研究的结论提示铅毒性对儿童智力发育的影响可延续相当长的一段时间。操基玉等为探讨环境中低浓度铅对儿童智商的影响，选择合肥市某小学学生 131 名，调查发铅值、智商和影响智商的因素。结果发现，131 名儿童的发铅值在 0.05 ~ 8.35 µmol/L，平均值（2.57±1.87）µmol/L，智商（IQ）在 72 ~ 135，平均值 105.27±2.08。以 3.5 µmol/L 和 1.5 µmol/L 两个发铅值为界线，对智商进行 T 检验，发现儿童的发铅值在较低浓度（1.5 µmol/L）时，仍对智商有影响。控制 11 个对智商有影响的混杂因素，进行多元逐步回归分析，发铅值排在 11 个影响因素的第二位。研究表明，铅对儿童的学习能力也有影响。Needleman 等发现，在排除了智力等因素的影响之后，幼年时齿铅水平大于等于 20 ppm 的儿童较齿铅小于 10 ppm 者在读小学时中途辍学的可能性要大 7.4 倍，存在阅读困难的可能性大 5.8 倍，词汇量较小，其他一些与学习能力密切相关的方面如眼手协调能力、对刺激的反应速度均较差。Bellinger 等也发现，年幼时血铅水平较高的儿童在读小学时 Kaufman 教学成就测验得分较低。Feldman 等的研究发现，在 2 岁以前暴露于铅污染的环境者以后会出现语言能力和定向能力的障碍，而这些是进行正常学习活动所必需的功能。Leviton 发现，齿铅越高，发生拼写及阅读困难的可能性越大，齿铅和学习能力之间的相关关系在女性儿童中特别明显。

孙淑清等为探讨环境铅污染对人体血铅负荷和遗传物质的影响，采用流行病学调查方法，调查了某蓄电池厂周围铅污染情况及该地区 39 名儿童和对照组 20 名儿童的血铅含量、淋巴细胞染色体畸变率和姊妹染色单体交换率。检测结果发现，环境铅明显超标，污染组儿童血铅平均含量为（43.1±14.8）µg/dl，染色体畸变率（1.87%±1.01%）与对照组相比明显增高，姊妹染色单体交换率两组未见明显差别，提示环境铅污染对儿童血铅水平和遗传物质产生了一定影响。

（五）铅对血压影响的流行病学

最近的一项研究表明，如果学龄前儿童骨铅含量较高，当青少年时即使血铅含量不高，其血压也会升高。deCastro 等对 486 名在学龄前血铅较高而目前血铅正常的高中生进行调查，发现高血压的患病率为 9.3%，而在学龄前血铅不高的高中生其高血压的患病率仅为 3.6%，提示铅在骨中的慢性蓄积与青少年的高血压呈正相关。1995 年英格兰对进行健康体检的年龄在 18 岁以上的 2563 名男性和 2763 名女性进行了血压与血铅关系的研究，经逐步多元回归分析发现，男性血铅含量与舒张压的升高呈明显正相关。铅暴露作为高血压的危险因素在女性中不如男性明显。为此，Korrick 等进行了病例对照研究，对女性高血压患者和对照组的血铅和胫骨、髌骨铅含量进行了测定，其铅含量分别为（0.15±0.11）µmol/L、（13.3±9.0）µg/g、（17.3±11.1）µg/g，调整潜在的混杂因素后发现，髌骨铅含量从第 10 个百分位数升高到第 90 个百分位数（25 µg/g），患高血压的危险性大约增加 2 倍。但未发现血铅和胫骨铅含量与高血压之间的关系。为探讨职业铅暴露与血压之间的关系，我国台湾省在 1992 年对蓄电池厂的 222 名工人（男 112，女 110）的血铅、工作环境中的铅浓度及血压进行了测量，结果发现平均血铅水平为（56.9±25.5）µg/dl，平均环境中的铅浓度为（0.190±

0.331）mg/m³，平均收缩压为（125.2±14.9）mmHg，平均舒张压为（80.2±10.9）mmHg，平均动脉压为（95.2±11.1）mmHg。经多因素回归分析，排除混杂因素后未发现血铅及环境铅与血压之间有明显的联系，但工龄却与血压改变显著相关，提示短期铅暴露，不论是血铅还是环境铅，均与血压没有明显关系。意大利在1989—1990年对罗马的55～75岁居民进行心脏病调查时发现，1319名调查对象的血铅水平平均为113 μg/L（40～442 μg/L），收缩压平均为（140±18）mmHg（98～220 mmHg），舒张压平均为（84±9）mmHg（56～118 mmHg）。正常血压者、高血压临界值者及高血压者的血铅中位数分别为111 μg/L、113.5 μg/L和120 μg/L。进行对数转换后血铅与舒张压和收缩压之间均有明显线性相关（相关系数分别为0.0737和0.1332）。以上流行病学研究提示，职业或环境铅接触均为高血压的危险因素之一。

（六）铅与肿瘤关系的流行病学

为探讨职业铅接触与脑肿瘤的关系，Cocco等采用职业暴露矩阵对美国24个州1984—1992年死于脑肿瘤的27 060个病例和死于非肿瘤的108 240个病例进行了对照分析，结果表明可能暴露于高浓度铅的高加索人发生脑肿瘤的危险性明显升高，其中男性发生脑肿瘤的危险性升高了2倍（OR值为2.1，95%置信区间为1.1～4.0）。为探讨职业性铅暴露是否会增加神经系统肿瘤的危险性，Anttila等对20 741个具有血铅生物监测的工人神经系统肿瘤的发病率进行了随访，并采用套叠的病例对照研究分析了26名男性神经系统肿瘤患者（其中有16例神经胶质瘤）和对照组血铅浓度与肿瘤发生之间的关系，结果发现，血铅含量高于1.4 μmol/L者患神经系统肿瘤的危险性比血铅含量低于0.7 μmol/L者高2倍，其中患神经胶质瘤的OR值为11（95%置信区间：1.0～630），提示职业性铅接触与发生神经胶质瘤之间有一定的联系。Anttila等对20 700名在1973—1983年测定过血铅含量的工人，其肿瘤发生情况与血铅含量之间的关系进行了研究，结果发现血铅含量曾经≥1.0 μmol/L的工人发生肺癌的危险性升高了1.8倍，提示职业性铅暴露可能与肺癌的发生有关。Fu等对已发表的一些有关职业性铅暴露与肿瘤发生之间关系的病例对照研究和队列研究重新进行了荟萃分析，结果表明，职业性铅暴露者患胃癌、肺癌和膀胱癌的相对危险度（95%置信区间）分别为1.11（1.05～1.17）、1.33（1.18～1.49）、1.29（1.10～1.50）和1.41（1.16～1.71）。国际癌症研究机构（IARC）根据已完成的流行病学调查及动物实验，将铅列为2B类，即可疑人类致癌物。

十一、生态危害与环境保护

（一）存在

铅在自然界中主要以硫化物（方铅矿）的形式存在，其他矿物（如硫酸铅矿、白铅矿、砷铅矿和磷氯铅矿）中也包含铅化合物。仅少量铅是以金属状态存在，并常与锌、铜等元素共生。铅也可以是铀、钍和锕三种天然放射性元素的最终产物，常伴生于铀、钍等矿物中，地壳丰度为10～20 mg/kg。天然的铅主要来源于火山喷发物、地球风化以及海洋喷发释放物。据估计，在全世界范围内，铅的自然排放量为19 000 t/a，而火山释放占6400 t/a。将铅通过各种工艺从岩石中采出，然后又迁移到生物圈和大气圈，最终又以沉积岩的形式回到地壳中。铅的自然源对人类暴露的影响较小。

空气中传播的铅主要来源于硅酸盐粉尘、火山中释放的卤素气溶胶、森林火灾、海盐气溶胶、流星和陨星的残留碎片以及氨的衰减等。煤中铅的含量相对较低，但煤燃烧产生的粉煤灰中却富含铅，也是环境污染的主要来源之一。

据1993年OECD统计，1990年全世界铅的消耗量已达$5.6×10^6$吨，其中40%用于制造蓄电池，20%以烷基铅的形式加入汽油中作防爆剂，12%用于建筑材料，6%用作电缆外套，5%用于制造弹药，

17% 作其他用途。铅或其混合物可以通过采矿、矿物加工、冶炼、精炼、使用、重复利用和处置等途径进入环境，是大气重金属污染物中毒性较大的一种。大气是铅污染物的主要接受体，其次是土壤和水。

（二）降解与转归

铅一旦进入环境中就会从无机形式转化成其他的形式，粒子的直径也会发生变化，然而却不易降解。

1984 年美国对 3900×10^4 吨的大气颗粒物进行评估，发现颗粒物中的铅主要来源于汽油燃烧，约占 89.4%。对冶炼和精炼作业中布袋除尘器捕集物的化学组分进行分析表明，作业场所排出的烟尘中有 15% ~ 20% 的铅颗粒物，其粒子的平均直径为 1.5 μm，几何标准差为 5 μm，气溶胶中 86% 的分布粒子直径小于 10 μm，它们在大气中会发生长时间漂移，不易沉降。气溶胶中的铅颗粒物粒径较小，会通过人的呼吸道进人体，如果长时间吸入，铅会滞留在体内，对人体造成严重的危害。汽车尾气中含有烷基铅，主要来自汽油添加剂四乙基铅，它的毒性是无机铅的 100 倍。汽车在行驶过程中释放的铅，50% 是以极细的颗粒形态向远处扩散，形成含铅气溶胶。因此，汽油燃烧过程对大气环境中的铅污染量最大，汽车是最严重的铅污染源，而较严重的铅污染通常发生在交通量较高的区域和靠近工业源的周围空气。除了汽车所造成的铅污染外，比较敏感的铅污染场所还有：室内打靶场、干燥的黏土和釉面等原料暴露的场所、电焊场所、冶炼和精炼的熔炉、铅和铅化合物及铅制品的加工场所、燃煤动力场以及矿井的渗滤液等。

铅是从大气尘粒、雨水地表径流或者废水中进入水环境的，小部分从天然矿物转移进入。每年从自然源释放到河流而进入海洋的铅量是 17 000 t，相对于水环境中的总铅量来说仍然较少。

金属铅在水中不易溶解，而是完全下沉到底泥中。铅的表层会形成不溶性盐而保护铅的表面不被进一步的腐蚀。在溶解状态下，铅会与水中的主要阴离子结合形成低溶解性的混合物或配位体，主要生成物随 pH 的变化而变化。在淡水系统中，最主要的配位体是 HCO_3^{2-}、CO_3^{2-}、OH^- 和 $(OH)_2^{2-}$，而在海水中则为 Cl^-、CO_3^{2-}、OH^- 和 $(OH)_2^{2-}$。因此，矿床中的铅不是迁移到地下或地表水中，而是与碳酸盐或硫酸盐离子结合生成不溶性的碳酸铅或硫酸铅或者被含铁的羟化物吸收。已经证实 Pb（0 价）和 Pb（+2 价）能够被天然存在的化合物甲基化，因此在特定情况下会导致底泥中铅的分解。

铅化合物在天然水中不易溶解。水的 pH 值在 5 ~ 8.5 时，碳酸铅是稳定的化合物；pH 值大于 8.5，则碱式碳酸铅是稳定的化合物；在很强的还原条件下四价铅才是稳定的化合物，因此天然水中溶解的铅很少。淡水中含铅 0.06 ~ 120 μg/L，平均值为 3 μg/L；海水含铅的平均值为 0.03 μg/L。海水中溶解铅的形态是 $PbCO_3$；离子和极细的胶体颗粒，海底微生物对铅的降解会导致铅被活化而重新进入水环境。

土壤中平均含铅 35 ppm。释放到大气中的铅如果沉积在土壤中，则铅会滞留在土壤上部 2 ~ 5 cm 之处，特别是在含有 5% 以上有机质或 pH 大于等于 5 的土壤中。尽管有证据指出一些植物可以吸收铅，但在通常条件下铅从土壤到植物的迁移是不明显的，铅仅仅是转变成了不易溶解的硫酸盐、硫化物、氧化物和磷酸盐。

一般来说，城市和矿山、冶炼厂附近的土壤含铅量因大气降尘而剧增。在某个铅矿区，土壤中铅的含量是 250 ~ 6680 ppm。若在含铅 6680 ppm 的土壤中种植马铃薯，马铃薯的皮中含铅 4 ppm，肉内含铅 0.2 ppm。在此地生长的其他 18 种水果和蔬菜中含铅量也很少超过 1 ppm。因此铅在植物体内没有明显的生物蓄积。

同样，铅在鱼的体内也没有明显的生物蓄积，但像贻贝之类的贝类体内则存在蓄积。铅化合物会产生感光降解。四乙基铅产生感光降解主要是与羟基分子反应，降解速率比较缓慢。铅的卤化物很容易发生光解而生成 PbO。当碳酸盐和氧化物的比例增加时，通过照射，颗粒物中的硫酸盐浓度和水溶性增加。

（三）生态毒理学资料

铅的生态毒理学资料见表 2-2。

表 2-2　铅的生态毒理学

动物名称	铅浓度	接触时间	毒性指标
鱼	13 μg/L	16 周	血液生化变化
鱼	64 μg/L	9 天	神经系统变化
鱼	90 μg/L	24 小时	行为改变
鱼	0.1 mg/L	14 天	皮肤结构变化
软体动物胚胎	0.78 mg/L	24 小时	LD$_{50}$
蠕虫	1 mg/L	28 天	LD$_{50}$
甲壳动物	1 mg/L	30 天	LC$_{50}$
鱼	1.17 mg/L	96 小时	LC$_{50}$
海洋软体动物	20 mg/L	40 天	LC$_{50}$
软体动物	27 mg/L	46 小时	LD$_{50}$
植物	20.7 mg/L	?	死亡
植物	2 mg/L	?	功能变化

（四）环境保护措施

铅污染控制是目前许多国家面临的严重问题。采矿、冶炼等工业生产所引起的污染，可以通过改进工艺而得以减轻。为控制汽车废气造成的污染，可以使用目前应用比较普遍的无铅清洁汽油，逐渐取代添加四乙基铅的汽油，这将是降低铅污染的一条重要途径。

如果发生泄漏，应切断火源，并用洁净的铲子将铅收集于干燥、洁净、有盖的容器中，用水泥、沥青或适当的热塑性材料固化处理再废弃。如大量泄漏，回收或无害处理后废弃。

十二、预防与控制

1. 工程控制　防止粉尘沉积，设置密闭系统。

2. 防火与防爆　预防火灾和爆炸措施：如为粉末，禁止明火、火花和吸烟。防止粉尘爆炸电器和照明。消防及灭火方法：周围环境着火时，允许使用各种灭火剂。

3. 储运注意事项　与强氧化剂、强碱、强酸、食品和饲料分开存放。

4. 个人防护措施　设置局部排气或呼吸防护器，工作时不得进食、饮水或吸烟，进食前洗手。

（张丽锦）

第二节　锰及其化合物中毒

一、理化性质

锰（manganese，Mn）属浅灰色金属，质脆而硬，带银灰色光泽。原子量为 54.94，相对密度为 7.4，密度为 7.2 g/cm³，熔点为 1260℃，沸点为 1962℃。自然界中锰以氧化物、氢氧化物、硅酸盐和碳酸盐状态广泛分布于世界各地。

锰是元素周期表中第四周期的第七族元素。在自然界中，锰有 Ⅱ、Ⅲ、Ⅳ 及 Ⅶ 价态，其中以 Ⅱ 和 Ⅳ 价态最为常见。锰的化学活性与铁近似，在空气中非常容易氧化。在加热条件下，粉状的锰与氯、溴、磷、硫、硅及碳元素都可以化合。其蒸气可以在空气中被迅速氧化成 MnO 和 Mn_4O_3 烟尘。高温时遇氧气或者空气能燃烧。锰与稀酸反应释放氢气同时生成二价锰离子。常见锰的化合物有二氧化锰（MnO_2）、四氧化三锰（Mn_3O_4）、氯化锰（$MnCl_2$）、硫酸锰 [$MnSO_4$]、碳化锰（Mn_3C）、二水合铬酸锰（$2MnOCrO_3 \cdot 2H_2O$）、醋酸锰 [$Mn(CH_3COO)_2$] 等，其中以二氧化锰（MnO_2）最为稳定。

二、职业接触和国家卫生标准

（一）职业接触

在现代工业中，锰及其化合物应用于国民经济的各个领域。锰接触机会如下：

1. 矿山冶金　锰矿开采、运输与加工以及矿石粉碎过程中产生大量含锰粉尘，这些行业的工人接触锰的机会大大增加。在我国，锰主要以软锰矿（MnO_2）、硬锰矿 [$(Ba \cdot H_2O)_2Mn_5O_{10}$] 和菱锰矿（$MnCO_3$）等形式存在，其中软锰矿（含锰高达 60%）多为露天开采；菱锰矿为井下开采，含锰量为 30% 左右。

在钢铁工业中，锰主要作为炼铁和炼钢过程中的脱氧剂和脱硫剂，以及用来制造合金。冶炼锰铁（高碳锰铁含锰 78% ~ 82%，矽锰含锰 62% ~ 68%）、锰铜合金、铝锰合金、锰钛合金等都存在与锰密切接触的机会。

2. 制造与使用电焊条　高锰电焊条含锰 5% ~ 50%。在通风很差的舱室、容器中进行电焊，产生大量锰及其氧化物的烟尘，此类工作环境中 MnO_2 浓度可高达 6 mg/m³。

3. 干电池生产　二氧化锰是制造干电池时的去极剂。

4. 其他　锰酸盐和高锰酸钾作为强氧化剂，用于漂白及消毒。陶瓷、玻璃行业中应用硅酸锰、四氧化三锰为颜料。氯化锰、胆酸锰、铬酸锰用于纺织行业的染料。汽车工业中陆续使用含锰的 MMT 替代四乙基铅作为汽油的抗爆剂和消烟剂。染料工业、化学工业、轻工业、建材工业、国防工业、电子工业以及环境保护和农牧业等，都有与锰化合物接触的机会。

（二）国家卫生标准

锰矿的开采和加工场所、冶炼锰、锰合金和使用锰的厂矿及其周围的大气中，以气溶胶形态存在的锰，其含量超过 500 μg/m³ 可造成工人职业性锰中毒。我国规定生活饮用水中锰的含量不得超过 0.1 mg/L（GB5749-2006），居住区大气中锰的最高容许浓度为日平均 0.01 mg/m³。

目前评估锰接触程度仍以空气监测为主，WHO 提出空气中锰浓度在 $2 \sim 5$ mg/m³ 时，可致中枢神经系统症状和体征，在 1 ml/m³ 可诱发上述反应，在 0.5 mg/m³ 时可出现与锰中毒早期有关的非特异性症状和体征，在 $0.3 \sim 0.5$ mg/m³ 以下不出现肺部反应。1980 年 WHO 提出"保证健康的限值"为 0.3 mg/m³（时间加权平均浓度），各国根据锰接触 - 效应的关系，提出各自的阈限值。我国根据国家职业卫生标准，工作场所有害因素职业接触限值（GBZ 2.1-2019）的规定，锰及其无机化合物（按 MnO_2 计）8 小时加权平均容许浓度（PC-TWA）为 0.15 mg/m³；无短时间接触容许浓度（PC-STEL）的限值要求。

三、检测方法

中华人民共和国国家职业卫生标准（GBZ/T 160.13—2004）用于检测工作场所空气中锰及其化合物（包括金属锰工作场所空气有毒物质测定、锰及其化合物和二氧化锰等）的浓度。采样方法按照 GBZ159 执行，主要应用火焰原子吸收光谱法和磷酸 - 高碘酸钾分光光度法测定工作场所中的有毒物质锰及其化合物。

（一）火焰原子吸收光谱法

安装微孔滤膜，短时间采样以 5 L/min 流量采集 15 min 空气样品；长时间采样以 1 L/min 流量采集 $2 \sim 8$ h 空气样品。个体采样以 1 L/min 流量采集 $2 \sim 8$ h 空气样品。火焰原子吸收光谱法是以高氯酸和硝酸为消解液进行消解，加盐酸溶液定容。锰浓度标准系列以少量盐酸溶解硫酸锰配制。将原子吸收分光光度计调节至最佳测定状态，在 279.5 nm 波长下，用乙炔 - 空气火焰分别测定标准系列，每个浓度重复测定 3 次，以吸光度均值对锰浓度（μg/ml）绘制标准曲线。测得的样品吸光度值减去空白对照吸光度值后，由标准曲线得锰浓度（μg/ml）。

（二）磷酸 – 高碘酸钾分光光度法

采样方法同火焰原子吸收光谱法。以高氯酸和硝酸为消化液，于电热板上加热消解，待消化液基本挥发干时，取下稍冷后，用磷酸溶液溶解残渣并定容。使用磷酸配制锰标准系列。向各标准管中加入约 0.2 g 高碘酸钾，于沸水浴中加热 20 min，取出冷却后，在 530 nm 波长下测量吸光度，绘制标准曲线。用测定标准系列的操作条件测定样品溶液和空白对照溶液。测得的样品吸光度值减去空白对照吸光度值后，由标准曲线求得锰含量。

四、代谢吸收

锰代谢与铁代谢有关，如血色素沉着症患者，铁的吸收增多，其肝锰含量升高。锰代谢与糖代谢也有关，在糖尿病患者中曾见锰排泄量增高，随着尿糖正常，锰排出量也恢复正常。

（一）吸收

锰是人体必需的微量元素，1981 年 WHO 公布人体每天必需 $2 \sim 3$ mg。锰可以通过呼吸道和消化道吸收进入体内。在生产环境中锰及其化合物主要以粉尘、烟的形式经呼吸道进入人体。锰烟及小于 5 μm 的锰尘由肺泡壁吸收后，被巨噬细胞吞噬，经淋巴管入血并以二价锰形式存在。锰在胃液中溶解度低，吸收慢而不完全，仅吸收 $3\% \sim 12\%$。锰经皮肤吸收甚微。

（二）分布

锰被吸收后，部分以三价锰的形式于血浆中转运，在肝中与 β_1 球蛋白结合为转锰素（trans-maganin）分布全身。红细胞锰含量比血浆高 5 倍。血锰转移到富有线粒体的器官，以 Mn^{3+} 的状态储存于肝、胰、肾、脑中，且细胞锰约 2/3 储存于线粒体内。随着时间的延长，体内蓄积的锰重新分布，在脑、毛发、骨骼中逐步增加；后期脑中含锰量甚至可超过肝的存积量，且多在豆状核和小脑中蓄积。

锰选择性地作用于丘脑、纹状体、苍白球、黑质、大脑皮质及其他脑区。动物染锰后，丘脑下部和纹状体的锰可增加 5 倍左右，其他脑区增加 1 ~ 2 倍。给猴注射 ^{54}Mn 后，主要蓄积在肝、肾、胰、肠和分泌腺中，但 100 天之后，骨、肌肉、毛发中 ^{54}Mn 的相对积蓄量超过全身总量的 75%，骨 ^{54}Mn 占 43%，毛发 ^{54}Mn 积存量约为 1 μg/g。脑从开始一直到第 50 天摄取 ^{54}Mn，此后脑内 ^{54}Mn 排出极慢，相对积蓄量逐渐增多，至第 278 天，其积蓄量已超过肝、胰、肾。正常人脑以纹状体含锰量最高，每 100 g 湿重组织中依下列顺序递减：纹状体（53 μg）＞大脑白质（31 μg）＞小脑皮质（23 μg）＞大脑皮质（19 μg）。周围神经一般含锰量很少。

（三）排泄

各种途径吸收的锰大多经胆囊分泌，随粪便缓慢排出，占排出量的 97% 以上。尿中排出少量，唾液、乳汁、汗腺排出微量。锰可以与胆红素形成络合物，由胆汁排除肠道，小部分经肠道重吸收，大部分随粪便排出。肠壁、胰腺也可能有排锰的作用。尿、汗排锰量分别占 6%、2%。

锰的化合物有 8 种不同的化学价，一般而言其化学价越低毒性越大，MnO、Mn_3O_4 的毒性比 MnO_2 的毒性大 2.5 ~ 3 倍，$MnCl_2$ 毒性最大，慢性锰中毒主要由二价锰化合物所致。

五、毒作用机制

（一）神经毒性

锰中毒的神经病理学表现与帕金森病（苍白球完好，黑质多巴胺能神经元细胞和卢氏小体衰亡）不同，主要是苍白球神经元变性，黑质完好，卢氏小体缺失。锰的主要毒性在于以中枢神经系统为主要靶器官的慢性损伤作用。染毒动物及锰中毒患者尸检发现，其中毒以损害锥体外系为主，主要累及黑质、纹状体、额顶叶、皮质、丘脑、丘脑底核、红核、脊髓侧索或部分前角细胞。病变区中枢神经系统脑血管充血，内膜变厚，且有血栓形成，血管周围水肿和淋巴细胞浸润，神经细胞萎缩，细胞核肿胀起皱，脊髓后柱纤维和大脑半球联系纤维发生脱髓鞘病。锰主要引起苍白球的神经细胞变性，在髓神经纤维严重减少，神经胶质细胞中度增生，皮质下核损伤，可出现自主神经功能紊乱，溶酶体膜破裂，并释放水解酶，使细胞产生不可逆的损害[6]。

锰中毒主要表现为锥体外系神经障碍，但其毒作用机制还不十分清楚。目前认为有如下几种可能。

1. 线粒体功能失调　锰对线粒体有特殊亲和力，可通过阻断能量转换、诱导基因组突变和增加自由基含量来干扰线粒体功能。锰可抑制神经细胞和神经突触线粒体 ATP 的合成，使能量代谢障碍，引起神经细胞突变，推测线粒体功能失调可能是锰神经毒性机制的中心环节。

有资料表明，锰可以通过激活线粒体凋亡通路引起细胞凋亡。国外有研究认为，线粒体功能异常在锰的毒性机制中起重要作用。锰是通过引起线粒体功能异常，活化线粒体凋亡途径引起鼠星形细胞发生凋亡。国内报道锰可能通过提高线粒体膜通透性，释放细胞色素 C 进入胞浆，激活 Caspase-3 介导生精细胞发生凋亡。

2. 自由基毒性　在生物体内，适量锰可以对抗自由基氧化作用，过多则激活细胞色素氧化酶 P450 的活性，继而产生自由基，引起细胞死亡。锰以 Mn^{2+}、Mn^{3+} 和 Mn^{4+} 三种价态存在，其氧化性强弱依次为 $Mn^{4+} > Mn^{3+} > Mn^{2+}$。在锰的价态转变过程中，可产生单电子转移，生成带有不配对的电子自由基，以引发多巴胺氧化、线粒体损伤及生物大分子改变等一系列神经毒效应。

动物实验表明，锰能抑制小鼠胎盘 SOD 活性，使大鼠全血和肝组织 GSH-Px 活性降低，血清 MDA 水平升高，血清和甲状腺巯基含量降低。人群调查也观察到，锰对工人脂质过氧化和抗氧化保护系统有影响。锰毒性损伤作用可能与自由基诱导的多巴胺自氧化、线粒体损伤、生物大分子改变和巯基耗竭等一系列效应有关。

3. 影响神经细胞的能量代谢及神经递质的合成与释放　动物实验显示，给大鼠腹腔注射 30 mg/kg 锰盐共 10 天，大鼠脑细胞内线粒体出现肿胀和破裂等异常表现。大量的锰蓄积于线粒体，可抑制线粒体内的三羧酸循环、氧化磷酸化及呼吸链等一系列重要酶系。由于 ATP 酶是线粒体内能量代谢的重要酶之一，且直接参与神经突触中儿茶酚胺的释放和贮存，因而中枢神经系统内 ATP 酶活性改变，将干扰能量的代谢并妨碍脑组织中儿茶酚胺的代谢过程，从而导致神经细胞变性和神经突触中介质传导功能紊乱。锰可以引起纹状体内多巴胺和去甲肾上腺素的减少，而体位异常、僵硬和颤抖被证实与这种神经递质的减少有关。体外研究发现，Mn^{2+} 可以抑制突触对多巴胺、去甲肾上腺素、谷氨酸盐和 r- 氨基丁酸（GABA）的摄取。锰是胆碱酯酶抑制剂，使乙酰胆碱蓄积，影响胆碱能神经纤维突触的传导或破坏多巴脱羧酶，使体内多巴胺和 5- 羟色胺减少，导致神经传导障碍。动物实验也说明，由锰所致的大脑代谢异常和多巴胺能神经细胞的破坏是引起震颤麻痹的主要原因。

染锰大鼠海马神经元线粒体肿胀，部分线粒体外膜和嵴紊乱或消失，出现空泡样变化，亦可见到变性的线粒体，偶尔有巨线粒体出现。锰可蓄积在海马，高剂量染锰使海马 GABA 含量减少，大鼠学习记忆功能降低（Y 迷宫测试法），海马神经微丝蛋白免疫组化反应的表达明显降低，提示锰可损害海马神经细胞。

4. 破坏其他金属元素在中枢神经系统的平衡状态　锰可经血脑屏障进入脑组织，其在中枢神经系统中迅速蓄积可影响铜、锌、铁、钙等金属在中枢神经系统内的含量和分布。给大鼠染锰 30 天后发现在纹状体、中脑和丘脑摄取锰的同时，杏仁核、丘脑下部的镁、锌减少，而铜在大脑皮质、纹状体、丘脑、小脑等诸多脑区的含量却增加。由此认为锰破坏了其他金属在中枢神经系统的平衡，而依赖于这些金属离子激活或以金属离子作为活性中心的酶活性也因此下降。另外，酶结构中某一特定金属结合点被另一含量升高的金属离子所竞争并封闭，也会使酶的功能受到影响，从而使神经细胞的生化代谢发生障碍，甚至引起细胞的坏死。铅和锰同时暴露对大鼠的神经毒作用增强，共同暴露可引起脑内铅蓄积量增加，多巴胺和 5- 羟色胺水平降低，学习能力受损和易激惹。

锰能明显抑制大鼠额叶皮质、纹状体、黑质细胞内铁代谢调节蛋白顺乌头酸酶（aconitase-1, ACO1）活性。锰抑制 ACO1 活性的同时，增强 ACO1 结合到 mRNA 编码的转铁蛋白受体（TfR）亲和力，使 PC12 细胞内 TfR mRNA 表达和 ^{59}Fe 摄取量增加，引起细胞内铁代谢失衡，诱导氧化应激及自由基形成，引起神经细胞凋亡。染锰大鼠血浆和脑脊液（CSF）中锰明显升高、脑脊液中铁浓度明显升高，血浆铁浓度下降。小鼠脉络膜上皮细胞加入 $MnCl_2$（100 μmol/L）培养 4 天，TfR mRNA 表达比对照组增加 50%，推测可能是锰通过刺激脉络膜及毛细血管内皮细胞的 TfR mRNA 过度表达，促使铁从血液向脑脊液中转移。缺铁大鼠暴露锰后，可出现脑组织脂质过氧化水平显著增加。长期慢性接触锰的患者血中和脑脊液中可见铁的沉积。饮食中锰过量即会增加大鼠脑、肝、肾的铁摄入量。帕金森症中也可见铁代谢紊乱，包括黑质中总铁含量升高、铁蛋白降低以及铁相关的氧化应激增多等。

染锰猴出现动作缓慢、肌肉僵直、面部作怪相等肌张力不全表现，左旋多巴治疗无效。病理检查胶质细胞增生局限于苍白球和黑质网状带，且病理改变程度与临床症状相关。苍白球和黑质网状带铁及铝沉淀，以血管周围沉着较多，提示锰神经毒作用可能与铁（铝）氧化有关。

Ca^{2+} 在细胞内外浓度存在很大的梯度差，细胞内钙处于低浓度。锰中毒使细胞内钙浓度升高，可导致神经细胞退行性变性，并促进自由基的生成，形成一种恶性循环。其作用方式可能有以下几种方式：锰引起钙调蛋白（calmodulin，Cam）构象改变，继而激活靶酶蛋白激酶，活化酪氨酸羟化酶，引发多巴胺、去甲肾上腺素生成增多所致的一系列中枢神经系统症状；锰可通过抑制 Cam 依赖的 Ca^{2+}-Mn^{2+}-ATP 酶活性，致使突触后神经递质释放增加而诱发震颤。

5. 兴奋性毒性　锰使脑内 ATP 合成减少，并通过对兴奋性氨基酸（EAAs）及其受体的作用，干扰细胞膜的钙转运机制，使细胞内钙增加，从而激活钙依赖蛋白酶、核酸酶和磷酸酶，导致细胞变性。钙离子升高又可促进自由基生成，形成一种恶性循环。锰对 GABA 和 P 物质神经元的选择性损害也与兴奋性毒性有关。用谷氨酸的 N- 甲基 -D- 门冬氨酸受体（NMDA-receptor）阻断剂 MK-801 除去皮质谷氨酸能受体的输入，可降低锰的基底节毒性，提示锰可致线粒体损伤，干扰能量代谢，继之引起兴奋性毒作用。

6. 脉络丛损伤机制　近些年来的研究表明，由脉络丛上皮细胞构成的脑脉络丛（血脑屏障的组织基础）是锰过量暴露时向脑内转运必经的屏障组织结构，它不仅是锰蓄积的主要场所，也是锰毒作用的早期靶部位。研究发现，大鼠染氯化锰后，应用光镜与透射电镜观察了氯化锰对脉络丛的病理形态学影响，结果发现脉络丛是氯化锰过量暴露时一个重要的靶部位。氯化锰可致脉络丛上皮细胞发生不规则萎缩变小，微绒毛结构紊乱缩短，胞浆内出现空泡核质凝聚，线粒体结构破坏，细胞之间的紧密连接出现部分断裂与消失等。这些改变随染氯化锰时间的延长表现为加重的趋势，即使在恢复期仍可进行性加重。这说明锰可以蓄积在脉络丛中，且脉络丛蓄积锰的作用有一定的限度，当超过限度时，可引起脉络丛结构变化，影响其屏障功能完整性。

（二）生殖毒性和致畸作用

长期吸入较高浓度锰尘或锰烟所致的慢性中毒患者往往出现性欲减退、早泄和遗精等一系列性功能障碍，甚至出现阳痿；女性出现性冷淡、阴道分泌液减少。有实验在标准饮食中加入一定量的锰喂养雄性动物，肝、肾及体重无明显变化，而睾丸、输精管及前列腺的生长发育却受到影响。锰可引起鱼的精子数减少，并可抑制二氢睾酮与雄性激素受体的结合 [7]。中毒早期即可出现肾上腺皮质激素代谢障碍，其代谢产物尿 17- 羟和 17- 酮类固醇降低，重度中毒患者可见甲状腺、肾上腺、脑垂体和睾丸有萎缩性变化。锰能损害大鼠、家兔睾丸精曲小管，造成神经细胞变性和缺失，出现性功能障碍。

锰对体外培养的胚胎生精细胞分化有抑制作用。大鼠子宫内锰暴露可导致胎鼠神经管缺陷和死亡率增高；锰可通过胎盘屏障进入体内，透过血脑屏障沉积于脑，引起脑形态学、生物化学和微量元素分布异常，导致神经行为功能障碍。大鼠孕期静脉注射 MnDPDP，每天 20 mmol/kg 体重，6 ～ 17 天后可见体重下降、肢体弯曲异常的仔鼠数量增多，个别有骨骼异常。有关锰对人的致畸和致癌尚未见报道。

（三）呼吸系统毒性

锰矿冶炼工、高锰酸钾生产和锰开采工人可患锰毒性肺炎及锰尘肺。动物实验发现，向鼠气管内注入 MnO_2 溶液可引起肉芽肿与巨细胞形成，可降低肺泡巨噬细胞及吞噬细胞活力，使实验动物易受流行性病毒 A 的感染。在寒冷季节接触者的咳嗽、咳痰、气急、呼吸困难及急性支气管炎患病率明显高于对照组，吸烟会增加锰对呼吸损伤的危险性。

（四）心脏毒性

锰能引起动物心脏收缩功能降低和血压降低，以急性和亚急性毒作用为主。在离体动物心脏中注入 $MnCl_2$，可见心脏中其含量增加 60 ～ 70 倍，并且 10 分钟内保持稳定，10 分钟之后可见钙离子升高。然而给狗注射 $MnCl_2$ 后仅见血管舒张、较高的血压和心率，未见心力衰竭。有可能是过量的锰抑制了钙离子通道。

（五）肝毒性

锰可引起肝硬化、坏死性病变和碳水化合物代谢障碍。锰与胆红素结合，造成肝内胆汁淤积，并增加胆固醇在胆汁微管膜上的排列。锰能提高 3- 羟基 -3- 甲基戊二酰辅酶 A 的活性，后者在胆固醇转化为胆酸的过程中起限速酶的作用。

（六）免疫器官毒性

小鼠支气管内染锰量和炎症反应指标（乳酸脱氢酶、总蛋白质量、中性粒细胞数）有明显的剂量 - 效应关系。每天向小鼠腹腔注射 $MnCl_2$，14 天后发现胸腺重量明显增加，组织切片镜检见胸腺皮质明显增厚，小淋巴增生。锰可增加干扰素产生的能力，从而增强巨噬细胞的功能。在 MnO_2 的作用下，肺泡巨噬细胞分泌某种趋化因子，吸引中性粒细胞的移动，可防御 MnO_2 的进一步侵入。锰还可使杀伤细胞活性下降 20%，锰及其化合物可抑制偶氮类染料引起的肿瘤生长，这种抑制作用可能与某些解毒酶的金属离子刺激有关。用锰尘和 Ni_3S_2 的混合物与 Syrian 豚鼠胚胎细胞接触发现，锰尘抑制了 Ni_3S_2 所致的细胞肉瘤转移。

六、临床表现

急性锰中毒（acute manganese poisoning）可因口服高锰酸钾或吸入高浓度氧化锰烟雾，引起急性腐蚀性胃肠炎或刺激性支气管炎、肺炎。从事锰矿开采和冶炼、锰焊条制造和焊接、风割锰合金以及制造和应用含锰化合物的工人，如橡胶、陶瓷、玻璃、锰合金等可发生锰中毒。锰烟尘可引起肺炎、尘肺，也可发生结膜炎、鼻炎和皮炎。在通风不良的条件下进行电焊，吸入大量新生的氧化锰烟雾，可发生咽痛、咳嗽、气急，并骤发寒战和高热（金属烟热）。

慢性锰中毒（chronic manganese poisoning）发病工龄一般为 5 ~ 10 年，也有工作 20 年以上无发病者，可能与个体易感性有关。据报道，细胞色素 P450 混合功能氧化酶的亚族基因多态性可能与工人对锰神经毒性的易感性有关。慢性锰中毒主要见于长期吸入锰烟尘的工人，临床表现以神经系统锥体外系症状为主，且有神经行为功能障碍和精神失常。锰中毒临床表现如下。

（一）类神经症和自主神经功能障碍

早期表现主要为神经衰弱综合征和自主神经功能紊乱，如头晕、头痛、容易疲乏、睡眠障碍、健忘、肢体疼痛、下肢无力和沉重感以及多汗、心悸等表现。部分患者有易激动、话多、欣快、好哭等情绪改变，常有食欲减退或阳痿、多汗等自主神经异常。四肢或有麻木、疼痛、夜间腓肠肌痉挛。因两腿发沉无力，患者常感走路欲快而不能。

（二）锥体外系神经障碍

随着病情继续发展，患者感两腿发沉、笨拙，走路速度减缓，容易摔倒。口吃、语音低沉，举止缓慢、完成精细动作困难。情感淡漠或感情冲动。表情呆板、眼球聚合不全、有恒定的四肢张力增高，特别在前臂被动旋前旋后使闭目难立征试验阳性，单足站立不稳。腱反射正常或亢进，少数患者也有呈手套、袜套分布的感觉障碍。

严重患者锥体外系神经障碍恒定而突出，表现为帕金森病样症状。患者感四肢发僵，动作缓慢笨拙，说话含糊不清。面部表情减少，走路表现为前冲状态。起步时身体前冲，两组间步基宽，足尖先着地，两上肢失去伴随运动。不能使两足前后站在一条直线上，转弯时有分解动作，后退不能，极易跌倒。坐下时有顿坐现象。四肢张力呈"铅管样"或"齿轮样"增高，重复动作后，肌肉僵直加重，并常有中等幅度和有节律的静止性震颤（非典型性的搓丸样动作）。下颌、唇、舌可出现震颤，精神紧张、激动时加重。轮替试验、指鼻试验、跟 - 膝 - 胫试验、闭目难立征试验等显示共济失调，并出现书写过小症。

（三）脑边缘系统受损

一些患者学习记忆功能、认知功能和方向感明显下降，生活难以自理，易哭泣、烦躁、胆怯怕人、孤独自闭等。

（四）锥体束损害

部分患者出现不恒定的腱反射亢进，腹壁反射或提睾丸反射减弱或消失，一侧性中枢性面瘫，提示中枢神经系统有较弥漫的病变。

（五）其他

1．锰中毒患者出现阳痿、早泄和性欲低下。锰可引起男性精液质量和睾酮水平低下；女性出现月经紊乱、性功能障碍、自然流产率、早产和子代先天畸形率升高。

2．母亲职业性接触锰的子女智商明显降低，且与母亲锰累积接触水平有剂量 - 效应关系。

3．锰作业工人心电图异常率明显增高，女性心率加快、P-R 间期缩短。锰中毒患者有体位性低血压。锰作业工人低舒张压检出率升高，舒张压均值明显降低，以年轻工人及女性表现较为突出。

4．高浓度锰暴露工人血清 ALT 明显升高。

5．锰作业工人呼吸道症状、肺炎、支气管炎发生率升高。国外发现锰矿和长期从事研磨、粉碎锰矿石的工人出现锰尘肺，国内则有锰作业工人患矽肺和电焊工尘肺的报道。

七、实验室检查

（一）生物监测

1. 粪锰　体内锰主要随粪便排出。我国健康人粪锰正常值为 120 mg/100 g。锰作业者粪锰增高可作为锰接触指标，亦可作为驱锰治疗的疗效参考。

2. 尿锰　肾不是排锰的主要途径，正常尿锰上限为 0.18 ～ 0.55 µmol/L。尿锰大致可以反映集体近期吸收锰的情况，与作业环境空气中含锰浓度有一定关系，但与临床中毒症状无平行关系。

3. 血锰　国外报道血锰正常上限为 0.15 ～ 1.22 µmol/L。我国新余钢铁厂调查 121 人的正常血锰为 0 ～ 16.38 µmol/L。

4. 发锰　正常发锰上限国外报道为 1 ～ 3 µg/g，国内报道为 1.3 ～ 9.8 µg/g。发锰可反映头发生长期间锰的接触和摄入程度，以及体内锰的蓄积量。但发锰含量受多种因素影响，其对诊断的意义有待研究。

5. 脑脊液锰　正常人脑脊液含锰 0.015 ～ 0.127 µmol/L。锰中毒患者脑脊液含锰量超过正常人及锰接触工人近 10 倍。

血、尿、粪和头发中均可检出锰，血锰和尿锰与车间空气中锰浓度有一定关系，但很多患者体内锰含量与病情不平行，并且常常低于无病的锰接触者，只能反映机体近期吸收锰的情况，因此都不能作为诊断指标，而锰中毒患者的神经症状和体征与血锰、尿锰之间未见剂量 - 反应关系，粪锰虽然占进入人体锰的 97.2% ～ 99%，但受食物中含锰量和地区分布的不同差异很大。有人采用依地酸钙等驱锰发现，尿锰在驱锰前后未见明显变化，因此亦不能用作诊断指标。其他如高香草酸、香草扁桃酸、5- 羟吲哚乙酸、腺苷脱氨酶亦有测试，与对照组相比无显著差异。部分患者脑电图可有 X 节律减慢、慢波较多等变化，但并不与病情轻重相平行。因此，无机锰的生物监测不能用作危险评估。

（二）电生理检查

重度中毒者脑电图 α 频率减少，波幅偏低，全脑有散在性或阵发性同步性 θ 波或 δ 波等慢波活动。脑血流图多见低平波，提示周围血管阻力增加，搏动性血流量减少。肌电图于肌肉放松时，电静息消失，出现持续性放电或呈现节律性群放电位，收缩肌及拮抗肌同时以恒定频率出现，也观察到反射亢进。

（三）脑影像学检查

据国外报道，无症状的锰作业工人磁共振成像（MRI）T1 加权像（WI）显示苍白球信号强度比对照工人明显增加，并应用苍白球指数来评价脑锰的蓄积水平。广西医科大学姜岳明等在 18 例冶炼锰铁工人中观察到，78% 的工人苍白球 MRI T1-WI 信号明显增强，其平均值（116.2，$n = 18$）较对照组（102.2，$n = 9$）明显增大。

八、诊断

根据密切的职业接触史和以锥体外系损害为主的临床表现，参考作业环境调查、现场空气中锰浓度测定等资料，进行综合分析，排除其他疾病如震颤麻痹、肝豆状核变性等，方可诊断。中华人民共和国国家职业卫生标准职业性慢性锰中毒诊断标准（GBZ3-2006）如下。

（一）观察对象

具有头晕、头痛、容易疲乏、睡眠障碍、健忘等神经衰弱综合征的表现，以及肢体疼痛、下肢无力和沉重感等症状。若再有下列情况之一者，可列为观察对象：①有多汗、心悸等自主神经紊乱的表现；②尿锰或发锰超过本地区正常值上限。

（二）轻度中毒

除上述症状外，具有下列情况之一者，可诊断为轻度中毒：①确定的肌张力增高；②肌张力增高虽不确定，但手指有明显震颤，腱反射亢进；并有容易兴奋、情绪不稳定、对周围事物缺乏兴趣等精神改变。

（三）重度中毒

具有下列情况之一者，可诊断为重度中毒：①明显的锥体外系损害，表现为帕金森综合征症状：四肢肌张力增高，伴有静止性震颤，可引发齿轮样强直；并可出现对指或轮替试验不灵活、不准确、闭目难立征阳性，言语障碍，或步态异常、后退困难等运动障碍。②中毒性精神病，有显著的精神情绪改变，如感情淡漠、反应迟钝、不自主哭笑、强迫观念、冲动行为。

九、处理原则

对于吸入锰烟雾引起金属烟热等情况的急性中毒患者，应对症处理，注意休息，补充维生素等。对于慢性中毒患者的一般处理方法如下。

（一）治疗

1. 早期可用金属络合剂治疗，用锰的螯合剂来驱锰以达到降低体内锰含量以及改善症状的作用。经 $CaNa_2EDTA$ 治疗后发现，尿中排锰量增加并且血中锰的含量降低。$CaNa_2EDTA$ 或其衍生物驱锰可使部分早期患者的症状暂时好转，但常出现反跳现象，且不良反应大，对晚期已出现锥体外系神经障碍、震颤麻痹的中毒患者治疗效果不佳。依地酸钙与喷替酸钙钠因不能进入细胞内，治疗前后尿锰变化不大且存在不良反应，如 Zn、Fe、Ca 等丢失，并对酶产生影响，出现络合剂综合征及肾小管坏死，故在病变早期可试用，对晚期出现震颤麻痹综合征时则效果不佳。

2. 出现明显的锥体外系损害或中毒性精神病时，治疗原则与神经 - 精神科相同。1987 年，广西医科大学纪淑琴等率先在临床上应用 PAS-Na 治疗 2 例慢性锰中毒患者，10% 葡萄糖加入 PAS-Na 溶液 6 g/d，静脉滴注，连用 4 天、停 3 天为一个疗程，共 15 个疗程，患者临床症状表现得到改善或者消失，7 个月后症状没有复发，疗效巩固。姜岳明等分别在 2004 年和 2006 年对其中一位健在的女患者进行了随访，疗效一直稳定。此外，贵州、江西、重庆和内蒙古等地也有类似报道。高晓玲等发现，PAS-Na 治疗重度锰中毒以静脉滴注 90 天为一个疗程效果较好。对氨基水杨酸钠（PAS）有驱锰作用，治疗期间尿锰排出量约为治疗前的 1.5 ~ 15.4 倍，而且自觉症状和体征有所改善。PAS 不容易透过血脑屏障，其驱锰作用可能为通过有效地清除外周组织的锰，促使脑锰逐渐转移到外周血液的低浓度环境；其次，PAS 具有低分子量、空间障碍少及能迅速接近作用部位等特点，这使脑组织内锰迅速排出脑外，解除了锰对神经细胞及其溶酶体、能量代谢酶的毒性影响，保证了神经递质合成、传递功能的正常进行及脑内多巴胺水平逆转，使因锰中毒而所减少的大脑皮质锥体细胞树突棘数基本恢复。同时，乙酰胆碱酯酶（AChE）活性的恢复使积聚在神经突触的乙酰胆碱（Ach）得到分解，降低了中枢胆碱能的突触功能，从而改善了震颤麻痹综合征的症状。

3. 目前国内外采用多巴胺替代疗法均获得较好效果，这也证实了脑内多巴胺水平在发病时起到重要作用。但应注意大剂量用药可产生耐受性，停药后有反跳现象。有人认为，使用左旋多巴、苯海索和能量合剂等药物并辅以透析，可能是治疗慢性锰中毒的有效方案。

（二）其他处理

1. 观察对象　6 个月至 1 年复查一次，进行动态观察，并根据病情发展趋势，适当处理。

2. 中毒患者　凡诊断为锰中毒者，包括已治愈的患者，不得继续从事锰作业。轻度中毒者治愈后可安排其他工作；重度中毒者需长期休息。

十、预防与控制

接触锰作业应采取防尘措施和佩戴防毒口罩，禁止在工作场所吸烟和进食；采矿生产者，应采用湿法或密闭操作，多用机械生产；电焊作业工人，尽量采用无锰焊条，用自动电焊代替手动电焊，加强手工电焊场地的通风措施；个人应做好防护工作，定期做健康监护性体检，坚持就业前体检。神经系统疾患、精神病、内分泌疾病为职业禁忌证。定期做车间内和工作场所的锰浓度检查，针对检查结果及时采取技术安全措施。

（孟春燕）

第三节　铟及其化合物中毒

一、理化性质

（一）物理性质

元素铟是由德国人赖希（F.Reich）和李希特（H.Richter）于 1863 年发现的。铟（indium，In）

是一种稀有的银白并略带淡蓝色的金属，在元素周期表中位于第三族，原子序数为49，相对原子质量为114.82，比铅软，具有良好的可塑性和延展性，几乎可以任意变形，熔点156.6℃，沸点2060℃，密度为7.31 g/cm³（20℃），与铊同属一族。自然界中发现的铟存在两种同位素：稳定同位素 ^{113}In，仅占铟总储量的4.25%；主要同位素 ^{115}In，占铟总储量的95.75%，它具有微弱的放射性（β放射源）， ^{115}In 放射出电子后，蜕变为锡的同位素 ^{115}Sn，半衰期约为 5×10^4 年。铟的晶体结构为四方晶系，呈扭曲的面心晶格。同时，又可鉴定其结构为体心四方晶系。铟的熔点受其分散度的影响极大：当颗粒的半径为3 nm时，350 K时便发生熔化，而当颗粒的半径为1.5 nm时，270 K时铟就开始熔化。随着压强的增加，铟的熔点也会不断地升高，当压强为7 GPa时，熔点可以高达678 K。铟的沸点为2000～2167℃。铟的临界常数分别为温度6680 K，压强0.24 GPa，密度1.39 g/cm³。在蒸气中，铟基本上是呈单原子状态的，铟蒸汽中呈 In_2 分子状态的部分不超过 10^{-3} %。

（二）化学性质

金属铟的化学性质稳定。在室温或较高的温度下，如果空气干燥，铟从常温到其熔点（156.6℃）之间与空气中的氧作用缓慢，可在表面形成极薄的氧化膜。温度更高时，能与氧、卤素、硫、硒、碲、磷作用。但当温度超过800℃左右，铟便会燃烧，发出蓝紫色的光，同时变成氧化物。大块金属铟不与沸水和碱反应，但粉末状的铟可与水作用，生成氢氧化铟。铟能溶解在硫酸和盐酸中，在硝酸和高氯酸中溶解尤为迅速。铟与氢氟酸则只有在加热的情况下方能缓缓发生反应。遇到强碱溶液，甚至是沸腾的强碱溶液以及过氧化氢，铟皆不明显发生反应。在加热的条件下，铟能够与氯发生反应，开始时生成的是一氯化铟，随后继续反应则生成其他多种氯化物。铟与溴之间的反应在室温下便可进行，铟易溶于含有饱和溴的溴化钾溶液中。铟在620℃左右可以与硫的蒸气发生反应，并有热放出。当温度达600℃以上时，金属铟能与二氧化硫发生反应，生成铟的氧化物和硫化物的混合物。在常温下，铟不能与硫化氧作用。当温度达到500～700℃时，铟会与硫化氢反应，生成 In_2S_3。将铟置于 CO_2 气体中加热，当温度超过550℃时，铟的表面便覆盖一层氧化物的薄膜。铟有+1、+2、+3三种价态，+3价化合物最稳定。

铟作为一种稀有金属元素，在地壳中含量非常低，在地壳中的丰度为 4.0×10^{-8}。铟有五个独立矿物，分别是自然铟（In）、硫铜铟锌矿 $[(CuZnFe)_3(InSn)S_4]$、水铟矿 $[In(OH)_3]$、硫铟铜矿（CuInS₂）、硫铟铁矿（FeIn₂S₄）。这些矿物在自然界中非常稀少，铟没有独立的矿床，绝大部分的铟均以杂质成分存在于其他矿物中，一般多分布于铅锌矿及锡矿中。锋矿中的铟平均含量从小于 $1/1 \times 10^6$ 到 $1/1 \times 10^4$ 不等；它还与其他金属伴生，如铜、铅、锡，少数情况下伴生于铋、镉、银。常见的铟化合物主要有硫酸铟 $[In_2(SO_4)_3]$、硝酸铟 $[In(NO_3)_3]$、氯化铟（InCl₃）、氧化铟（In₂O₃）、氢氧化铟 $[In(OH)_3]$、磷化铟（InP）、砷化铟（InAs）等。

二、职业接触和国家卫生标准

（一）职业接触

1．铟矿开采及冶炼铟的主要工业资源为闪锌矿、方铅矿、黄锡矿和多金属铜矿等。开矿时，呼吸和消化道接触均为重要途径。在铟冶炼时，浸出、电解、置换、粗精铟炉浇铸过程中均可接触。

2．铟可与多种金属生产成合金，用于制造航空发动机轴承、真空密封材料、低熔点合金接点材料等。

3．铟化物应用铟及其化合物已被广泛用于各种合金的制造、半导体材料的合成、红外线检测器和振荡器的制造以及临床医学中肿瘤放射治疗和放射性核素显影等行业。其中合金的种类最多，用途也最为广泛。常见的合金有用于航空工业发动机轴承的银铅铟合金；有用于原子能工业中子吸收材料的铟镉铋合金；有用于真空密封材料及玻璃黏合剂的铟锡合金；还有用于制造义齿的金铟、铜铟、银铟和钯铟合金。锑化铟和砷化铟可用于红外探测、光磁器件及太阳能转换器等，磷化铟用于微波通讯、光纤通讯中的激光光源和太阳能电池材料。在生产及使用铟及其化合物过程中均可有职业接触机会。

（二）国家卫生标准

国际上，化学有害因素的职业接触限值（OEL）一般包括时间加权平均容许浓度（PC-TWA）、短时间接触容许浓度（PC-STEL）和最高容许浓度（MAC）3类。我国对铟及其化合物（按 In 计）规定了 PC-TWA 和 PC-STEL，分别为 0.1 mg/m^3、0.3 mg/m^3，没有规定 MAC。美国政府工业卫生专家协会（ACGIH）制订了 TWA 为 0.1 mg/m^3（按 In 计），没有制订 STEL，其阈限值（TLV）制定依据：肺水肿、肺炎、牙蚀症、全身不适。其他大多数国家，如日本等，尚未制定铟及其化合物的 OEL，也未见铟接触生物监测指标和限值的报道。

三、检测方法

工作场所空气中铟及其化合物测定方法主要为间苯二酚比色法、阳极溶出伏安法、原子吸收光谱法等。

四、代谢吸收

（一）吸收

铟盐可经胃肠道、呼吸道及皮肤吸收。除三氯化铟和硫酸铟外，其他铟盐经胃肠道吸收很少。大鼠和狗经口吸收三氧化二铟仅 $0.2\% \sim 0.4\%$。大鼠气管内吸入或注入可溶性铟盐，约 50% 在两周内由肺吸收，其余存留在肺间隔、气管和支气管的淋巴结内长达 2 个月。大鼠口服磷化铟（InP）后，相对平均地分配在肝、肾、肺、脾和睾丸等组织中，口服 96 小时后，在大鼠组织中检测到的剂量不到口服剂量的 0.11%；气管灌注 96 小时后，肺外组织中储存的铟约为总量的 0.36%；给予大鼠氢氧化铟或枸橼酸铟化合物后，胃肠吸收的量约占给药量的 0.5%；豚鼠经皮染毒硫酸铟 3 个月，未观察到动物有明显变化，说明完整的皮肤对硫酸铟有较好的屏障作用，能有效阻止硫酸铟进入体内。但需要指出的是，不同的铟化合物在体内吸收的量与其化学性质相关。

（二）分布

铟化合物在体内的组织分配取决于该化合物的化学种类。可溶性铟化合物在 pH 大于 4 的环境中水解成 In（OH）$_3$，并蓄积在肝、脾和网状内皮组织中。相反，在 pH 小于 4 的环境中主要结合在血液转铁蛋白上，并广泛蓄积在肾。也有实验表明，大鼠经静脉给予氯化铟后主要蓄积在肾，氧化铟则主要蓄积在肝和脾。口服或经气管灌注磷化铟后，在不同组织中的分布无显著性差异。胶体状的铟则不与血浆蛋白结合，但可被白细胞吞噬后运至肝和脾的网状内皮系统。进入体内的铟主要蓄积在骨骼；皮下注射铟时大部分蓄积在皮肤和肌肉内；腹腔注射铟时大部分蓄积在肠系膜和肝，然后转移到脾、肾和骨骼。

（三）排泄

吸收到体内的铟化合物经尿和粪便排出体外。粪便排泄是铟的主要排出途径。口服 InP 后，在胃肠及其内容物中有大量的铟，这可能是因为 InP 的低溶解和低吸收所致。吸收的铟从肝经胆汁排泄到肠道，随粪便排出体外。尿是铟排泄的另一种途径。口服 InP 240 小时内，经尿排出的铟只有总量的 0.1% ~ 0.2%；气管灌注的结果也表明，给药后 96 小时内，随尿排出的铟不足 0.03%，所占比例只占同时间点于组织中检测到的 8%。说明经尿排出是次要途径。给大鼠注射 InP 后，体内的生物半衰期分为快相和慢相，快相为 1.9 天，慢相为 69 天。而铟经尿排泄的生物半衰期为 32 小时。

五、毒作用机制

（一）急性毒性

可溶性铟盐有很高的毒性，在胃肠道外注入 5 mg/kg 就会致命，但经胃管注入铟后几乎不被吸收，基本上无毒。组织病理学研究表明，死亡主要是由于肝、肾的变性损害，而不溶形式（如三氧化二铟）的毒性较轻，致死作用需要每千克几百毫克。

铟的化合物不同，其表现出的急性毒性也不同，如胶体状铟和羟化铟的急性毒性较离子态铟高 40 倍。铟的染毒途径不同，其表现出的急性毒性也不同，如小鼠皮下注射枸橼酸铟的致死量为 0.6 mg/kg，在几天内先发生后腿麻痹、惊厥，继而窒息死亡，而静脉注射的毒性为皮下毒性的 4 倍。当向大鼠气管注入高剂量（62 mg/kg）磷化铟 8 天时可出现急性肺炎和上皮细胞损伤，而在低剂量（低于 6 mg/kg）时未见有肺炎的改变。

铟盐对动物的肝、肾和心肌都有毒性作用。急性铟盐中毒的动物的肝出现明显充血、出血及灶性坏死；肾可出现表面出血及肾小管变性和坏死；心肌可出现肌纤维变性、横纹肌轻度退行性变。

（二）慢性毒性

经口给予大鼠硫酸铟每日 25 ~ 30 mg，直到 72 天时大鼠的体重才略有降低，出现不活泼和毛发粗糙，尸检未见任何病理改变。大鼠吸入不溶性三氧化二铟粉尘（0.5 μm）3 个月，肺内产生非典型炎性反应，并伴有广泛肺泡内蛋白沉着，但未见纤维化。以气管内注入方式每周给予雄性叙利亚金仓鼠 7.5 mg 砷化铟（InAs）和磷化铟（InP），染毒 15 周后，病理检查砷化铟组和磷化铟组的仓鼠肺部可见蛋白质沉积、肺泡和支气管细胞增生、肺炎、肺气肿和肺组织硬化等改变，其发生率都明显高于对照组。这项研究结果说明砷化铟和磷化铟可导致仓鼠的肺组织严重损伤[8]。

慢性铟盐中毒对肾有毒性作用，可出现肾小管坏死。铟盐对肝、脾、肾上腺及心脏都有慢性危害，出现慢性炎症性改变。

迄今为止尚未见到职业接触铟而发生的慢性中毒报道，这可能与人们对铟的毒性了解不足有关。对一组从事铟作业 3 年的工人进行全面体检，未发现任何异常。对一组从事铟研究十年以上的工作人员进行肝功能、尿常规检查，也未见异常变化。但在冶炼厂从事回收铟工作的工人中有全身乏力与骨关节疼痛，但是否与接触铟有关尚不能确定。

（三）生殖毒性

目前对于铟及其化合物在生殖毒性方面的研究报道相对较多。这些研究结果表明，铟及其化合物具有明显的生殖毒性。铟的毒代动力学研究表明，铟具有胚胎毒性，将铟盐的溶解液注射到小鸡鸡胚的气囊中，可导致胚胎体大小异常、短肢畸形、颈部弯曲、鸡胚出血、内脏外翻和眼小畸形。铟对于小鸡鸡胚的 LD_{50} 为 38 mg/egg，其胚胎毒性大于钼、锰和铁，小于镉、砷、钴和铜。用含放射性铟的药物对小鼠睾丸进行生物学影响的研究表明，这些含有铟的标记药物可大量减少精子数量，在体内铟的放射毒性要比其他毒性大很多。此外，铟毒性可引起细胞内基因产物的显著改变，动物体内铟给药急性处理可降低细胞色素 P450 依赖的药物代谢酶活力，可能会改变细胞内与致癌程序相关的防御机制。

（四）皮肤毒性

铟及其化合物对皮肤毒性的研究也有报道。采用金属铟、铟粉尘涂抹皮肤，无刺激作用。用5%氯化铟和硫酸铟涂于皮肤不引起局部损害及全身反应，但氰化铟涂于皮肤有高毒。

六、临床表现

慢性中毒的诊断需根据较长时期密切接触铟及其化合物的职业史，出现以咳嗽、气喘、呼吸困难等症状为主的临床表现，排除其他原因引起的类似症状，以及实验室检查进行综合诊断。正在暴露者，检测血铟若和尿铟若高于当地正常值则有助于诊断。

七、治疗

目前还没有治疗慢性铟中毒的有效方法，主要为对症治疗。职业性慢性铟中毒患者应暂时脱离接触铟的工作。

八、预防与控制

（一）防尘措施

铟渣加水喷湿，物料输送采用埋刮板，降低物料运转的落差，以减少粉尘产生。

（二）防毒措施

浸出槽的厂房为敞开式设计，硫酸和盐酸通过密闭管道输送，置换槽应设置抽风橱，橱面操作口用聚氯乙烯塑料板盖上，产生的有害物质通过抽风排毒系统排至室外空旷处的大气中。在置换槽附近悬挂溴化汞试纸，工作人员在置换间外可看到溴化汞试纸的颜色变化，便于发现危险及时报警；粗铟炉应设有三面围挡的抽风罩，将熔炼粗铟时产生的铟烟及氢氧化钠烟尘排至室外；精铟炉设有三面围挡的抽风罩，并在精铟炉附近设轴流风扇；厂房顶部设透气天窗，在萃取槽和置换槽厂房的墙壁上安装轴流风扇，利于排除毒物，减少毒物的聚集。

（三）噪声防护措施

项目的主要生产设备尽量采用自动化控制，为操作工人设置隔声操作室，实行巡检制度，减少接触噪声的时间。高噪声设备应布置在单层厂房，设置消声器，并设减振基础。合理布局噪声设备，安排合理的防噪间距，能有效衰减噪声传播。

（四）职业病危害防护设施

评价项目根据工作场所的职业病防护要求，对生产过程中产生的粉尘、化学性毒物、噪声等各种职业病危害因素采取相应的防护设施，各项防护措施能够正常运行。工作场所的硫酸、氯化氢、砷化氢、氢氧化钠和铟及其化合物等毒物的浓度应符合国家职业卫生标准，作业工人接触的噪声强度也要符合国家职业卫生标准，符合《工业企业设计卫生标准》（GBZ 1-2010）及其他相关国家法律法规和标准的要求。

九、典型案例

2008年1月，南京市鼓楼医院发现国内首例铟中毒职业病患者[9]。患者男性，28岁，其工作主要是将一些金属粉喷射在手机液晶屏幕模板上。工作两年后，经常咳嗽、气喘，直至呼吸困难，生命垂危，在当地医院治疗无效转至该院诊治。CT 检查示，患者肺部满是白色的小颗粒，肺部组织活检发现，其肺泡内有像牛奶一样的乳白色液体。将患者的肺部样本送到南京大学进行检测分析，检测报告主要成分除氧化硅和氧化铝外，还有一种有色金属氧化铟。为患者定期进行全肺灌洗治疗，维持其生命。铟是一种稀有金属，其毒性比铅还强，2003 年国外文献才有因吸入铟而导致肺部病变的报道，彼时国内尚无类似患者。该患者是国内首例吸入大量含有铟的粉尘而导致肺病变的职业病患者。

参考文献

[1] 黄琼，许月初，王身笏，等. 低水平铅暴露对不同脑发育期大鼠学习记忆能力的影响. 毒理学杂志，2001，15（3）：149-151.

[2] 刘君澜，时利德，万伯键，等. 慢性铅暴露对幼鼠海马 CA_1 区长时程增强的影响. 中华预防医学杂志，2000，34（1）：34-36.

[3] 闫立成，刘茜，徐厚君，等. 铅暴露对大鼠血管功能的影响及槲皮素，保护作用的研究. 现代预防医学，2014，41（17）：3188-3190.

[4] 闫立成，刘茜，徐厚君，等. 铅暴露对大鼠心脏功能的影响及槲皮素，保护作用的研究. 现代预防医学，2014，41（21）：3964-3966.

[5] 顾祖维. 铅、汞、锰及其化合物致突变性和致癌性的研究概况. 劳动医学，1989（2）：17-20.

[6] 张加生，漆骏，李刚，等. 铅暴露与致癌和致突变研究进展. 职业与健康，2016，32（3）：415-418.

[7] 蒋云生，马育慈. 铅性肾病的流行病学分析. 中华劳动卫生职业病杂志，1994，12（2）：72-78.

[8] 丁宏伟，李岩. 锰的神经毒性机制研究进展. 实用预防医学，2016，23（8）：1022-1025.

[9] 岑铭燕，李岩. 锰的雄性生殖毒性研究进展. 环境与职业医学，2017，34（10）：933-937.

[10] 王伟，李庆辉，李刚. 铟及其化合物的毒性研究. 工作卫生与职业病，2000，26（5）：309-311.

[11] 刘宇春. 江苏省发现国内首例因铟中毒引发的职业病. 劳动保障世界，2008，26（8）：9.

（刘　楠）

第三章

非金属元素及其化合物中毒

在矿山开采过程中，常见的有毒气体有一氧化碳、氮氧化物、硫化氢、二氧化硫和氨气等。这些毒气主要源于以下几个方面，如爆破、矿物自燃、消防和柴油设备的排放等。由于部分工人对矿山井下各种有毒、有害气体的危害认识不足和防治知识的缺乏，在发生气体中毒时自救与施救不力，导致井下有毒、有害气体中毒伤亡事故的发生。为使广大职工充分认识矿山作业中各种有毒有害气体类物质的危害和控制方法，现对各种有毒、有害气体的危害、监测和控制方法总结如下。

第一节　一氧化碳中毒

一氧化碳（carbon monoxide，CO）是一种无色、无味、无刺激性的气体，在水中的溶解度非常低。空气爆炸极限为 12.5% ～ 74%。任何含碳材料在没有完全燃烧的情况下，都可以产生一氧化碳，因此可以产生一氧化碳的来源很多，如燃气热水器、家用燃气炉和汽车发动机废气。在工业生产中，有不少于 70 种作业可以接触到一氧化碳，如矿山爆破、煤矿气体爆炸或生产含一氧化碳的可燃气体等；爆炸物或火药气体中含一氧化碳 30% ～ 60%；钢铁工业生产铁、焦化、锻造、铸造和热处理；化工行业合成丙酮、氨、光气、甲醇生产等。在工业生产过程中有一定的接触一氧化碳的机会，但职业性一氧化碳中毒多发生于一氧化碳泄漏事故且周围环境多为通风不良的情况。因为一氧化碳无色无味，泄漏后不容易被发现，故目前急性一氧化碳中毒是最严重的、发病率和死亡率都较高的职业中毒。在许多国家一氧化碳也是最致命的毒物，包括在中国北方地区于生活中意外发生的中毒。

一、理化性质

一氧化碳纯品分子量为 28.01，密度 1.250 g/L，相对密度 0.793（液体），相对蒸气密度 0.967，蒸气压 309 kPa/–180℃，燃烧热 283.0 kJ·mol。冰点为 –207℃，沸点 –190℃，空气混合爆炸极限为 12.5% ～ 74%。在水中的溶解性很低，但很容易被氨水吸收。具有稳定性。禁用配合物包括强氧化剂、碱类。在 400 ～ 700℃ 条件下，一氧化碳可气化成碳和二氧化碳，这是一种易燃易爆气体，与空气接触后能形成爆炸混合物，当遇到明火、高热时会燃烧爆炸，自燃点 608.89℃。

二、职业接触和国家卫生标准

（一）职业接触

一氧化碳是工业生产中常见的职业有害因素。当含碳的物质燃烧不完全时，就可产生一氧化碳气体。多达数十种特定职业有严重的一氧化碳暴露问题，如矿井放炮、煤矿瓦斯爆炸事故；冶金工业中炼焦、炼铁、锻铸和热处理的作业过程；化学工业中合成氨、丙酮、光气、甲醇的生产；碳素石墨电极制造；内燃机试车；金属羰化物的生产，如羰基镍、羰基铁等；含一氧化碳的可燃气体的生产和使用（如水煤气中一氧化碳含量达40%，高炉与发生炉煤气中比例达30%，煤气比例为5%～15%），都有机会接触一氧化碳。炸药或火药爆炸后的气体中一氧化碳的比例为30%～60%。柴油、汽油的内燃机排放的废气中，一氧化碳的比例为1%～8%。

（二）国家卫生标准

1. 职业接触限值　根据2007年11月01日中华人民共和国卫生部发布实施的GBZ 2.1-2007《中华人民共和国国家职业卫生标准》中，《工作场所有害因素职业接触限值》第1部分的化学有害因素规定：一氧化碳在工作场所的时间加权平均容许浓度（permissible concentration-time weighted average，PC-TWA）为20 mg/m³，短时间接触溶解浓度（permissible concentration-short time exposure limit，PC-STEL）为30 mg/m³。PC-TWA含义为以时间为权数规定的8小时工作日、40小时工作周的平均容许接触浓度。PC-STEL的含义为在遵守PC-TWA前提下容许短时间（15 min）接触的浓度。

2. 环境标准　我国环境空气质量标准（GB 3095-2012）中规定，一级标准一氧化碳为日平均4 mg/m³，1小时平均为10 mg/m³；居住区大气中有害物质的最高容许浓度（TJ 36-79）中规定，一氧化碳为8.00 mg/m³（一次值），1.00 mg/m³（日均值）。

三、检测方法

环境空气质量监测工作应按照《环境空气质量监测规范（试行）》等规范性文件的要求进行。

（一）监测点布设

环境空气污染物监测点位的设置应按照《环境空气质量监测规范（试行）》中的要求执行。

（二）样品采集

环境空气质量监测中的采样环境、采样高度及采样频率等要求，按HJ/T 193或HJ/T 194的要求执行。

（三）分析方法

非分散红外法进行一氧化碳的检测（GB 9801-88）。

1. 适用范围　本标准适用于测定空气质量中的一氧化碳。测定范围为0～62.5 mg/m³，最低检出浓度为0.3 mg/m³。

2. 原理　样品气体进入仪器，在前吸膜里吸收4.67 μm谱线中心的红外辐射能量，在后吸膜里吸收其他辐射能量，两室因吸收能量不同，破坏了原吸收室内气体受热产生相同振幅的压力脉冲，变化后的压力脉冲通过毛细管加在差动式薄膜微音器上，被转化为电容量的变化，通过放大器再转变为与浓度成比例的直流测量值。

3. 仪器

（1）一氧化碳红外分析仪：量程0～62.5 mg/m³。

（2）记录仪器：0 ~ 10 mV。

（3）流量计：0 ~ 10 L/min。

（4）采气袋、止水夹、双联球。

（5）氮气：如混有一氧化碳，要求其中一氧化碳浓度已知，或是制备霍加拉特加热管除去其中一氧化碳。

（6）一氧化碳定气浓度应选在仪器量程的 60% ~ 80% 的范围内。

4. 采样

（1）使用仪器现场连续监测，将样品气体直接通入仪器进气口。

（2）现场采样实验室分析时，用双联球将样品气体挤入采样气袋中，然后放空再挤入，如此再重复 3 ~ 4 次，最后挤满采样气袋并用止水夹夹紧进气口，记录采样地点、采样日期和时间，采气气袋编号。

5. 分析

（1）仪器调零：开机接通电源，预热 30 min，启动仪器内装泵抽入氮气，用流量计控制流量为 0.5 L/min。调节仪器调零电位器，使记录器指针在所用氮气的一氧化碳浓度的相应位置。使用霍加拉特管调零时，将记录器指针调在零位。

（2）仪器标定：在仪器进气口通入流量为 0.5 L/min 的一氧化碳标定气，调节仪器灵敏度电位器，使记录器指针调在一氧化碳浓度的相应位置。

（3）样品分析：将上样品气体接到仪器进气口，待仪器读数稳定后直接读取指示格数。

6. 计算 按下式计算一氧化碳浓度：

$$c = 1.25 \times n$$

式中，c：样品气体中一氧化碳浓度，单位 mg/m³；

n：仪器指示的一氧化碳倍数；

1.25：一氧化碳换算成标准状态下的 mg/m³ 换算系数。

7. 精密度和准确度 四个实验室对两种不同浓度的一氧化碳的 6 次测定的重复性变异系数小于测定量程的 1%。

四、代谢吸收

当空气被吸入肺部时，一氧化碳随之吸入，并透过肺泡进入血液循环中，与血浆中的血红蛋白（Hb）和血液外的其他含铁的蛋白质（如肌红蛋白、二价铁细胞色素等）进行可逆的结合反应。其中 90% 以上的一氧化碳与血红蛋白结合形成碳氧血红蛋白（HbCO），其余 7% 的一氧化碳和肌红蛋白结合形成碳氧肌红蛋白，少量细胞色素结合一氧化碳。有研究证明，一氧化碳在生物体内并不蓄积，哺乳动物连续 1 个月吸入 200 ppm 的一氧化碳，停止吸入后 24 小时就可完全排出，一氧化碳以原形经肺排出的比例占 98.5%，约 1% 在体内被氧化成二氧化碳[1]。

一氧化碳的吸收与排出的速率由空气中一氧化碳的分压和血液中碳氧血红蛋白的饱和度（即所有血红蛋白中被一氧化碳结合的比例）决定。而接触时间和肺通气量也是非常重要的因素，肺通气量与劳动强度密切相关；在接触一氧化碳的浓度和时间相同的情况下，静息状态下碳氧血红蛋白的形成量要比活动者少许多，走与坐的比例约为 2 : 1，活动与静止的比例约为 3 : 1。

五、毒作用机制

一氧化碳的毒性机制比较复杂，其中非常重要的机制之一就是导致机体缺氧。血红蛋白和一氧化碳的结合力比血红蛋白与氧的结合力大 $200\sim300$ 倍，因此，一氧化碳进入血液循环后，会立即与血红蛋白结合而形成碳氧血红蛋白，从而产生竞争性抑制作用，阻止氧与血红蛋白结合形成氧合血红蛋白（Oxyhemoglobin，HbO_2）[2]。另一方面，一氧化碳与血红蛋白结合后不易解离，其解离速度只有氧合血红蛋白的 1/3600，这样就使碳氧血红蛋白的解离时间大大延长，使一氧化碳的毒作用进一步加剧。

一氧化碳中毒后出现症状的轻重和一氧化碳的浓度具有显著的剂量 - 反应关系。吸入的一氧化碳浓度越高，结合成的碳氧血红蛋白的比例也越高，到达饱和状态的时间越短。例如，吸入一氧化碳的浓度为 0.01% 时，8 h 之后，碳氧血红蛋白的饱和度只有 10%，观察不到明显的中毒症状；但当吸入一氧化碳的浓度达到 0.5% 时，短短 20 min 左右，碳氧血红蛋白的饱和度就升高到 70%。患者会出现脉搏微弱，呼吸变缓，最后死亡。这种一氧化碳急性中毒常发生于工业事故和冬季家庭取暖事故中。

含铁蛋白质肌红蛋白、细胞色素 P450、氧化氢酶、过氧物酶、细胞色素 a 和一氧化氮合酶等在血液外也可以与一氧化碳发生可逆性结合，导致细胞缺氧[3]。机体内的组织器官中，由于中枢神经系统需氧量最大，所以对缺氧最为敏感，故急性一氧化碳中毒脑组织缺氧后出现细胞膜钠泵及钙泵的能量衰竭，聚积的细胞内钠离子、超载的钙离子，过量释放兴奋性氨基酸、氧自由基，最终导致血脑屏障功能障碍和组织损伤，引发脑水肿、颅内压增高、脑内微循环障碍和大脑功能衰竭。一氧化碳中毒导致的脑组织缺氧，可以使脑组织中一氧化氮的含量增加，并进一步导致脑血管调节功能障碍，脑血流量减少，又加重缺氧损伤[4]。继发的脑内微循环障碍，又可引起脑组织苍白球内侧部位出现缺血性软化，大脑皮层下白质出现大面积的脱髓鞘病变。

脑红蛋白是神经系统特异的携氧珠蛋白，被视为内源性神经保护因子，在神经系统缺氧损伤中发挥重要的保护作用。神经元特异性烯醇化酶特异性地存在于神经元和神经内分泌细胞中，S-100β 蛋白主要分布于神经膜细胞和胶质细胞中，是一种敏感度非常高的判断脑损伤的生物标志物。笔者参与的研究结果显示，实验大鼠急性一氧化碳中毒模型中前皮质和小脑脑红蛋白的表达增加，可能与代偿性增加有关，而海马组织中脑红蛋白的表达减少，可能是消耗大而导致枯竭[5]。而神经元特异性烯醇化酶和 S-100β 在脑组织和血清中表达都增加[6]。说明脑红蛋白的降低可能是一氧化碳中毒性脑病的发病机制之一，神经元特异性烯醇化酶和 S-100β 可以作为急性一氧化碳中毒发生脑损伤的标志。

一氧化碳中毒可引起机体多个脏器发生病变，中枢神经系统是一氧化碳中毒的主要靶器官。而一氧化碳中毒引起的常见严重并发症——迟发性脑病，发病率较高，国内为 $10\%\sim30\%$，国外为 $13\%\sim50\%$[7]。一氧化碳中毒造成的缺氧可阻碍细胞能量代谢，减少 ATP 的生成，钙离子加速内流，细胞内钙粒子增多，线粒体的呼吸功能受到抑制，生成神经递质减少和生物转化效率降低，引起细胞凋亡。脑组织结构中，皮质、海马和下丘脑内的神经元细胞对缺氧比较敏感，即使缺血缺氧十分短暂，缺血部位中心位置的细胞在短时间内也会出现坏死，而周围的细胞，如海马 CA1 区的锥形细胞，要在一定的潜伏期后才出现细胞变性坏死，这种延迟性细胞损伤的出现可能与凋亡的启动密切相关。有研究在缺血周边区域检测 Bcl-2 凋亡蛋白的表达情况时，发现其异常增高，这说明迟发性脑病很可能是在延迟性细胞变性基础上发生的[8]。1999 年，Claud 等在动物实验中，应用静式吸入一氧化碳染毒的方式引起所有大鼠晕厥，复制迟发型中毒脑病模型，检查大鼠中毒后脑组织病理在时间上的变化，结果表明细胞凋亡和神经元坏死同时存在，都引发了脑细胞死亡的结局。可是与脑细胞坏死有关的一些原因，如缺氧、能量耗竭、兴奋性毒性和活性氧的产生，均可以通过不同的发病机制引起神经元细胞的死亡。同时有研究者在成功建立大鼠急性一氧化碳中毒模型后，应用分子生物学和组织形态学等方法检测细胞凋亡情况时发现，模型建立 3 天后大鼠海马组织中凋亡细胞数量明显增加，第 7 天达最高；Caspase 3 蛋白在染毒后 1 小时表达量开始升高，第 3 天达到顶峰，7 天后回复到正常水平；海马内 Bcl-2 蛋白和 Bax 蛋白表达变化趋势和 Caspase 3 蛋白基本一致。这些结果说明，大鼠出现一氧化碳中毒后有关凋亡的蛋白表达发生了变化，证明一氧化碳中毒后可以引起神经元细胞的凋亡。2004 年，PhenR.Thom 研究团队发现，单一的缺氧应激的机制无法完全解释一氧化碳中毒导致的迟发性脑病发病的原因，一种髓鞘相关碱性蛋白加合物诱发的免疫级联反应可能也是迟发性脑病发病的原因之一。围绕这个问题，国内外很多学者进行了多年的研究，目前仍然没有一个确切的解释。

对于长期暴露于低浓度的一氧化碳能否引起机体发生慢性中毒，目前有两种不同的观点：一种观点认为，一氧化碳暴露后在血液中存在的碳氧血红蛋白虽然解离速度慢，但只要停止接触，一氧化碳的毒作用即可逐渐消除，因而不存在一氧化碳的慢性毒性作用；另一种观点认为，暴露低浓度的一氧化碳能引发机体的慢性中毒[9]。目前，多数动物体内实验和人群流行病学调查结果都显示，长期低剂量的一氧化碳暴露对机体是有害的，主要表现在：①对心血管系统的影响。艾尔斯等的研究结果表明，当碳氧血红蛋白在血液中的饱和度达到 8%，静脉血氧张力下降，从而造成心肌可吸收的氧量降低，导致心肌细胞内氧化酶功能障碍。阿斯特鲁普等还证实，一氧化碳能引起类脂质在大血管中的沉积量增多。当碳氧血红蛋白在血液中占 15% 时，能增加大血管内膜对血液中胆固醇的吸收，并导致胆固醇在血管内膜堆积，加重原有的动脉粥样硬化症状，影响心肌功能，引起异常心电图。②对神经系统的影响。大脑是人体组织内耗氧量最大的器官，也是对缺氧损伤反应最敏锐的器官。动物实验表明，脑组织对一氧化碳的吸收能力明显高于心、肺、肝、肾等器官。一氧化碳吸收入血后，脑组织内皮层和苍白球受到的影响最大。缺氧还会引发细胞内呼吸功能障碍，细胞软化和坏死，临床表现为视野缩小、听力丧失等；症状较轻者也会出现神经衰弱症候群，表现为头痛、头晕、记忆力降低等，合并心前区紧束感和针刺样疼痛。③低氧血症。红细胞、血红蛋白等出现代偿性增长，其表现与缺氧导致的病理变化类似。④对后代的影响。吸烟是低剂量长期暴露于一氧化碳的过程，对比吸烟和非吸烟孕妇的研究发现，吸烟孕妇所生的胎儿，出生时体重小和智力发育迟缓的概率大大增加。

六、临床表现

（一）急性中毒

在急性职业中毒中，一氧化碳中毒是我国发病率和死亡率最多的中毒事件之一。一氧化碳也是许多国家意外生活性中毒事故中致死人数最多的毒物。急性一氧化碳中毒的症状轻重与暴露一氧化碳的浓度和时间相关。我国工作场所空气中一氧化碳的最高容许浓度为 30 mg/m^3。有研究显示，环境中一氧化碳浓度为 240 mg/m^3 时，人体吸入 3 h，碳氧血红蛋白饱和度超过 10%；一氧化碳浓度为 292.5 mg/m^3 时，人会出现严重的头痛、眩晕，碳氧血红蛋白比例可增加至 25%；一氧化碳浓度为 1170 mg/m^3 时，吸入时间超过 1 h 可导致昏迷，碳氧血红蛋白高达 60%。一氧化碳浓度为 11 700 mg/m^3 时，几分钟内可致死亡，碳氧血红蛋白比例高达 90%[10]。

少量接触一氧化碳时，主要表现为急性脑缺氧的症状与体征，如头痛、头晕、心悸、恶心等症状，当脱离一氧化碳环境吸入新鲜空气后，这些症状可立即消失。

一氧化碳轻度中毒患者表现为剧烈头痛、头晕、心率快、眼花、四肢无力、恶心、呕吐、烦躁、步态不稳、轻度或中度意识障碍，但无昏迷。脱离中毒环境吸入新鲜氧气或空气几小时后，这些症状就会完全恢复。

中度中毒患者除上述症状外，还会出现面色潮红，多汗、脉快，意识障碍表现为浅至中度昏迷。及时搬离中毒环境并经抢救后可逐渐恢复，一般不会出现明显的并发症或后遗症。

当发生一氧化碳重度中毒时，患者意识出现严重障碍，陷入深度昏迷或植物状态。检查时可发现瞳孔缩小，对光反射迟钝或正常，肌张力增高，牙关紧闭，或有阵发性去大脑强直，提睾反射消失，腱反射迟钝或存在，可出现大小便失禁等。脑水肿继续加重时，患者可陷入持续深度昏迷状态，去大脑强直连续发作，瞳孔对光反应及角膜反射迟钝，体温可达 $39 \sim 40℃$，血压下降，面色苍白或发绀，四肢发凉，可见潮式呼吸。

重度一氧化碳中毒患者经过抢救后，在从昏迷到苏醒的恢复过程中，会出现躁动、意识混浊、定向力或远、近记忆力丧失。一些患者即使恢复神志，也可出现皮层功能缺失，如失用、失认、失写、失语、失明或一过性失聪等症状；还可伴有以智力障碍为主的精神行为症状。另外，也有文献报道会出现轻度偏瘫、帕金森综合征、舞蹈症、手足徐动症或癫痫等症状。经过及时和有效的抢救，大部分重度中毒者可恢复健康，少数患者一直表现为植物状态，预后不良。

除了以上脑缺氧的症状外，重度中毒患者其他脏器也可出现缺氧性改变或并发症。部分患者心电图检查时会出现心律不齐，表现为严重的心肌损害或休克；出现肺水肿并发症的患者肺部听诊可听见湿啰音，表现为呼吸困难。约 1/5 的中毒患者出现肝大，2 周后会恢复正常。偶尔患者会出现横纹肌溶解及筋膜间隙综合征，或出现肌红蛋白尿而继发急性肾衰竭。部分患者会发生皮肤自主神经营养障碍，症状为四肢或躯干部皮肤出现水疱或烫伤样的皮肤病变、丹毒样皮肤红肿，经对症治疗很快痊愈。可出现耳聋、耳鸣和眼球震荡等听觉前庭损害症状。

（二）一氧化碳中毒后迟发脑病（delayed encephalopathy after carbon monoxide poisoning）

一些急性一氧化碳性中毒患者，意识恢复正常，在 2 ~ 30 天的假愈期后，又出现神经精神症状，称为急性一氧化碳中毒迟发脑病。由于呈现"双相"的临床过程，所以又被称为急性一氧化碳中毒神经系统后发症。主要的临床表现有以下几种。

1. 精神症状　突然丧失定向力、表情淡漠、反应迟钝、记忆障碍、大小便失禁、生活不能自理；也可发生幻视、错觉、语无伦次、行为失常等急性痴呆木僵型精神病样症状。

2. 脑局灶损害

（1）锥体外系神经损害：多为帕金森综合征表现，患者出现四肢铅管状或齿轮样肌张力增高，动作缓慢，步行时双上肢失去伴随运动或出现书写过小症与静止性震颤，少数患者可出现舞蹈症。

（2）锥体神经损害：患者发生一侧或双侧的轻度偏瘫，上肢屈曲强直，腱反射亢进，踝阵挛阳性，可引出一侧或双侧病理反射，也可能伴随运动性失语或假性延髓性麻痹。

（3）其他损害：皮质性失明、癫痫发作、顶叶综合征等临床症状亦有报道。

3. 低浓度一氧化碳对人体的影响　对于长期接触低浓度的一氧化碳是否可以引起机体的慢性中毒，至今尚有争议。近年越来越多的数据显示，长期接触低浓度一氧化碳可能对人体健康造成以下两方面的影响。

（1）神经系统：神经系统常见的症状为头晕、头痛、耳鸣、乏力、睡眠障碍、记忆力减退等大脑衰弱综合征的表现，神经行为学测试可出现改变，但脱离一氧化碳暴露后很快恢复。上述症状严重者，大多有多次轻度急性一氧化碳中毒史。

（2）心血管系统：心电图检查可发现心律失常、ST 段下降、QT 间期延长或右束支传导阻滞等情况。当职业作业工人碳氧血红蛋白饱和度达 5% 以上时，可以观察到血清乳酸脱氢酶（LDH）、羟丁酸脱氢酶（HBD）、肌酸磷酸激酶（CPK）活力升高，这些酶活力的升高可能和心肌损害相关。此外，流行病学调查发现，约 20% ~ 25% 的吸烟者血液中碳氧血红蛋白饱和度高于 8% ~ 10%，这些人发生心肌梗死后的死亡率比不吸烟者要高。对冠状动脉硬化患者的调查研究发现，如果接触一氧化碳使碳氧血红蛋白水平由 0.6% 提高至 2% 或 3.9%，则心肌梗死和心绞痛的出现时间将提前，因为其对运动的耐受力明显减低。根据这些流行病学调查资料，结合整体动物实验研究结果，提示在低浓度一氧化碳的长期作用下，心血管系统有可能受到有害影响。

七、治疗

（一）应急处置

1. 迅速脱离作业场所至空气新鲜处，保持呼吸道畅通。如发生呼吸困难，及时吸氧。呼吸、心搏停止时，立即进行人工呼吸和心肺复苏，并及时就医。

2. 呼吸系统防护　作业场所空气中一氧化碳浓度超标时，应佩戴过滤式自吸防毒面具（半面罩）。紧急事故撤离或抢救时，应佩戴空气呼吸器或一氧化碳过滤式自救器。

3. 眼的防护　通常不需要特殊防护。接触高浓度一氧化碳时可佩戴安全防护眼镜。

4. 身体防护　穿防静电工作服。

5. 手的防护　一般戴作业防护手套即可。

6. 其他防护　工作场所禁烟；实行就业前和定期健康体检；避免高浓度一氧化碳吸入；进入罐、限制性空间或其他一氧化碳高浓度区作业，必须有他人在旁监护。

7. 泄漏应急处理　遇泄漏事故发生时，泄漏污染区附近人员应迅速撤离至泄露区上风处，并采取措施立即隔离泄漏点 150 米半径范围，严格限制无关人员出入，并立即切断火源。应急处理人员应佩戴自给正压式呼吸器，穿防静电工作服后进入泄漏发生地点，先尽可能快地切断泄漏源，然后合理通风，加速一氧化碳的扩散。如条件允许，可喷雾状水以加快一氧化碳的稀释和溶解，并以围堤或挖坑等方式容纳产生的大量废水。如有条件，可使用排风机将漏出气体排放至空旷区域。也可以通过排放管道送至焚烧炉中或凹地处焚烧。漏气容器要妥善修理，检验合格后方可使用。

（二）处理原则

1. 现场处理　迅速将一氧化碳中毒患者搬到空气新鲜处吸氧，对呼吸或心搏停止者立即进行心肺复苏。

2. 高压氧疗法　对于治疗中毒的各种症状、预防及治疗迟发脑病都具有很好的效果。

3. 脑水肿的治疗方案　应限制水的摄入量，密切观察血压和呼吸等生命体征。应尽早使用脱水剂、利尿剂或肾上腺糖皮质激素等。

4. 脑细胞复能剂　尽早给予脑神经生长素、脑活素、二磷胆碱及能量合剂等，预防迟发性脑病的发生。

5. 改善微循环及溶栓剂　金钠多、克塞灵、尿激酶、蝮蛇抗栓酶等都可以有效改善微循环及预防血栓的形成。

6. 对症治疗　一氧化碳中毒引起的并发症或其他器官功能紊乱症状可根据实际情况给予对症治疗，并在治疗过程中注意感染、酸碱平衡失调和电解质紊乱等情况的发生。

（三）医护措施

1. 改善组织缺氧，保护重要器官

（1）一氧化碳中毒发生后立即将患者搬至通风良好、空气新鲜处，解开患者衣扣，清理呼吸道分泌物，使呼吸道通畅。根据症状轻重可行人工呼吸、气管插管或气管切开处理。

（2）吸氧：为了加快碳氧血红蛋白的解离速度，可给予吸氧治疗，若条件允许，可移入高压氧舱进行治疗，疗效更好。

（3）保护心脑等重要器官：可用 30 mg 细胞色素 C 静脉滴注（使用前需做皮肤试验），或将三磷腺苷 20 mg、辅酶 I（辅酶 A）50 U、胰岛素 4 U 加入 25% 葡萄糖溶液 250 ml 中静脉滴注。

（4）有脑血管痉挛、震颤性麻痹患者，可行阿托品静脉注射。

2. 防治脑水肿　应用 20% 甘露醇与高渗葡萄糖液等高渗脱水剂交替静脉滴注，或联合使用利尿剂和地塞米松。脑水肿多出现在中毒后 2～4 h。

3. 纠正呼吸障碍　可应用洛贝林、二甲弗林等呼吸兴奋剂。重症缺氧导致深度昏迷 24 h 以上者可行气管切开。停止呼吸者立即进行人工呼吸，情况严重者进行气管插管，加压给氧，使用人工呼吸机。

4. 纠正低血压　发现休克征象者立即抗休克治疗。

5. 对症处理　惊厥者应用苯巴比妥、硫酸镁注射液、地西泮镇静。震颤性麻痹服用苯海索。瘫痪者肌内注射氢溴酸加兰他敏 2.5～5 mg，口服维生素 B 族和地巴唑，配合按摩疗法等。

6. 预防感染　对长期昏迷者给予抗生素治疗。

7. 其他治疗　如高压氧疗法、放血疗法等。

八、预防与控制

（一）法规措施

在我国近年来职业病防治的力度越来越大，相关政府部门颁布了一系列防治一氧化碳中毒的法律、法规及标准。如《工业场所有害因素职业接触限值》（GBZ 2.1-2007）和《职业接触一氧化碳的生物限值标准》（WS/T 144-1999）。在这些文件中不仅明确规定了一氧化碳的检测标准和接触限值，而且指出了监测和检验方法。《中华人民共和国职业病防治法》中还规定了职业性急性一氧化碳中毒的诊断标准。

（二）管理措施

有一氧化碳暴露问题的工厂企业应设置专职的安全人员，保证有关规章制度的严格执行。同时对接触一氧化碳的工作场所（如煤气、炼钢、炼焦车间）应加强自然风的流动和人工通风。对使用一氧化碳的锅炉、一氧化碳输送管道和管道阀门等器械要经常检查维护，防止泄漏事故发生。对车间内空气中一氧化碳浓度的测定要制度化，如条件允许应在规定位置安放一氧化碳自动报警器。矿井放炮作业后，应在规定的时间后再进入工作。在一氧化碳浓度较高的作业场所进行检修等操作时，要佩戴供氧式呼吸器或防护口罩等有效的个人防护装备；并要求最少有二人共同操作，以便意外发生时能及时互救。新工人在进入工作岗位前应进行就业前健康体检，中枢和周围神经器质性疾病患者和心血管疾病患者不能从事一氧化碳作业。

家庭生活中注意煤炭要充分燃烧，保证空气的流通，炉灶和燃气使用后要及时关闭，尤其是冬季在密闭的住宅空间中使用天然气或煤气灶时更要注意安全。

九、典型案例

位于某市偏僻村庄山区的一小煤窑，井口高度仅 1.5 米，宽度约为 2 米，有一长约 135 米的单眼斜井，通风效果不良。由于不符合安全条件，存在很多安全隐患，1999 年在市煤炭局和相关部门进行个体小煤窑安全检查中被责令停业，并依法查封。但仅 3 个月之后，煤窑负责人在未经相关部门同意下，擅自开封并派 1 名工人下井进行抽水作业，工人进入井下 20 多分钟后依然没有回返，问话无人应答。又派另 1 名工人下井察看，在 130 米深的工作点发现先下井的工人昏迷在抽水泵旁，自己亦感觉头痛、头晕、头胀、恶心、腿软等，立即爬上井呼唤另外 5 名工人，在没佩戴防毒面具及呼吸器的情况下进入井下救人，这几名工人未到作业地点就昏倒在井内，待救援人员赶到事发地点时已是 8 小时后，井内的工人全部因一氧化碳中毒而死亡[11]。

（闫立成）

第二节　硫化氢中毒

一、理化性质

硫化氢（hydrogen sulfide，H_2S）是一种无色的有毒气体，具有强烈腐败臭鸡蛋样的刺激性气味，相对密度为 1.19，比空气重，CAS 号为 7783-06-4。硫化氢易燃，与空气或氧气以适当的比例（4.3% ~ 45.5%）混合后遇火易发生爆炸。硫化氢极易溶于水，因此易积聚在低洼积水处，溶于水或在潮湿的环境下形成氢硫酸，对有机质和金属化合物具有很高的反应活性和腐蚀性。硫化氢也溶于乙醇、汽油、煤油和原油等石油溶剂。由于硫化氢可溶于水及油中，有时可随水或油流至远离发生源处而引起意外中毒事故。

二、职业接触和国家卫生标准

（一）职业接触

硫化氢是自然界硫循环的主要物质之一，一般为某些化学反应（如硫化反应、水解反应等）和动、植物蛋白质被细菌分解的产物。地壳中凡存在硫及其化合物的地方都可能存在硫化氢气体。因此，硫化氢常伴生在石油、天然气、煤、金属、天然矿泉水等物质的开采、运输和贮存等作业场所，尤其是井下低洼积水、通风不良的地方。此外，火山喷气也常伴有硫化氢气体。接触硫化氢较多的矿山行业主要有煤矿采选业和有色金属采选业，尤以前者突出。

1. 煤矿硫化氢气体的成因　硫化氢是煤炭开采中常见的有毒、有害气体之一。一般情况下，煤矿瓦斯中硫化氢气体含量很低。但随着煤矿开采深度的增加和开采难度的加大，煤层地质条件愈趋复杂，不少煤矿瓦斯中硫化氢气体含量异常，井下硫化氢突发事件不断出现，严重影响矿井安全生产和职工的身心健康，同时也制约着煤炭资源的开发。

研究表明，煤炭中的硫化氢形成可分为三种类型[12-15]，即生物化学成因（包括生物降解和微生物硫酸盐还原）、热化学成因（包括热化学分解和硫酸盐热化学还原）和岩浆成因。生物化学成因指在微生物的作用下，含硫有机质腐败分解而产生硫化氢，这种方式出现在煤化作用早期（泥炭 - 褐煤阶段）。因煤化作用早期的煤层或泥炭中含有大量的水分，占据了相当多的煤岩孔隙，此时生成的原生生物气体硫化氢和二氧化碳在煤层中的吸附量很少，不容易聚集，大部分溶解在地层水中，在后来的压实和煤化作用下从煤层中逸散。因此，一般认为早期生成的原始生物成因气体不能被大量地保留在煤层内。热化学成因指当煤系中的硫酸盐和气态烃接触时，可能发生氧化还原反应，硫酸盐被还原，气态烃被氧化，产生硫化氢气体，这种方式形成的硫化氢浓度一般小于 1%，而且在煤系抬升过程中或在地下水作用下大多被逸散，但后期在岩浆热力作用下新形成的硫化氢气体赋存到煤层中，容易造成硫化氢气体异常。若煤系中存在大量硫酸盐岩，在热化学作用下往往造成硫化氢气体异常。岩浆成因是由于地球内部硫元素的含量远高于地壳，岩浆活动使地壳深部的岩石熔融并产生含硫化氢的挥发成分。煤系中的硫化氢含量极不稳定，主要取决于侵入煤系的岩浆成分、气体运移条件等。但在特定的运移和储存条件下也可能造成矿井瓦斯中硫化氢气体异常。

2. 煤矿生产过程中硫化氢气体的来源　井下硫化氢气体超标，主要原因是煤质含硫及硫化物浓度太高，通风条件差。硫化氢多滞留于煤矿坑道、底部。煤矿生产过程中的硫化氢气体常见于以下几种情况。

（1）煤炭地质勘探过程中钻探打孔时，硫化氢气体可从煤及岩层内逸出。

（2）煤炭地下开采，在爆破采煤、机械采煤、采煤运输、采煤装载、采煤支柱、井下通风等工作场所可能存在硫化氢气体。

（3）煤炭露天开采，硫化氢常来源于煤的低温焦化。

（4）煤矿井下旧巷和老空区积水或矿井发生透水事故进行排水时，随着水位下降，积存在被淹井巷中的硫化氢气体可能会大量涌出。

（5）煤矿井下残采，由于煤层厚度变化和赋存情况极不稳定、残采面通风困难，且残采阶段矿井大多被采空区所覆盖，井下积水较多，常出现较高浓度的硫化氢气体。

因此，煤矿生产过程中有可能接触硫化氢的作业有爆破采煤、机械采煤、采煤装载、采煤支护、井下通风等。

此外，硫化氢也是非煤矿山开采中常见的有毒、有害气体之一，如石膏矿[16]、钛铁矿、铅锌矿[17]、镍矿等含硫矿石的开采。

（二）国家卫生标准

工作场所空气中硫化氢的最高容许浓度（MAC）为 10 mg/m³（GBZ 2.1-2019）。

三、检测方法

硫化氢气体的检测可采用实验室分析和现场检测。前者是在作业场所采集空气，然后送实验室进行分析，这种方法的测定结果较准确，但费时，操作较复杂；现场硫化氢气体的测量和监测可用硫化氢监测仪和快速化学分析方法，这两种方法能满足现场快速检测的需要，目前应用较多。

（一）硝酸银比色法

工作场所空气中硫化氢测定可采用国家职业卫生标准方法——硝酸银比色法（GBZ/T 160.33-2004）。空气中的硫化氢用装有 10.0 ml 吸收液的棕色多孔玻板吸收管采集，与硝酸银反应生成黄褐色硫化银胶体溶液，比色定量。现场采样方法和技术要求按照《工作场所空气中有害物质监测的采样规范》（GBZ 159-2004）进行。

（二）固定式硫化氢监测报警仪

现场需要 24 h 连续监测硫化氢浓度时，应采用固定式硫化氢监测报警仪，其低位报警点应设置在 10 mg/m³，高位报警点应设置在 50 mg/m³。

（三）便携式硫化氢监测报警仪

便携式硫化氢监测报警仪体积小，可随身携带，灵敏度较高，可连续监测作业环境中硫化氢气体浓度，适于现场对硫化氢快速检测的需要。

（四）快速化学分析方法

常用的快速化学分析方法有醋酸铅检测管法和醋酸铅指示纸法。醋酸铅检测管法的原理是：当空气通过检测管时，空气中的硫化氢与吸附在硅胶上的醋酸铅迅速反应，生成褐色的硫化铅，根据颜色的变化来定量硫化氢的含量。醋酸铅指示纸法的原理与检测管法相同，含有醋酸铅的指示纸与硫化氢作用产生褐色的硫化铅沉积在指示纸上，将指示纸的颜色与标准比色板相比较，确定硫化氢的浓度。这两种方法经济便宜，操作方便，对定量和定性分析效果均较好，但是它们的选择性和准确度有限，测量的精度低于实验室分析方法和监测报警仪。

四、危害

（一）硫化氢的爆炸性

硫化氢与空气混合能形成爆炸性混合物，空气中硫化氢浓度为 4.3% ~ 45.5% 时有爆炸危险，遇明火、高热能引起燃烧爆炸，产生有毒的氮氧化物烟雾。

（二）硫化氢对设备材料的腐蚀性

硫化氢气体是一种强酸性气体，溶于水形成弱酸，对铁等金属材料具有很强的腐蚀性，可造成井下金属管柱、地面管道和仪表的破坏等，因此应对生产设备定期更换和检修。

（三）硫化氢对人体的危害

硫化氢属剧毒气体，是一种窒息性和刺激性气体，具有强烈的神经毒性。经呼吸道吸入后可导致硫化氢中毒，主要引起细胞内窒息，出现以中枢神经系统为主的多脏器损害。硫化氢具有局部刺激作用，可损害眼和上呼吸道黏膜，甚至皮肤。人接触浓度为 30 ~ 40 mg/m³ 的硫化氢，即可引起局部刺激和中枢神经系统等全身症状；浓度 300 ~ 450 mg/m³ 接触 1 h 可出现强烈的眼和上呼吸道刺激症状以及明显的神经系统抑制；浓度 700 mg/m³，接触 15 ~ 60 min，可引起结膜炎和角膜溃疡及支气管炎，甚至中毒性肺炎和肺水肿，可危及生命；浓度 1000 mg/m³，接触数分钟可引起急性中毒，出现呼吸麻痹；浓度 1400 mg/m³，接触后立即抑制呼吸中枢，发生呼吸和心搏骤停，以致"电击型"死亡。

人对硫化氢的嗅觉阈个体差异很大，据报道嗅觉感知的浓度在 0.0007 ~ 0.2 mg/m³ 范围内波动，远低于引起人体危害的浓度，因而低浓度的硫化氢可被敏感地发觉。当浓度超过 0.2 mg/m³ 后，其臭鸡蛋气味强度与浓度的升高成正比，人接触浓度为 1.4 mg/m³ 的含硫化氢空气即可闻到臭鸡蛋样气味。但当浓度超过 30 ~ 40 mg/m³ 时，臭味反而减弱，浓度达 70 ~ 150 mg/m³ 时吸入 2 ~ 15 min，因嗅觉疲劳或嗅神经麻痹而不能察觉硫化氢的存在。因此，不能仅凭能否闻及臭鸡蛋味判定硫化氢的存在。

不同浓度硫化氢对人体的影响见表 3-1。

表 3-1   不同浓度硫化氢对人体的影响

空气中的浓度 mg/m³（ppm）	暴露时间	暴露于硫化氢的人体反应
1400（1000）	立即	昏迷并因呼吸麻痹而死亡，除非立即进行人工呼吸急救
1000（700）	数分钟	很快引起急性中毒，出现明显的全身症状。开始呼吸加快，随后呼吸麻痹，如不及时救治可死亡
700（500）	15～60 min	可引起生命危险——发生肺水肿、支气管炎及肺炎，接触时间更长者，可引起头痛、头晕、步态不稳、恶心、呕吐、鼻咽喉发干及疼痛、咳嗽、排尿困难等，昏迷。如不及时救治可出现死亡
300～450（200～300）	1 h	可引起严重反应——眼和呼吸道黏膜强烈刺激症状，并引起神经系统抑制，6～8 min 即出现急性眼刺激症状。长期接触可引起肺水肿
70～150（50～100）	1～2 h	出现眼和呼吸道黏膜刺激症状。吸入 2～15 min 即发生嗅觉疲劳。长期接触可引起亚急性或慢性结膜炎
30～40（20～30）	—	虽臭味强烈，仍能耐受。这可能是引起局部刺激及全身性症状的阈浓度。一部分人出现眼部刺激症状，轻微的结膜炎
4～7（2.8～5）	—	中等强度难闻臭味
0.18（0.13）	—	微量的可闻到的臭味

注：引自中华人民共和国国家职业卫生标准——《硫化氢职业危害防护导则》（GBZ/T 259-2014）

五、代谢吸收

硫化氢主要经呼吸道进入体内，也可经消化道吸收，经皮肤吸收的可能性极小。入血后可与血红蛋白结合为硫血红蛋白，随血液循环主要分布在脑、肝、肾、胰腺和小肠中。硫化氢在体内易被氧化为硫酸盐和硫代硫酸盐，后者经肾随尿液排出体外而解毒，因此一般无蓄积毒性。一部分以游离的硫化氢形式经肺排出。

六、毒作用机制

硫化氢引起机体损害的发病机制分述如下[18]。

（一）细胞内缺氧窒息

若吸入高浓度的硫化氢，体内过多的硫化氢不能及时被氧化解毒，能与细胞内线粒体中的氧化型细胞色素氧化酶结合，使其失去传递电子的能力，直接阻碍细胞对氧的摄取、利用，导致有氧呼吸中断，引起细胞内窒息，组织缺氧，这是硫化氢中毒引起中枢神经系统、心肌组织和肺组织损害的原发机制。脑是机体耗氧量最大的组织，对缺氧十分敏感，最易受损，脑组织严重的缺血性损害导致脑水肿。由于脑组织处于容积固定的颅腔内，其体积略增高就可引起严重的颅内压增高，患者常出现头痛、呕吐、头晕和意识障碍等症状。严重缺氧时肺血管收缩强度不一，肺血流分布不均匀，加上缺氧可使肺血管壁通透性增加，导致肺水肿。心肌细胞对缺氧也较敏感，可发生弥漫性中毒性心肌炎。

（二）呼吸麻痹

高浓度硫化氢（1000 mg/m³ 以上）可致嗅神经、呼吸道黏膜末梢神经以及颈动脉窦和主动脉弓的化学感受器受损，引起反射性呼吸抑制，且可直接作用于延髓的呼吸及血管运动中枢，使呼吸抑制、麻痹，出现昏迷，以致"电击样"死亡，即像遭受电击一样突然中毒死亡。

（三）影响细胞的生物氧化过程

硫化氢可与体内的二硫键结合而抑制三磷腺苷酶、过氧化氢酶、谷胱甘肽等的活性，干扰细胞内的生物氧化还原过程和能量供应，加重细胞窒息和组织缺氧，尤以神经系统敏感。

（四）黏膜刺激和腐蚀作用

硫化氢遇到眼和呼吸道黏膜表面的水分子后迅速溶解，形成氢硫酸，或与黏膜表面的钠离子反应生成碱性的硫化钠，对眼和呼吸道黏膜产生刺激和腐蚀作用，引起不同程度的化学性炎症反应，可致眼结膜炎、呼吸道炎症，甚至化学性肺炎和化学性肺水肿，皮肤充血、糜烂、湿疹。

（五）心肌损害

硫化氢对心肌的损害，尤其是迟发性损害的机制尚不清楚，可能是中毒引起心肌线粒体损伤，使细胞色素氧化酶失去作用，心肌细胞内氧化过程发生障碍，心肌缺血，造成弥漫性中毒性心肌病。急性中毒出现心肌梗死样表现，可能是由于硫化氢的直接作用，使冠状血管痉挛、心肌缺血、水肿、炎性浸润及心肌细胞内氧化障碍所致。

七、临床表现

硫化氢可引起机体刺激反应、急性中毒和慢性损害。

（一）刺激反应

接触硫化氢后出现眼刺痛、畏光、流泪、流涕、结膜充血、咽部灼热感、咳嗽等眼和上呼吸道黏膜刺激症状，以及头痛、头晕、乏力、恶心等神经系统症状。脱离接触后短时间内即可恢复。

（二）急性中毒

急性硫化氢中毒一般发病迅速，出现以脑和（或）呼吸系统损害为主的临床表现，也可伴有心脏等器官功能障碍。中毒者的临床表现随暴露浓度的不同而有明显的差异。低浓度暴露时，眼和上呼吸道黏膜的刺激和腐蚀作用表现较明显；高浓度暴露时中枢神经系统症状和严重窒息症状最为突出，严重者可发生"电击样"死亡，而眼和上呼吸道黏膜的刺激和腐蚀作用的表现常被掩盖而不突出。

1. 中枢神经系统损害　吸入低浓度硫化氢后可出现头痛、头晕、乏力、恶心、呕吐等症状。吸入高浓度硫化氢后，除出现上述症状外，还表现为动作失调、烦躁不安、谵妄、抽搐、大小便失禁、惊厥、意识障碍，可迅速进入深昏迷或呈植物状态，甚至在数秒钟内猝死。

2. 眼部刺激　吸入低浓度硫化氢后出现眼灼热、刺痛、流泪、畏光、视物模糊或视力障碍、视物时有彩晕。检查可见眼结膜充血、水肿，角膜浅表糜烂或角膜点状上皮脱落。

3. 呼吸系统损害　吸入低浓度硫化氢后常表现为流涕、咽痒、咽痛、咽干、咳嗽、声音嘶哑等上呼吸道黏膜刺激症状。轻度中毒者可出现气短、胸闷，中度和重度中毒者出现胸闷憋气、呼吸困难、发绀、烦躁、咳嗽剧烈、咳大量粉红色泡沫样痰，甚至可自口鼻大量涌出等肺水肿的表现，常伴发烧、心跳加速及意识障碍。严重者可发生喉头痉挛，常因呼吸中枢麻痹而致死。肺部可闻及干、湿性啰音或肺实变体征，严重者两肺布满湿性啰音。轻度中毒者 X 线胸片显示肺纹理增强，表现为急性气管 - 支气管炎、支气管周围炎。随着病情的发展，两肺纹理模糊，肺野透亮度降低，两中、下肺叶有点、片状增高阴影，显示急性间质性肺水肿或支气管肺炎表现；病情再发展可出现肺泡性肺水肿，两肺可见散在的大小不等的云絮状阴影，边缘不清，有时可融合成大片状阴影，或呈蝶状。

4. "电击样"中毒　吸入极高浓度的硫化氢，可在数秒内突然昏迷、抽搐、呼吸和心跳迅速停止，也可立即或在数分钟内昏迷，因呼吸骤停而死亡。多数死亡前无先兆症状，少数可先出现呼吸深而快。死亡可在无警觉的情况下发生，当察觉到硫化氢气味时嗅觉可立即丧失，少数病例在昏迷前瞬间可闻到令人作呕的甜味。

5. 心肌损害　在硫化氢中毒病程中，部分患者表现为心悸、气急、胸闷或心绞痛等症状。心肌酶谱检查可有不同程度异常。心电图出现 ST 段下移和 T 波低平或倒置、束支传导阻滞、室性早搏、房室传导阻滞等，个别表现为心肌梗死。

需特别注意的是，绝大多数患者的肺水肿和心肌损害发生在中毒后 24 h 内，但少数患者可在恢复好转期，甚至一周后才出现肺水肿和心肌损害，即"迟发性"损害。因此对急性中毒者要进行较长时间的心、肺功能随访和检查，以便及早发现，积极救治。

（三）慢性中毒

长期接触低浓度硫化氢可引起头痛、头晕、记忆力减退、乏力等神经衰弱综合征及多汗、手掌潮湿等自主神经功能紊乱，也可损害周围神经系统。脱离接触硫化氢后，神经方面的损害仍可持续存在。慢性中毒也可引起眼和呼吸道慢性炎症，如慢性结膜炎、角膜炎、鼻炎、咽炎、气管炎和嗅觉减退，甚至角膜糜烂或点状角膜炎，甚至发生视力障碍。

（四）中毒预后

轻度、中度硫化氢中毒治疗后可很快恢复，一般不留后遗症。部分严重中毒患者经治疗后，可留有一些后遗症，如头痛、头晕、疲倦、嗜睡、记忆力减退、紧张、焦虑、抑郁、视觉和听力减退、四肢麻痹和运动失调等，头部 CT 显示轻度脑萎缩。

八、诊断

（一）职业性急性硫化氢中毒的诊断原则

职业性急性硫化氢中毒是我国的法定职业病，诊断依据为我国《职业性急性硫化氢中毒诊断标准》（GBZ 31-2002）。根据短期内吸入较大量硫化氢气体的职业接触史，出现中枢神经系统和呼吸系统损害为主的临床表现，参考现场劳动卫生学调查，综合分析，并排除其他类似表现的疾病，方可诊断。

1. 职业接触史　诊断职业性急性硫化氢中毒必须有短期内吸入较大量硫化氢的职业接触史。患者的呼出气及衣物等散发难闻的臭蛋样气味可作为接触指标，患者在发病前闻到臭鸡蛋样气味可作为参考。

2. 临床表现　具有急性硫化氢中毒的临床表现，出现不同程度的以中枢神经系统和呼吸系统损害为主的临床表现。

3. 劳动卫生学调查　对作业或事故现场进行劳动卫生学调查，结合职业接触史和临床表现进行综合分析。

4. 鉴别诊断　注意和其他病因所引起的类似疾病相鉴别，如一氧化碳、氰和氰类化合物、二氧化碳等窒息性气体导致的急性中毒及脑血管意外和心肌梗死等疾病。

（二）接触反应

接触硫化氢后出现眼刺痛、畏光、流泪、结膜充血、咽部灼热感、咳嗽等眼和上呼吸道刺激表现，或有头痛、头晕、乏力、恶心等神经系统症状，脱离接触后在短时间内消失者。

（三）诊断分级标准

根据《职业性急性硫化氢中毒诊断标准》（GBZ 31-2002），急性硫化氢中毒可分为轻度、中度、重度中毒三种类型。

1. 轻度中毒　具有下列情况之一者。

（1）明显的头痛、头晕、乏力等症状，并出现轻度至中度意识障碍。

（2）急性气管 - 支气管炎或支气管周围炎。

2. 中度中毒　具有下列情况之一者。

（1）意识障碍表现为浅至中度昏迷。

（2）急性支气管肺炎。

3. 重度中毒　具有下列情况之一者。

（1）意识障碍程度达深昏迷或呈植物状态。

（2）肺水肿。

（3）猝死。

（4）多脏器衰竭。

九、治疗

（一）现场急救与治疗措施

1. 现场抢救　致死性硫化氢中毒多在现场发生，根据资料分析，约 5% 的患者到达医院时即已死亡，如中毒患者在现场得到及时抢救治疗，尤其现场进行心肺复苏急救，一般可获救。因此，现场采取正确的急救措施对硫化氢中毒的恢复最为关键[19]。需特别注意的是，救护人员应首先做好自身应急防护，如有条件应立即佩戴输氧或送风式防毒面具，无条件者也应该佩戴简易型防毒口罩后，方可进入高浓度硫化氢区域进行急救，千万不能盲目到现场救助。

（1）迅速脱离中毒现场：迅速使患者脱离中毒现场，移至空气新鲜处，并立即脱去被污染的衣服，气温低时注意保暖，保持安静、卧床休息。有条件者吸氧，密切观察患者的呼吸和意识状态。

（2）保持呼吸道通畅：及时清除口腔内异物，保持呼吸道通畅；对于通气不良、阻塞或呼吸衰竭危重患者、不能自主呼吸者必要时进行气管切开术，然后给予机械通气辅助呼吸；使用呼吸兴奋剂[20]。

（3）尽早吸氧：供氧是改善急性硫化氢中毒患者机体缺氧的必要措施，可根据中毒程度及当时、当地的救治条件选用不同的供氧方式。目前常用的给氧方式主要是鼻导管法，其次是面罩给氧。一般情况下可及时使用氧气袋、氧气瓶或氧立得等，对中、重度中毒者，特别是昏迷者，应尽早给予高压氧疗，以纠正脑及重要器官缺氧。

（4）进行心肺复苏术：对呼吸、心搏骤停者，应就地立即进行人工呼吸和胸外心脏按压等心肺复苏术，吸氧，注射强心剂和兴奋剂，待呼吸、心搏恢复后，有条件者尽快高压氧疗。救助者应尽量采用人工呼吸器，避免采用口对口人工呼吸以防止救助者发生中毒（万不得已时进行口对口人工呼吸应隔数层湿纱布）。

（5）眼部处理：眼部污染者应立即用清水，最好是生理盐水彻底冲洗至少 15 min。如眼部刺激症状严重，先滴 1% 丁卡因滴眼液止痛，再用大量生理盐水或 2% 苏打水反复冲洗，并应用抗生素眼液滴眼，同时口服复合维生素 B、维生素 C 等，促进角膜上皮修复，减轻炎症反应。

2. 治疗措施

（1）高压氧疗法：高压氧可有效改善机体缺氧状态，改善脑水肿，并可使细胞色素氧化酶恢复活性。昏迷者宜立即送高压氧舱治疗。高压氧压力为 2 ~ 2.5 个大气压，间断吸氧 2 ~ 3 次，每次吸氧 30 ~ 40 min，两次吸氧中间休息 10 min；10 ~ 20 次为 1 个疗程，一般治疗 1 ~ 2 个疗程。

（2）积极防治肺水肿和脑水肿：防治各种并发症是抢救成功的关键。宜早期、足量、短程应用糖皮质激素以预防肺水肿及脑水肿，可用地塞米松 10～30 mg 加入葡萄糖中液静脉滴注，每日 1～2 次。对肺水肿及脑水肿进行治疗时，地塞米松剂量可增大至 40～80 mg，加入葡萄糖液静脉滴注，每日 1 次。应控制液体入量，还可给予高渗脱水剂、利尿剂等。

（3）对症及支持疗法：目前，采用特效解毒剂治疗的疗效尚未得到肯定，因此多采用对症及支持疗法。抗生素预防感染，维持水、电解质平衡，给予营养支持药物，预防休克，保护脑、心、肺、肝、肾等重要脏器，防止多器官功能衰竭。可使用谷胱甘肽、半胱氨酸或胱氨酸、细胞色素 C、维生素 C、三磷腺苷、辅酶 A 等药物，增强细胞氧化能力，加速机体解毒排毒。对频繁抽搐、躁动不安者使用安定或冬眠疗法[21]。

（4）特效解毒剂治疗：4- 二甲基氨基苯酚（4-DMAP）是目前被推荐使用的硫化氢中毒的特效解毒药，能使意识丧失和呼吸衰竭患者迅速恢复呼吸和意识，挽救患者生命。4-DMAP 能使血红蛋白转化为高铁血红蛋白，夺取被毒物结合的细胞色素氧化酶巯基，恢复酶活性，解除细胞缺氧。可在中毒现场立即给予中、重度中毒患者肌肉注射 4-DMAP（3.25 mg/kg），使用 1 次即可，以防产生高铁血红蛋白血症，加重患者缺氧。但由于硫化氢在体内转化迅速，且高铁血红蛋白本身可加重缺氧，高铁血红蛋白形成剂的疗效存疑，因此一定要慎重使用 4-DMAP，密切关注病情变化。

（二）劳动能力鉴定

轻度中毒者治愈后可恢复原工作；中度中毒者治疗恢复后，根据病情酌情给予休息，一般可恢复原工作；重度中毒者治愈后调离有毒有害作业，对有神经系统损害等后遗症者，应安排休息和治疗。需要进行劳动能力鉴定者按《劳动能力鉴定职工工伤与职业病致残等级》（GB/T 16180-2014）处理。

十、预防与控制

（一）降低硫化氢浓度的技术措施

1. 加强通风　良好的通风措施是降低井下有害气体浓度的主要措施之一，确保井下空气中硫化氢浓度不超过最高允许浓度 0.00066%（体积百分比）。应强化局部通风管理，提高工作面有效风量，尤其排除井下积水时，一定要强制通风，防止硫化氢积聚。

2. 利用化学方法除去硫化氢　硫化氢易溶于水生成氢硫酸，根据酸碱中和的化学原理，通过向煤层中注入碱性吸收液的方式中和煤层瓦斯中的硫化氢气体，达到防治硫化氢的目的。在炮采或机采时，将碱性吸收液加入喷雾水中，喷洒碱水，或改用水力采煤，或落煤后以液态吸收剂中和硫化氢，均可有效治理井下硫化氢浓度异常。

3. 改变采煤方法　将单一走向长壁采煤法改为倾斜短壁采煤法，从而形成全负压通风系统，使乏风（又称风排瓦斯）可直接进入采空区。对有条件的矿井改炮采为水力采煤，炮采或机采时增加喷水量，使硫化氢气体溶于水，降低其空气中的浓度。

（二）加强安全管理

加强安全管理，制定并严格遵守安全操作规程和各项安全生产制度，杜绝意外事故发生。

（三）加强生产环境硫化氢浓度的监测

矿山企业必须严格执行硫化氢气体检查制度，对硫化氢气体进行定期监测。安装井下硫化氢监测监控系统，并保证正常工作，加强监控系统的维护和保养，对监控装置进行经常性检查、校对，以确保监控系统灵敏可靠。检查员用便携式硫化氢检测报警仪每班不少于两次对井下各施工地点的硫化氢气体进行检测。发现气体浓度达到 6.6 ppm 及以上时，要立即停止工作，撤出人员。可能接触硫化氢气体的作业工人应配备便携式硫化氢检测报警仪，进行毒物浓度检测；在硫化氢易积聚的区域，应安装硫化氢监测报警器。进入可疑作业场所前，应用硫化氢检气管监测硫化氢浓度，或使浸有 2% 醋酸铅的湿试纸暴露于作业场所 30 s，如试纸变为棕色至黑色时，严禁入场作业。

井下探放老空水时，当钻孔接近老空水，预计可能有有害气体涌出时，必须监测硫化氢气体的浓度，如超过最高允许浓度，必须立即停止钻进，切断电源，撤出人员。

排除井下积水以及恢复被淹井巷前，必须监测硫化氢浓度。排水过程中，有被水封住的硫化氢气体突然涌出的可能，必须制定安全措施。

（四）加强安全卫生信息沟通

井下通风不良的地区或不通风的旧巷内，往往积聚大量的有害气体。因此，对井下的停止作业地点和危险区应挂警告牌或封闭。若要进入这些旧巷时必须先进行检查，当确认对人体无害时才能进入。当停工区内硫化氢浓度超过最高允许浓度且不能立即处理时，必须在 24 h 内封闭完毕。

（五）预防和控制急性硫化氢中毒的措施

1. 紧急脱险措施 如遇到臭鸡蛋气味的硫化氢应立即组织人员撤离，撤离时可用湿毛巾等捂住嘴鼻。因为地势低处危险性比高处大，下风向的硫化氢浓度比上风向高，因此，应采取沿高处行走、向上风处撤离等措施。对反应剧烈或骤然昏倒者应立即进行现场救治，并及时送至医院。

2. 个人防护 作业人员应佩戴防毒口罩、安全护目镜、防毒面具和空气呼吸器，带硫化氢报警设施。现场救援者要注意保护自己的人身安全。救援者更要注意戴好个人防护用品，做好个人防护，并严格按照中毒抢救应急预案进行救援，切忌无防护入场救护。

3. 开展职业卫生和安全教育 开展职业卫生和安全教育培训，普及自我保护知识和自救、互救技能，这是防止硫化氢职业中毒最有效、最简便的方法之一。通过培训务必使暴露者与救援者掌握下列知识：①熟知何处、何时有可能暴露于硫化氢；②不能只凭是否闻及臭鸡蛋味来判定工作场所有无硫化氢污染；③硫化氢的健康危害；④现场急救措施和自我防护措施。

4. 职业健康监护 对接触毒物的人员应进行上岗前、在岗期间和离岗时职业健康体检，并建立健康档案。凡查出明显的呼吸系统疾病（如慢性阻塞性肺水肿、支气管哮喘等）、神经精神疾病（如神经衰弱综合征者及精神病患者）、心血管疾病（如先天性心脏病、慢性心肌疾病、慢性心脏瓣膜疾病等）、肝疾病（如各种慢性肝炎）、肾疾病（如慢性肾小球肾炎等），应禁止或脱离接触硫化氢的作业。

（蒋守芳）

第三节 二氧化硫中毒

二氧化硫（sulfur dioxide，SO_2）是最常见的硫氧化物，为无色气体，有强烈刺激性气味。大气主要污染物之一。火山爆发时会喷出该气体，在许多工业过程中也会产生二氧化硫。由于煤和石油通常都含有硫化合物，因此燃烧时会生成二氧化硫。当二氧化硫溶于水中，会形成硫酸（酸雨的主要成分）。若把二氧化硫进一步氧化，通常在催化剂如二氧化氮的存在下，便会生成硫酸。这就是担心使用这些燃料作为能源的原因之一。

一、理化性质

二氧化硫又名亚硫酸酐，为有强烈辛辣刺激气味的无色有毒气体。分子量为 64.06，熔点 72.4℃，沸点 –10℃，液态时的比重为 1.434；气体较空气约重 2.2 倍，在 20℃时、3 个大气压下能液化，溶于水，更易溶于醇、氯仿和醚，空气中含有 6 mg/m³ 的浓度时一般可嗅到其气味。二氧化硫在潮湿时，对金属有腐蚀作用。

二、职业接触和国家卫生标准

二氧化硫是大气主要污染物之一。火山爆发时会喷出该气体，在许多工业过程中也会产生二氧化硫。由于煤和石油通常都含有硫化合物，因此燃烧时会生成二氧化硫。生产中接触二氧化硫的作业有：燃烧含硫燃料，熔炼硫化矿石，烧制硫黄，制造硫酸和亚硫酸，硫化橡胶，制冷、漂白、消毒、熏蒸杀虫、镁冶炼、石油精炼、某些有机合成等作业。铅、锡、锑、铜等重金属冶炼主要以硫化物矿为主要原料，因此在冶炼过程中排放的废气主要为二氧化硫烟气。矿山作业场所二氧化硫的主要来源有以下三个方面：①从煤（岩）层中逸出和矿井水中泄出；②含硫煤（岩）层的氧化、自燃及矿尘爆炸；③采掘工作面的爆破作业，特别是含硫较高的炸药。

我国工作场所有害因素职业接触限值（GBZ 2.1-2019）中规定，工作场所二氧化硫时间加权平均容许浓度（PC-TWA）不得超过 5 mg/m³，短时间接触容许浓度不得超过 10 mg/m³。

三、检测方法

目前我国对工作场所空气中二氧化硫的检测均按 GBZ/T 160.33-2004 中的方法进行现场监测。具体步骤如下。

（一）试剂

1. 实验用水　蒸馏水。

2. 磷酸　$\rho_{25} = 1.68$ g/ml。

3. 氢氧化钠溶液　40 g/L。

4. 吸收液　称取 1.82 g 环己二胺四乙酸，溶于 10 ml 氢氧化钠溶液，用水稀释至 100 ml，置于冰箱内保存。取 20 ml 此液和 5.3 ml 甲醛、2.04 g 邻苯二甲酸氢钾，用水稀释至 100 ml，置于冰箱内保存。临用前，再用水稀释 100 倍。

5. 磷酸溶液　量取 82 ml 磷酸用水稀释至 200 ml。

6. 氨基磺酸溶液　3 g/L。

7. 盐酸恩波副品红（副玫瑰苯胺）溶液　精确称取 0.2 g 恩波副品红盐酸盐，溶于 100 ml 盐酸（1 mol/L）中。吸取 20 ml 此液于 250 ml 容量瓶中。加入 200 ml 磷酸溶液，用水稀释至刻度。放置 24 h 后使用。可稳定 4 个月。

8. 标准溶液　称取 0.15 g 偏亚硫酸钠（$Na_2S_2O_5$）或 0.2 g 亚硫酸钠，溶于 250 ml 吸收液中。标定其准确浓度后，为标准贮备液。再用吸收液稀释成 4.0 μg/ml 二氧化硫标准溶液，置于冰箱内可稳定 1 个月。或用国家认可的标准溶液配制。

（二）样品的采集、运输和保存

1. 现场采样按照 GBZ 159-2004 执行。

2．在采样点，用 1 只装有 10.0 ml 吸收液的多孔玻板吸收管，以 0.5 L/min 流量采集 15 min 空气样品。

采样后，置清洁的容器内运输和保存。样品在室温下可稳定 15 天。

（三）分析步骤

1．对照试验　将装有 10.0 ml 吸收液的多孔玻板吸收管带至采样点，除不连接空气采样器采集空气样品外，其余操作同样品，作为样品的空白对照。

2．样品处理　用吸收管中的吸收液洗涤进气管内壁 3 次。取 4.0 ml 加入到具塞比色管中，加入 6 ml 吸收液，混匀，供测定。若样品液中待测物的浓度超过测定范围，可用吸收液稀释后测定，计算时乘以稀释倍数。

3．标准曲线的绘制　在 7 只具塞比色管中，分别加入 0.00 ml、1.50 ml、2.00 ml、2.50 ml、4.00 ml 二氧化硫标准溶液，各加吸收液至 10.0 ml，配成 0.00 ml、0.60 ml、0.80 ml、1.00 ml、1.60 µg/ml 二氧化硫标准系列。向各标准管加入 1.0 ml 氨基磺酸溶液，摇匀，放置 10 min。加 1.0 ml 氢氧化钠溶液。迅速将此溶液倒入装有 3 ml 盐酸恩波副品红溶液的具塞比色管中，塞好塞子，混匀。在（20±2）℃水浴中反应 15 min，取出。于 575 nm 波长下，以水作参比测量吸光度，每个浓度重复测定 3 次，以测得的吸光度均值对相应的二氧化硫浓度（µg/ml）绘制标准曲线。

4．样品测定　用测定标准管的操作条件测定样品溶液和空白对照溶液，测得的样品吸光度值减去空白对照的吸光度值后，由标准曲线得二氧化硫的浓度（µg/ml）。

（四）计算

按公式（1）将采样体积换算成标准采样体积。

$$V_0 = V_t \times \frac{293}{273 + t} \times \frac{P}{101.3} \quad \cdots\cdots (1)$$

式中：V_0——标准采样体积，L

　　　V_t——在温度为 t℃，大气压为 P 时的采样体积，L

　　　t——采样点的温度，℃

　　　P——采样点的大气压，kPa

按公式（2）计算空气中二氧化硫的浓度。

$$C = \frac{10c}{V_0} \quad \cdots\cdots (2)$$

式中：C——空气中二氧化硫的浓度，mg/m^3

　　　c——测得样品溶液中二氧化硫的浓度，µg/ml

　　　10——样品溶液的总体积，ml

　　　V_0——标准采样体积，L

时间加权平均容许浓度按 GBZ 159-2004 规定计算。

（五）说明

1．本法的检出限为 0.45 µg/ml，最低检出浓度为 0.6 mg/m^3（以采集 7.5 L 空气样品计）。测定范围为 0.45 ~ 1.6 µg/ml；平均相对标准偏差小于 5.0%。

2．本法的平均采样效率大于 99%。

3．显色剂加入方式对吸光度影响很大，一定要按本操作步骤进行。

4．氧化氮的干扰用氨基磺酸消除；15 μg 以下的 Mn^{2+}、Cr^{3+}、Cu^{2+} 不干扰测定；0.5 μg Cr^{6+} 即可引起褪色，故应避免用铬酸洗液洗涤玻璃仪器。

四、毒作用机制

二氧化硫具有酸性，可与空气中的其他物质反应，生成微小的亚硫酸盐和硫酸盐颗粒。吸入这些颗粒时，它们将聚集于肺部，这是出现呼吸系统症状和疾病以及过早死亡的一个原因。如果与水混合后再与皮肤接触，便有可能发生灼伤；与眼接触时，会造成红肿和疼痛。

二氧化硫进入呼吸道后，因其易溶于水，故大部分被阻滞于上呼吸道，在湿润的黏膜上生成具有腐蚀性的亚硫酸、硫酸和硫酸盐，刺激作用增强。上呼吸道的平滑肌因有末梢神经感受器，遇刺激就会产生窄缩反应，使气管和支气管的管腔缩小，气道阻力增加。上呼吸道对二氧化硫的这种阻留作用，在一定程度上可减轻二氧化硫对肺部的刺激。但进入血液的二氧化硫仍可通过血液循环抵达肺部而产生刺激作用。二氧化硫可被吸收进入血液，对全身产生毒副作用，它能破坏酶的活力，从而明显影响碳水化合物及蛋白质的代谢，对肝有一定的损害。动物试验证明，慢性二氧化硫中毒后，机体的免疫功能受到明显抑制。

二氧化硫浓度为 10 ～ 15 ppm 时，呼吸道纤毛运动和黏膜的分泌功能均受到抑制。浓度达 20 ppm 时，引起咳嗽并刺激双眼。若每天吸入浓度为 100 ppm 的二氧化硫 8 h，支气管和肺部出现明显的刺激症状，使肺组织受损。浓度达 400 ppm 时可产生呼吸困难。二氧化硫与飘尘被一起吸入时，飘尘气溶胶微粒可得二氧化硫带到肺部，使其毒性增加 3 ～ 4 倍。若飘尘表面吸附金属微粒，在其催化作用下，二氧化硫氧化为硫酸雾，其刺激作用比二氧化硫增强约 1 倍。长期生活在大气污染的环境中，由于二氧化硫和飘尘的联合作用，可促使肺泡纤维增生。如果增生范围波及广泛，形成纤维性病变，发展下去可使纤维断裂形成肺气肿。二氧化硫可以加强致癌物苯并（a）芘的致癌作用。根据动物试验，在二氧化硫和苯并（a）芘的联合作用下，动物肺癌的发病率高于单独苯并（a）芘作用的发病率，在短期内即可诱发肺部扁平细胞癌。

表 3.2　不同浓度二氧化硫对人体的影响

空气中二氧化硫的浓度（mg/L）	毒性反应
0.02 ～ 0.03	刺激喉头
0.05	刺激眼结膜、咳嗽
0.06	强烈刺激鼻部，打喷嚏，咳嗽
0.12	仅能忍受 3 min

五、临床表现

（一）急性毒性

目前认为二氧化硫的中毒症状主要是由于其在黏膜上生成的亚硫酸与硫酸的强烈刺激所致。既可引起支气管和肺血管的反射性收缩，也可引起分泌物增加及局部炎症反应，甚至腐蚀组织导致坏死。

1. 轻度中毒　主要表现为眼、鼻、上呼吸道黏膜的刺激症状，如眼灼痛、流泪、流涕、喷嚏、喉痒、咽弓、声音嘶哑、胸部紧迫感、胸闷、剧咳等。常伴头晕、失眠、无力、恶心、呕吐、消化不良等。有的患者对二氧化硫过敏，可致哮喘。可见眼、鼻、上呼吸道黏膜充血或水肿，两肺可闻干性啰音，若呼吸系统继发感染时，可有发热、咳脓性痰。患者经治疗，大多数在 1 日内症状可消失而痊愈。

2. 重度中毒　吸入高浓度的二氧化硫可于数小时内发生肺水肿，出现呼吸困难和发绀，咳粉红色泡沫样痰。有时候可引起严重的痉挛而窒息。由于高浓度的二氧化硫刺激，使肺泡内的上皮细胞脱落、破裂，可引起自发性气胸，导致纵隔气肿。严重者可昏迷、血压下降、休克、呼吸中枢麻痹。据报道，接触二氧化硫后，易引起支气管炎、呼吸道炎症等[22]。

（二）慢性毒性

二氧化硫引起的慢性中毒问题也不容忽视。有学者研究了 100 名长期暴露在二氧化硫环境下的工人的健康情况，其中 47 人工龄为 4～12 年，二氢化硫浓度为 0.026～0.182 mg/L；工人的主要症状为慢性轻度鼻咽炎，嗅觉、味觉的异常，易感冒，尿的酸度增加，劳动后气急，易疲倦；反射亢进或迟钝等。还有报告由于吸入二氧化硫引起气喘的病例。此外，牙齿也会受到不同程度的侵蚀。1950 年，有研究者观察某炼油厂长期接触二氧化硫气体的工人健康状况，工作环境中二氧化硫的浓度为 0.065～0.26 mg/L，工人的工龄为 1～19 年。该研究分析认为，长期接触上述浓度二氧化硫的工人，在体重、血压、肺活量及胸部 X 线检查等方面，未发现有特殊的影响。

六、治疗

（一）基本治疗

使患者脱离中毒现场，移至空气新鲜处，保暖、安静。若有发绀，缺氧现象，立即吸氧；保持呼吸道通畅，如有分泌物应立即吸出；喉头水肿痉挛、堵塞呼吸道时，应立即切开气管；呼吸道受刺激，给予 2%～5% 碳酸氢钠溶液雾化吸入，每日 2～3 次。宜尽早给予抗生素和激素以防止继发感染和肺水肿。

眼损伤时用大量生理盐水冲洗，使用醋酸可的松及抗生素眼药水。

（二）对症治疗

对二氧化硫过敏所致支气管哮喘患者，可吸入色甘酸钠，每次 20 mg，每日 3～4 次。激素口服或静脉滴注；氨茶碱 0.1 g，1 日 3 次口服；去氯羟嗪 50 mg，1 日 3 次口服；如有肺水肿，参阅中毒性肺水肿的治疗。如有休克，参阅中毒性休克的治疗。

眼部损害可用生理盐水或 2% 碳酸氢钠洗眼。滴入可的松眼目药水，涂抗生素眼膏。鼻塞时用 2% 麻黄碱或 1% 氢化可的松加肾上腺素滴鼻。口腔、咽喉每日用 4% 碳酸氢钠溶液漱口。咳嗽多痰者，可用镇咳祛痰药物。皮肤受损时，用大量清水冲洗后，再以 5% 碳酸氢钠溶液中和，或以中和液湿敷。

（三）就业禁忌证

慢性咽炎、支气管炎、哮喘病、肺气肿、支气管扩张、慢性萎缩性鼻炎等。

七、预防与控制

加强对从事与二氧化硫有关工作人员的培训和教育，强化自我保护意识。应做到建立有效的预防措施。防止工艺流程的跑、冒、滴、漏并杜绝意外事故，是预防工作的重点；附有密闭抽风的设备，自动控制的生产流程；符合防爆、防火、防漏气要求的贮运过程以及用化学吸收剂做好废气的回收和利用；在生产、运输和使用时应严格按照刺激性气体有害作业要求操作并做好个人防护，可将数层纱布用饱和碳酸氢钠溶液及 1% 甘油湿润后夹在纱布口罩中，工作前后用 2% 碳酸氢钠溶液漱口；生产和使用作业场所应加强通风排毒，定期进行环境监测，及时采取维修或改革措施，使空气中二氧化硫的浓度不超过国家规定 15 mg/m³ 的最高容许浓度；有明显呼吸系统及心血管系统疾病者，禁止从事与二氧化硫有关的工作。

八、典型案例

1999 年 8 月 14 日中午，江苏某化工厂正常生产氯磺酸（chlorosulfonic acid，CLSO₃）的过程中，由邻厂输送的氯化氢气体和反应罐中的三化硫（液体）进行化学反应。11 时 50 分，该厂配电所突然遭到雷击，造成跳闸，全厂突然停电。反应罐中化学反应突然中断，阀门无法关闭。此时反应罐中存在大量的二氧化硫和氯化氢混合气体，有一定压力，自动通过 50 米高的废气塔向空中排放，持续 2 ~ 3 分钟。逸出的气体团顺东北风向西南方向缓慢扩散，由于当天正值雷雨前夕，气压低，风速小，气体团约在距离塔 500 米外的厂门外落地，然后穿过马路呈扇形向约 1200 余米外的郊区某居民小区缓慢扩散。半小时后，该厂陆续接到该居民区居民大量投诉，均出现头痛、咽痛、流泪、咳嗽、胸闷、呼吸困难等呼吸道刺激症状，并先后去医院就诊。同时，周边环境受到酸性气体严重污染，该居民区内大量花草和部分农作物都不同程度地出现叶片发黄、枯萎[23]。

（王　茜）

第四节　氮氧化物中毒

氮氧化物（nitrogen oxides）是氮和氧化合物的总称，俗称硝烟（smoke of gunpowder），为矿山生产中常见的刺激性气体之一。氮氧化物包括多种化合物，主要有氧化亚氮（nitric oxide），也称笑气（N₂O）、一氧化氮（nitrogen monoxide，NO）、二氧化氮（nitrogen dioxide，NO₂）、三氧化二氮（nitrogen trioxide，N₂O₃）、四氧化二氮（nitrogen tetroxide，N₂O₄）及五氧化二氮（nitrogen pentoxide，N₂O₅）等。除了二氧化氮以外，其他氮氧化物均极不稳定，遇光、湿、热变成二氧化氮和一氧化氮，一氧化氮性质不稳定，易被氧化成二氧化氮。因此，在生产中接触并引起职业中毒的常是混合物，其中主要是一氧化氮和二氧化氮，以二氧化氮为主。硝烟的毒性作用取决于环境中二氧化氮和一氧化氮的存在浓度，二氧化氮生物活性大，毒性为一氧化氮的 4 ~ 5 倍，两者同时存在时有协同作用。氮氧化物都具有不同程度的毒性，煤矿生产中接触到的氮氧化物主要是二氧化氮和少量一氧化氮。

一、理化性质

（一）一氧化氮

一氧化氮为无色气体，无明显刺激性，分子量为 30.01，沸点 –151.8℃，熔点 –163.6℃，溶于乙醇、二硫化碳，微溶于硫酸，难溶于水。化学性质稳定，不可燃，但可增进其他物质燃烧。该物质是一种强氧化剂，与可燃性物质和还原性物质反应，与空气接触立即化合为红棕色的氧化亚氮，释放出氮氧化物。燃烧时生成氮氧化物。一氧化氮结合血红蛋白的能力比一氧化碳强，更容易造成人体缺氧；不聚合；应避免受热和接触潮湿空气。

（二）二氧化氮

二氧化氮为浅红棕色气体或黄色液体，有刺激性气味。分子量为 46.01，沸点为 21.2℃，熔点为 9.3℃，相对密度 1.45（液体）（水 = 1），蒸气压 20℃时 96 kPa。溶于碱、二硫化碳和氯仿，较难溶于水。化学性质较稳定，不可燃，但可增进其他物质燃烧。该物质是一种强氧化剂，与可燃物质和还原物质反应猛烈。二氧化氮是酸性氧化物，但不是单一酸的酸酐，有氧化性；可与水溶解反应，生成硝酸（HNO_3）或亚硝酸（HNO_2），有湿气存在时，侵蚀许多金属；不发生聚合；应避免受热和接触潮气。

（三）其他氮氧化物

1. 氧化亚氮　氧化亚氮又称笑气，或一氧化二氮，为无色气体，稍有甜味，在医学上作为吸入麻醉剂，目前已不使用。人吸入氧化亚氮和空气的混合物，当氧浓度很低时可致窒息。吸入氧化亚铁和氧气的混合物致深麻醉，苏醒后一般无后遗症，此时面部肌肉挛缩，看起来像是笑，所以又称笑气。吸入后多以原形排出，只有极少部分转为一氧化氮。

2. 五氧化二氮　五氧化二氮低温时可为蓝色固体或淡蓝色液体，极不稳定，分解为一氧化氮与二氧化氮，遇水生成亚硝酸，对肺组织的刺激性比二氧化氮强，毒性大于二氧化氮。

二、职业接触和国家卫生标准

氮氧化物主要职业接触机会包括制造硝酸、炸药、硝化纤维、苦味酸等硝基化合物，苯胺染料的重氮化过程；用硝酸浸洗金属或电镀，含氮物质（如亚硝酸盐、硝基纤维或胶片等）燃烧，硝基炸药等爆炸，有机物质接触浓硝酸时，火箭推进剂燃烧气体或汽车尾气，于通风不良处进行焊接作业等均可有大量氮氧化物生成。矿山作业场所氮氧化物主要来源有：

1. 露天煤矿坑下爆破采煤、井下岩巷爆破等作业使用的炸药多为硝铵炸药，主要成分为硝酸铵、三硝基甲苯等。放炮产生的烟气中含有大量的氮氧化物，放炮后过早进入放炮现场可引起炮烟中毒。

2. 地下矿井的意外事故。例如，发生火灾时可产生氮氧化物。

3. 采煤、掘进、运输等柴油机械设备工作时的尾气排放。

我国要求井下空气中氮氧化物浓度要控制在国家规定的最高容许浓度以下，矿井氧化氮（换算成 NO_2）最高容许浓度为 0.00025%（5 mg/m³）。

三、检测方法

矿井氮氧化物监测必须考虑采样策略（地点选择、时间选择、频率等）和采样技术（采样动力、样品收集），根据监测目的、井下氮氧化物分布特点及作业实际接触情况作相应调整。矿井空气中氮氧化物的浓度，应每月测定一次。井下氮氧化物成分的取样分析，应每半年进行一次。主要用以下几种方法。

（一）检测管法

采用《矿井空气中有害气体氮氧化物测定方法》（检测管法）（MT 272-1994）进行检测。

（二）仪器直读法

采用便携式煤矿矿山用气体分析仪、便携式高级煤矿环境气体安全分析仪、移动式煤矿环境气体安全遥测系统进行现场检测。检测 NO_2 范围为 $0 \sim 20$ ppm。

（三）气相色谱法

可到现场采样，用 SRI8610-0071-2 便携式气相色谱（美国 /4 通道）进行现场分析，8610 系列气象色谱仪一次进样能够分析氮氧化物等多种气体，也可待回到实验室后进行气相色谱分析。

四、毒作用机制

氮氧化物主要经由呼吸道侵入体内。一氧化氮进入呼吸道后，可逐渐溶于黏膜表面水中，直接进入血液，使一定数量血红蛋白转化为高铁血红蛋白，影响血红蛋白携氧功能，作用与一氧化碳相似。二氧化氮是引起呼吸系统损伤的主要氮氧化物，其水溶性较小，大部分可达呼吸道深部，逐渐溶入水中形成硝酸和亚硝酸，对局部组织产生刺激、腐蚀作用，并诱导炎性细胞在肺内聚集，产生大量自由基，引起肺内过氧化损伤；氮氧化物本身亦具有不配对电子，还可直接启动脂质过氧化反应，损伤肺和毛细血管，抑制肺泡表面活性物质；如吸收入血，可引起小血管扩张及不同程度的高铁血红蛋白血症。

氮氧化物中毒（nitrogen oxide poisoning）是指吸入氮氧化物气体引起的以呼吸系统急性损害为主的全身性病变现象。当矿山生产中氮氧化物以二氧化氮为主时，主要引起肺损害；以一氧化氮为主时，表现为高铁血红蛋白血症和中枢神经系统损害。

（一）一氧化氮

1. 刺激作用　一氧化氮主要经呼吸道吸入。一氧化氮本身不活泼，但在空气中和体内均容易被氧化成为二氧化氮，二氧化氮再与水反应生成硝酸、亚硝酸，经尿排出，表现出刺激作用，引起肺水肿。

2. 毒性反应　吸入低浓度一氧化氮几乎无毒性反应。吸入高浓度一氧化氮可产生毒性反应，致血红蛋白氧化生成高铁血红蛋白，使组织缺氧，引起呼吸困难和窒息，导致中枢神经损害。

3. 其他　体内的一氧化氮可直接到达肺泡和支气管，产生平滑肌舒张作用，一氧化氮是一种内皮源性舒张因子，可舒张血管和支气管。一氧化氮是细胞抵抗致病因子的第一道防线，可以破坏有害因子，但作用过强则可损害正常组织。

（二）二氧化氮

1. 对呼吸系统的损害

（1）肺组织的刺激作用：二氧化氮对人体的危害主要是对肺组织的刺激作用。二氧化氮较难溶于水，对上呼吸道和眼的刺激作用较小。正常呼吸时可吸收 80% 的二氧化氮，深呼吸可吸收 90%。大量吸入二氧化氮后，引起上呼吸道黏膜发炎、急性支气管炎，严重时咳嗽剧烈。在肺泡内逐渐与水作用形成硝酸与亚硝酸，对肺组织产生强烈的刺激作用，引起肺水肿、虚脱等。

（2）个别严重病例可导致肺部纤维化：二氧化氮急性中毒时与支气管哮喘的发病也有一定的关系。

2. 引起组织缺氧　二氧化氮以亚硝酸根离子形式通过肺进入血液，经血循环最后经尿排出。还可与体内氨基反应生成亚硝胺。亚硝酸根与血红蛋白生成高铁血红蛋白，引起组织缺氧。

3. 神经衰弱综合征　二氧化氮慢性毒作用主要表现为神经衰弱综合征，主要症状是头痛、食欲缺乏等。

4. 其他　二氧化氮还能刺激皮肤，并可引起牙齿酸蚀症等；对心、肝、肾以及造血组织等均有一定的影响。

五、临床表现

（一）急性中毒

中毒初期仅有轻微的眼和上呼吸道症状，脱离中毒现场后，症状可缓解或消失，因而常不被注意。经过 4～6 h 或更长的潜伏期后，出现肺水肿和高铁血红蛋白血症。急性氮氧化物中毒主要损害的靶器官为呼吸系统。根据临床表现分为：

1. 急性轻度中毒　一般在吸入氮氧化物几小时至 72 h 的潜伏期后，出现胸闷、咳嗽、咳痰等，伴有轻度头痛、头晕、无力、心悸、恶心、发热等症状；眼结膜及鼻咽部轻度充血，肺部有散在的干啰音。胸部 X 线片可见肺纹理增强，或肺纹理边缘模糊。血气分析：呼吸空气时，动脉血氧分压可低于预计值 1.33～2.66 kPa（10～20 mmHg）。

2. 急性中度中毒　有呼吸困难、胸部紧迫感，咳嗽加剧，咳痰或咯血丝痰，常伴头晕、头痛、无力、心悸、恶心等症状，并有轻度发绀。两肺有干啰音或散在湿啰音。血白细胞计数增高。胸部 X 线片可见肺野透亮度减低，肺纹理增多、紊乱、模糊呈网状阴影；有局部或散在的点片状阴影，或相互融合成斑片状阴影，边缘模糊。血气分析：在吸低浓度氧（小于 50%）时，才能维持动脉血氧分压大于 8 kPa（60 mmHg）。

3. 急性重度中毒　出现下列临床表现之一者为重度中毒。

（1）肺水肿：呼吸窘迫，咳嗽加剧，咳大量白色或粉红色泡沫痰，明显发绀。两肺可闻及干、湿啰音。胸部 X 线片可见两肺满布密度较低、边缘模糊的斑片状阴影或呈大小不等的云絮状阴影，有的相互融合成大片状阴影。可伴气胸、纵隔气肿等并发症。血气分析：在吸入高浓度氧（大于 50%）的情况下，动脉血氧分压小于 8 kPa（60 mmHg）。

（2）昏迷或窒息。

（3）急性呼吸窘迫综合征（ARDS）。

（4）迟发性闭塞性细支气管炎（obliterative bronchiolitis）：在吸入氮氧化物气体，无明显急性中毒症状或在肺水肿恢复阶段后 2 周左右，突然发生咳嗽、胸闷，进行性呼吸困难，明显发绀。两肺可闻及干、湿啰音或细湿啰音。胸部 X 线片可见两肺满布粟粒状阴影，大小不一，可融合成片。此种迟发现象为急性氮氧化物中毒较为特殊的临床表现，其他刺激性气体中毒出现此种病变的不多。

（二）慢性中毒

长期接触低浓度（超过最高容许浓度）的氮氧化物，可引起支气管炎和肺气肿，并且此部分人群呼吸系统感染发生率似较一般人稍高。

六、诊断

（一）诊断

1. 有吸入氮氧化物的职业史（或病史）。

2. 接触毒物后经过数小时至 72 h 的潜伏期后，发生以化学性支气管炎、肺炎和肺水肿等为特征的临床表现。

3．胸部 X 线片符合刺激性肺部炎症或肺水肿的表现特点。

4．血气分析结果提示动脉血氧分压降低。

对于急性中毒，我国已颁布《职业性急性氮氧化物中毒诊断标准》（GBZ 15-2002），其诊断原则是：根据明确的短期内接触氮氧化物职业史，急性呼吸系统损害的临床症状、体征，胸部 X 线表现，结合血气分析等其他检查，参考现场劳动卫生学调查资料，进行综合分析并排除其他病因所致类似疾病后，方可作出诊断。但应注意与其他刺激性急性中毒、呼吸道感染、细菌性或病毒性肺炎、心源性肺水肿等相鉴别；闭塞性细支气管炎则应注意与粟粒性肺结核、矽肺、含铁血黄素沉着症及其他原因引起的闭塞性细支气管炎相鉴别。

该标准将急性氮氧化物中毒病情分为四级。

（1）刺激反应：出现一过性胸闷、咳嗽等症状，肺部无阳性体征，胸部 X 线检查无异常表现。我国目前尚未将此期患者列入法定职业病范畴。

（2）轻度中毒：出现胸闷、咳嗽等症状，肺部有散在干啰音，胸部 X 线检查显示肺纹理增强，符合急性气管 - 支气管炎或支气管周围炎表现。

（3）中度中毒：前述情况加重，且出现呼吸困难、咳痰或咳血丝痰、轻度发绀，两肺可闻及干、湿性啰音；胸部 X 线检查显示肺野透亮度减低、肺纹理增多、紊乱、模糊呈网状，或有斑片状阴影；血气分析常呈轻度至中度低氧血症，符合间质性肺水肿或支气管肺炎表现。

（4）重度中毒：具有下列表现之一者：①明显呼吸困难，剧烈咳嗽，发绀，咳大量白色或粉红色泡沫痰，两肺满布湿性啰音；胸部 X 线检查显示两肺野有大小不等、边缘模糊的斑片状或云絮状阴影，可融合成片状；血气分析常呈重度低氧血症，符合肺泡性肺水肿表现；②急性呼吸窘迫综合征；③并发较重的气胸或纵隔气肿；④窒息。

对于慢性中毒，目前尚无慢性氮氧化物中毒的病例报告，国家亦无统一诊断标准。由于临床表现亦缺乏特异性，仅能对临床病症作出判断，尚无法确定具体疾病表现与毒物接触的直接关系。

（二）鉴别诊断

应注意氮氧化物所致迟发性阻塞性毛细支气管炎与粟粒型肺结核、矽肺、含铁血黄素沉着症等疾病相鉴别。

七、治疗

1．患者应迅速脱离中毒现场，保温、静卧休息。有呼吸困难者吸氧并给予必要的紧急处理。

2．对密切接触氮氧化物者需观察 24 ~ 72 h，注意病情变化，给予适当的对症治疗。

3．积极防治肺水肿　注意保持呼吸道通畅，可给予 1% 二甲硅油消泡气雾剂。必要时可行气管切开，正压给氧。给予肾上腺糖皮质激素（如地塞米松、氢化可的松等）及利尿剂，限制液体输入量和输液速度等。

4．如出现高铁血红蛋白血症，可给予亚甲蓝、维生素 C、葡萄糖液等治疗。

5．注意维持水、电解质及酸碱平衡；代谢性酸中毒时可给予三羟甲基氨基甲烷（THAM）；应用抗生素以控制感染。

6．对迟发性闭塞性毛细支气管炎，应尽早使用大剂量肾上腺糖皮质激素。

急性轻、中度氮氧化物中毒治愈后可恢复原工作；重度中毒患者视疾病恢复情况而定；患有肺内纤维化病变者可调离刺激性气体作业；慢性中毒以对症治疗为主，无特殊处理。

八、预防与控制

（一）管理措施

1. 首先要运用法律、经济、技术政策等手段控制氮氧化物的危害。可通过制定严厉的法律和法规来克服采矿产业小而散的现状。

2. 对企业业主进行《中华人民共和国职业病防制法》的培训，完善职业卫生管理制度，加强落实力度，贯彻职业病防制法。

3. 加强新工人上岗前的职业卫生和安全防护措施学习，定期对作业工人进行安全知识、职业卫生知识培训教育，增强工人的安全意识和自我防护意识。对劳动者进行岗前、岗中和离岗的健康检查。

4. 加强个人防护，如根据需要戴好送风式防毒面具等。

5. 加强安全知识培训教育，所有爆破人员和井下作业人员必须熟悉爆炸材料特性和《煤矿安全规程》的相应规定。

6. 严格遵守安全操作规程，定期检修设备。

7. 改善劳动环境，加强井下通风排毒措施，将井下空气中氮氧化物浓度控制在国家规定的最高容许浓度以下。矿井氧化氮（换算成 NO_2）最高容许浓度为 0.00025%（5 mg/m³）。

8. 建立较完善的应急救援措施和体系，事故发生后应迅速脱离中毒现场，使伤员及时得到现场救治，争取抢救时间。

9. 对层层转包的企业，应明确其责权问题，以防止职业病危害事故的发生，保护广大劳动者的健康。

（二）安全防护措施

1. 爆破作业必须编制爆破作业说明书，爆破工必须依照说明书进行作业。井上、井下接触爆破材料人员，必须穿棉布或抗静电衣服，严禁穿化纤衣服。

2. 煤矿进行爆破作业，必须采用取得煤矿矿用产品安全标志的用于溜煤（矸）眼的煤矿许用炸药，或不低于该安全等级的煤矿许用炸药。煤矿许用炸药是用于有甲烷矿井的一类炸药。煤矿常用的煤矿许用炸药有煤矿许用铵锑炸药、水胶炸药和乳化炸药。煤矿井下只能采用电能激发的电雷管。

3. 采掘工作面风量不足时严禁装药放炮。

4. 放炮必须严格执行"一炮三检"制（装药前、放炮前、放炮后检查甲烷）和"三人连锁放炮"制（放炮员、班组长、甲烷检查员连锁）。为尽量减少有毒烟气的形成，爆破作业应采取最大直径炮眼的炸药，已明显变质或损坏的炸药不得使用。每个炮眼必须填充足够的炮泥和水炮泥。严禁明火放炮和放糊炮。

5. 井巷揭穿突出煤层和在突出煤层中进行采掘作业时，必须采取震动爆破、远距离爆破、避难硐室、反向风门、压风自救系统等安全防护措施。

6. 井下爆破后必须进行充分有效的通风，排除炮烟，浇水清除矿石（渣）中残存的氮氧化物。待工作面的炮烟被吹散，爆破工、甲烷检查员和班组长必须首先巡视爆破地点。为防止中毒，爆破后只有在炮烟被吹散后，才可以进入工作，在火灾或爆炸烟气侵袭时，必须佩戴自救器。

九、典型案例

某职业病防治所曾收治两例急性氮氧化物中毒患者，两例患者呼吸道症状持续近 5 个月并伴有肺部影像学改变。现将两例患者发病后的临床特征及肺部影像学变化作为案例进行介绍[24]。

（一）中毒经过

两例患者均为男性，系某煤矿井下掘进工，既往身体健康。某日井下巷道用硝铵炸药放炮，因炮烟向外吹散很慢，考虑可能是风筒被崩脱节，约 10 min 后，两名工人戴防尘口罩先后进入巷道处理风筒，被炮眼内逸出的青黄色略有火药味的炮烟熏倒。患者自述当时出现眼痛、流泪、睁眼困难、呛咳、胸闷、无力等症状，随即意识丧失。炸药成分为硝酸铵（85±1.5）%，TNT（11±1.0）%，木粉（4±0.5）%，水分 ≤ 0.3%，尚无现场环境监测资料。

（二）临床资料

【患者1】 35 岁，首先进入巷道，进入后自觉眼痛、流泪、睁眼困难、呛咳、胸闷、无力，随后意识丧失，立即被送至当地医院诊治，诊断为"一氧化碳中毒"，给予甘露醇 250 ml、地塞米松 5 mg 静脉滴注。3 h 后意识恢复，感头痛、头晕、眼胀痛、咽部疼痛，干咳、胸闷、无力，无咳痰、咯血、发热等症状。查体：咽部充血，心肺（-）。继续静脉滴注甘露醇、能量合剂、胞磷胆碱、林可霉素、地塞米松（5 mg/d）等药物，口服吡拉西坦、维生素 E 胶丸，头痛、头晕、眼胀痛症状减轻，仍感胸闷、气喘、无力，干咳，胸片未查。发病 5 天后停用地塞米松，继续应用营养脑神经的药物。发病 9 天出现胸闷、气短、干咳加重伴呼吸困难。查体：急性病容，精神差，口唇发绀，呼吸急促，两肺听诊呼吸音减弱，无干、湿啰音；发病 9 天胸片示两肺纹理增粗、紊乱；治疗上加用地塞米松 5 mg。发病 10 天因胸闷、气短加重转至地市级医院，诊断为一氧化碳中毒后遗症，支气管炎。动脉血气分析 PaO_2 55 mmHg，$PaCO_2$ 31.4 mmHg，SaO_2 91%，胸片示两肺纹理增多。在上述药物治疗的基础上加用高压氧治疗，停用糖皮质激素。发病 18 天，仍感胸闷、气短，伴咳嗽，胸片示两肺纹理增粗、增多、紊乱，以左下肺为著。肺功能示轻度限制性通气功能障碍。发病 18 ~ 37 天，因患者反复发作荨麻疹，间断应用地塞米松每天 5 ~ 10 mg 进行抗过敏治疗后，自觉头痛、头晕、咳嗽明显减轻，仍有胸闷、气短，于发病 39 天入职业病防治所治疗。

入院后查体，患者一般情况可，左眼结膜充血，口唇轻度发绀，两肺呼吸音弱，无干湿啰音。胸片示两肺纹理增多、紊乱，局部呈网状性改变，以两下肺为著，诊断肺间质改变。胸部 CT 示两肺纹理增重紊乱，以下肺为著，无渗出及结节影。肺功能检查提示 50% 呼气流速（FEF_{50}）、75% 呼气流速（FEF_{75}）明显降低，小气道阻塞。给予阿奇霉素、川芎嗪进行抗感染及改善肺微循环治疗，定期复查胸片示两肺纹理增多、紊乱。发病 90 天胸片仍显示两肺纹理增多。发病 4 个多月，自觉胸闷、干咳加重，胸部 CT 示两肺支气管血管束增粗，以右上肺为著，肺上叶见片状高密度影，边缘模糊，诊断为支气管肺炎。在原治疗方案的基础上加用甲泼尼龙 40 mg，5 天后改为地塞米松 10 mg，以后每 3 天减 2.5 mg，减至 2.5 mg 时改为口服泼尼松 15 mg，并逐渐减量至停药。加用激素 2 周复查胸部 CT 未见异常，肺功能正常，后定期复查无异常。

【患者2】 38 岁，于患者 1 之后进入巷道，二人距离约 10 米，初起症状及治疗与患者 1 基本相同，发病初 2 天每天应用地塞米松 5 mg。发病 3 天感头痛、头晕、食欲差、胸闷、气短，胸片示两肺纹理稍增粗，肺门略增浓，左肺中下叶有片状密度增高影，膈面模糊欠清晰。继续给予抗感染、营养脑神经药物，未应用糖皮质激素。发病 11 ~ 16 天仍觉头痛、头晕、食欲差、胸闷、气短，咳嗽伴吸气时胸痛。发病 23 天感头痛、头晕减轻，胸闷、气短、胸痛症状持续存在。发病 44 天胸片示两肺纹理增粗、紊乱，两肺可见斑片网状密度增高影，边缘模糊，透光欠清，左肺中下野可见炎性区，肺门稍增浓。于发病 46 天后转入职业病防治所。入院后胸部 X 线片显示两肺纹理粗、紊乱，胸部 CT 示两肺野透光度增加，诊断为肺气肿，肺功能检查示通气功能基本正常，弥散功能正常。患者一直诉胸闷、气短、胸痛，发作性心慌。动态胸片显示两肺纹理增多；肺功能、心电图正常。发病 4 个多月后，感胸闷、胸痛、心慌加重，伴咳嗽、咳痰、痰中带血丝。胸片示两肺纹理增多、紊乱，左下肺野外带透光度增强，左心缘显示不清，其外侧见片状影，尖端指向肺门的三角致密影。胸部 CT 示左肺下舌段见三角形致密影，内可见含气 - 支气管征，诊断为弥散性肺气肿，左肺下舌段不张。纤维支气管镜检查可见双侧支气管黏膜充血，左上叶黏膜充血、水肿，左舌叶管腔轻度狭窄，有脓性分泌物，触之易出血，抗酸杆菌（－）。采取抗感染及激素冲击治疗，激素治疗 10 天后复查胸片，示两肺纹理仍多，左肺下舌段不张恢复，后定期复查无变化。

上述两例病例诊断为急性氮氧化物中度中毒。对氮氧化物中毒目前尚无特殊解毒药物。治疗重点是防治肺水肿和迟发性闭塞性毛细支气管炎，而早期、足量应用糖皮质激素是防止肺部病变发生的关键。氮氧化物中毒病情迁延时间的长短与早期使用激素治疗的量与时间有关。

（高福佳）

第五节　氰化氢中毒

氰化氢（hydrogen cyanide，HCN）为剧毒物质，是工业废气中最典型的"非常规"有毒有害污染物之一。氰化氢毒性是一氧化碳的 35 倍[25]，其中毒机制主要是氰基（—CN）在人体内容易与细胞线粒体内的氧化型细胞色素氧化酶中的 Fe^{3+} 结合，从而阻止 Fe^{3+} 的还原，使细胞组织不能利用氧而产生细胞内窒息性缺氧[26]。随着我国经济建设的日益发展，氰化物被广泛应用于各行各业中，在化学反应过程中，氰化物可产生氰化氢气体，特别是在酸性条件下以及温度较高时氰化。氰化氢中毒者起病急，病情凶险，若不及时抢救，短时间内可出现死亡[27]。因此，了解氰化氢的性质、危害和毒作用表现、治疗和预防方法等，对促进作业工人的健康非常重要。

一、理化性质

氰化氢是一个线性分子，碳和氮之间具有三键（图 3-1）。

HCN 常温下为无色气体或无色透明液体，有苦杏仁味，分子量 27.03，熔点 –13.2℃，沸点 25.7℃，相对密度 0.69（水 = 1），相对蒸气密度 0.93（空气 = 1），饱和蒸气压 53.32 kPa（9.8℃），燃烧热（kJ/mol）：无资料，临界温度 183.5℃，临界压力 4.95 MPa，辛醇 / 水分配系数的对数值 0.35，闪点 –17.8℃，引燃温度 538℃，爆炸上限 40.0%（V/V），爆炸下限 5.6%（V/V）。溶于水、醇、醚等，能与乙醇、乙醚、甘油、氨、苯、三氯甲烷和水等混溶。

HCN 水溶液称氢氰酸，呈弱酸性，与碱作用生成盐，其水溶液沸腾时，部分水解生成甲酸铵。

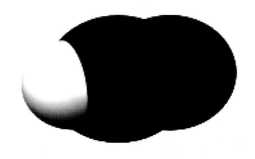

图 3-1　氰化氢 3D 模型

在碱性条件下，与醛、酮化合生成氰醇，与丙酮作用生成丙酮氰醇。气态氢氰酸一般不产生聚合，但有水分凝聚时，会有聚合反应出现，空气（氧）并不促进聚合反应。液态氢氰酸或其水溶液，在碱性、高温、长时间放置、受光和放射线照射、放电以及电解条件下，都会引起聚合。聚合开始后，产生的热量又会引起聚合的连锁反应，从而加速聚合反应的进行，同时放出大量热能，引起猛烈的爆炸，爆炸极限 5.6% ~ 40%（体积）。其蒸气燃烧呈蓝色火焰。空气中有氢氰酸存在时，用联苯胺 - 乙酸铜试纸测定呈蓝色反应，用甲基橙 - 氯化汞（Ⅱ）试纸测定由橙色变粉红色，用苦味酸—碳酸钠试纸测定由黄色变为茶色。剧毒。

氰化氢的制取：氰化氢的实验室制法是通过氰化物与酸反应制备，如：

$$H^+ + NaCN \longrightarrow HCN + Na^+$$

工业制取氰化氢最重要的方法是 Andrussow 氧化反应，它是通过甲烷、氨气以及氧气在约 1200℃ 经由铂催化得到氰化氢：

$$2CH_4 + 2NH_3 + 3O_2 \longrightarrow 2HCN + 6H_2O$$

其中反应所需能量由甲烷和氨气的部分氧化提供[28]。

或者由石墨与氨气加强热生成气体，冷凝后得液体氰化氢。

$$NH_3 + C \xrightarrow{\triangle} HCN + H_2$$

二、职业接触和国家卫生标准

（一）职业接触

氰化氢主要应用于电镀业（镀铜、镀金、镀银）、采矿业（提取金银）、船舱、仓库烟熏灭鼠，制造各种树脂单体（如丙烯酸树脂、甲基丙烯酸树脂）等行业，此外也可在制备氰化物的生产过程中接触到该物质。在工业生产中因操作、存储、运输不慎，或在生活中误服氰化物，都会引起氰化氢中毒。

（二）国家卫生标准

工作场所空气卫生标准：中国 MAC 1 mg/m³（皮）；美国 OSHA PEL-TWA 氢氰酸 11 mg/m³（皮），氰化氢 5 mg CN/m³（皮）；NIOSH REL-C 5 mg CN/m³（10 min 上限值）。

职业接触限值：中国 MAC（mg/m³）：0.3（皮）；前苏联 MAC（mg/m³）：0.3；TLVTN：OSHA 10 ppm，11 mg/m³；ACGIH 10 ppm，11 mg/m³（皮）（上限值）；TLVWN：未制定标准。

三、检测方法

目前我国对工作场所空气中氰化氢的检测均按 GB/T 16033-1995 车间空气中氰化氢及氢氰酸盐的异菸酸钠 - 巴比妥酸钠分光光度测定方法进行现场监测。

（一）主要仪器及试剂

1. 72 型分光光度计。

2. 10 ml 具塞比色管。

3. 氰化钾标准溶液　称取 0.2503 g 分析纯氰化钾溶于蒸馏水中并稀释至 1 L，制得标准贮备液，此溶液 1 ml 约含 0.1 mg CN⁻，使用前用标准硝酸银溶液标定。吸取一定量的贮备液，用 0.025 N 氢氧化钠溶液配制成每毫升含有 1.0 μg CN⁻ 的标准应用液（临用前配制）。

4. 缓冲溶液（pH 5.8）溶解　68.0 g 磷酸二氢钾（KH_2PO_4）和 7.6 g 磷酸氢二钠（$Na_2HPO_4 \cdot 12H_2O$）于蒸馏水中并稀释至 1 L。

5. 1% 氯胺 T 溶液。

6. 异烟酸钠 - 巴比妥酸钠显色剂　称取 1.0 g 异烟酸钠和 1.0 g 巴比妥酸钠于 100 ml 蒸馏水中，在 60℃ ~ 70℃ 搅拌溶解，冷却后稀释至 100 ml，放置、过夜、过滤。可在冰箱中存放一周。

7. 氢氧化钠溶液　0.025 N，0.1 N，0.5 N。

（二）采样

串联 2 支各装 2 ml 0.1 N 氢氧化钠吸收液的小型气泡吸收管，以 0.25 L/min 的速度，抽取空气 5 L。

（三）比色

于每个吸收管中各取 1.0 ml 样品，分别放入比色管中，加入蒸馏水至 5 ml，同时配制标准管，取 10 ml 具塞比色管 8 支，分别加入氰化氢标准应用液 0 ml、0.10 ml、0.25 ml、0.50 ml、1.00 ml、1.50 ml、2.00 ml、2.50 ml，加蒸馏水至 5 ml，按水样测定的比色步骤进行。

（四）计算

$$氰化氢（mg/m^3）= 2（C1+C2）/ V_0$$

式中，C1，C2 为所取样品中氰化氢的合计量，单位：μg。

V0 为换算成标准状态下的采样体积，单位：L。

四、代谢吸收

氰化氢主要经口或吸入致中毒。液体可经皮肤及眼结膜吸收致中毒。氰化氢中毒主要接触方式为气道吸入，多同时伴有皮肤污染[29]。如吸收非致死量，部分以原形呼出；大部分氰离子可逐渐从体内细胞色素氧化酶或从高铁血红蛋白的结合中释出，在体内硫氰酸的作用下与体内的硫代硫酸离子结合而转化为相对无毒的硫氰酸盐，从尿中排出。

五、毒作用机制

氰根离子能抑制组织细胞内 42 种酶的活性，如细胞色素氧化酶、过氧化物酶、脱羧酶、琥珀酸脱氢酶及乳酸脱氢酶等。其中，细胞色素氧化酶对氰化物最为敏感。氰根离子能迅速与氧化型细胞色素氧化酶中的 Fe^{3+} 结合，阻止其还原成 Fe^{2+}，使传递电子的氧化过程中断，而发生"细胞窒息"，从而出现一系列全身中毒症状，最终因多器官功能衰竭而死亡[30]。中枢神经系统对缺氧最敏感，故大脑首先受损，导致中枢性呼吸衰竭而死亡。此外，氰化物在消化道中释放出的氢氧离子具有腐蚀作用。吸入高浓度氰化氢或吞服大量氰化物者，可在 2 ~ 3 min 内呼吸停止，呈"电击样"死亡。氰离子与血液中的 Fe^{2+} 结合形成 $[Fe（CN）_6]^{4-}$，使血液运输氧的能力下降，反应式如下：

$$6CN^- + Fe^{2+} = [Fe（CN）_6]^{4-}$$

氰化物中毒的后遗症主要为神经系统症状，中枢神经系统和周围神经系统均可受累。氰化物中毒为细胞毒性缺氧，即供氧、供血充足而细胞能量代谢过程受干扰所致的缺氧。这类缺氧易产生纹状体及锥体外系病变，新皮质、小脑皮质、海马区、丘脑也易受损害，严重中毒易引起运动功能亢进后遗症，尤以大脑皮质第四层感觉神经元、小脑皮质中的浦肯野细胞和海马回的锥体细胞最为敏感，大脑皮质第五层的小神经细胞也较敏感，大锥体细胞（运动神经元）则较能耐受缺氧。氰化物中毒后常见的后遗症为神经衰弱综合征、中毒性周围神经病、癫痫发作、帕金森综合征、共济失调、视神经萎缩、烟草性弱视、肌萎缩性侧索硬化症等。

六、临床表现

氰化氢是一种强烈的、具有急性作用的毒气，抑制人和其他温血动物呼吸酶的功能，使组织不能正常地从血液中获得氧而窒息。但氰化氢的毒性是可逆的。实践中，当人因氰化物中毒完全失去知觉而心脏仍搏动时，如能及时采取救护措施并给予适当的解毒剂，仍能恢复正常。氰化物还可以通过皮肤吸收而引起中毒。

早期接触氰化氢气体可表现为头晕、头痛、乏力、流泪、流涕、咽干、喉痒等症状，一般脱离氰化氢环境后可恢复。氰化氢中毒以中枢神经系统症状为主，也可有心血管系统、呼吸系统受损的症状表现。

急性中毒时病情进展迅速，无明显潜伏期，一般病情危重。吸入高浓度氰化氢或口服多量氢氰酸后立即昏迷、呼吸停止，于数分钟内死亡（猝死）。重症而非猝死中毒表现为：早期症状，吸入者有眼和上呼吸道刺激症状，呼出气带杏仁气味；口服者有口腔、咽喉灼热感、流涎、呕吐，呕出物有杏仁气味；并有头痛、头晕、胸闷、呼吸加深加快、血压升高、心悸、脉率加快、皮肤及黏膜呈鲜红色；后有胸部压迫感、呼吸困难、意识模糊；继而抽搐、昏迷、呼吸减慢、血压下降、发绀、全身肌肉松弛、呼吸停止、脉搏弱而不规则、心跳停止、死亡；静脉血呈鲜红色；尿硫氰酸盐量可增高。

氰化氢中毒的临床经过可分为四期：

1. 前驱期 主要表现为眼、咽部及上呼吸道症状，如头晕、头痛、胸闷、气短、心悸等为主要表现。

2. 呼吸困难期 主要表现为极度呼吸困难和节律失调，皮肤黏膜可呈樱桃红色。

3. 惊厥期 主要表现为意识丧失，出现强直性和阵发性抽搐。

4. 麻痹期 主要表现为深度昏迷、全身痉挛、各种反射消失、血压下降等症状。

七、诊断

（一）诊断原则与鉴别诊断

主要根据接触史及临床表现，中毒早期呼出气或呕吐物中有杏仁气味，皮肤、黏膜及静脉血呈鲜红色为特征，有助诊断，但呼吸障碍时可出现发绀。

血及尿中硫氰酸盐量可作为接触指标，但其受吸烟及饮食影响，应参考当地的正常值。中毒时起病急，须尽快处理，不能等化验出结果后才作诊断。

应与其他原因引起的中毒、脑血管疾病、心肌梗死等所致的猝死或昏迷相鉴别。

（二）处理

1. 一般治疗原则 立即脱离现场至空气新鲜处。对猝死者应同时立即进行心肺复苏。急性中毒病情进展迅速，应立即就地应用解毒剂。

2. 急救措施

（1）皮肤接触：立即脱去污染的衣物，用流动清水或5%硫代硫酸钠溶液彻底冲洗至少20 min。送医。

（2）眼接触：立即提起眼睑，用大量流动清水或生理盐水彻底冲洗至少15 min。送医。

（3）吸入：迅速脱离现场至空气新鲜处。保持呼吸道通畅。如有呼吸困难，给吸氧。呼吸心搏停止时，立即进行人工呼吸（勿口对口）和心肺复苏。给予吸入亚硝酸异戊酯。送医。

（4）口服：饮足量温水，催吐。用 1 ：5000 高锰酸钾或 5% 硫代硫酸钠溶液洗胃。就医。

3. 对症治疗 急性氰化物中毒死亡率高，但早期积极治疗仍具较好效果。对第一时间接触患者的医生来说，必须进行现场的紧急处理，应建立有效的气道，以确保呼吸、循环系统通畅，一旦气道通畅得到保障，应迅速实行解毒疗法等。

（1）解毒剂的应用：在进行现场急救时，应首先使患者吸入亚硝酸异戊酯，每隔 3 min 重复使用 1 支，目前最多可使用 6 支；之后接着使用亚硝酸钠注射液，用量 10 ~ 15 ml，注射期间应密切关注患者的血压变化[31]。然后用同一针头立即注射 25% 硫代硫酸钠溶液 50 ~ 60 ml，使氰化物形成硫氰酸盐排出体外，用药 30 min 后若症状仍未缓解，可按半量或全量再次给药。

（2）氧疗：一般以鼻导管、鼻塞或面罩给氧，对明确诊断患者行气管插管、呼吸机辅助呼吸，供给足够的氧气。还可采用高压氧治疗，1 次 / 天，以增加血中物理溶解氧量，改善缺氧状态，促进受伤器官的恢复[32]。

（3）对症支持：治疗重度中毒者可应用糖皮质激素，防止脑水肿及其他损伤，有条件者尽快行高压氧治疗，并积极给予特效解毒剂及对症、支持治疗。

八、预防与控制

（一）消防措施

1. 危险特性 易燃，其蒸气与空气可形成爆炸性混合物，遇明火、高热能引起燃烧爆炸。长期放置则因水分而聚合，聚合物本身有自催化作用，可引起爆炸。

2. 有害燃烧产物 氮氧化物。

3. 灭火方法 切断气源。若不能切断气源，则不允许熄灭泄漏处的火焰。消防人员必须穿戴全身专用防护服，佩戴氧气呼吸器，在安全距离以外或有防护措施处进行灭火操作。灭火剂：干粉、抗溶性泡沫、二氧化碳。用水灭火无效，但须用水保持火场容器冷却。用雾状水驱散蒸气。

4. 防爆措施 加入 0.001% ~ 0.5% 的硫酸、磷酸、甲酸等酸性物质做稳定剂或用活性炭吸附储存，水含量控制在 1% 以内，防止其自身聚合催化反应。

（二）应急处理

迅速撤离泄漏污染区人员至安全区，并立即隔离 150 米，严格限制出入。切断火源。建议应急处理人员佩戴自给正压式呼吸器，穿防毒服。尽可能切断泄漏源。合理通风，加速扩散。喷雾状水稀释、溶解。构筑围堤或挖坑收容产生的大量废水。如有可能，应考虑将其引燃，以排除毒性气体的积聚；或将残余气或漏出气用排风机送至水洗塔或与塔相连的通风橱内。漏气容器要妥善处理，修复、检验后再用。

（三）操作处置

1. 操作注意事项 严加密闭，提供充分的局部排风和全面通风。操作人员必须经过专门培训，严格遵守操作规程。建议操作人员佩戴隔离式呼吸器，穿连衣式胶布防毒衣，戴橡胶手套。远离火种、热源，工作场所严禁吸烟。使用防爆型的通风系统和设备。防止气体或蒸气泄漏到工作场所空气中。避免与氧化剂、酸类、碱类接触。搬运时轻装轻卸，防止钢瓶及附件破损。配备相应品种和数量的消防器材及泄漏应急处理设备。倒空的容器可能残留有害物。

2. 储存注意事项 储存于阴凉、通风的库房。远离火种、热源。避免光照。库温不宜超过

30℃。包装要求密封，不可与空气接触。应与氧化剂、酸类、碱类、食用化学品分开存放，切忌混储。采用防爆型照明、通风设施。禁止使用易产生火花的机械设备和工具。储区应备有泄漏应急处理设备。应严格执行极毒物品"五双"管理制度。

（四）运输信息

危险货物编号：61003。

UN 编号：1051。

包装类别：O51。

包装方法：钢质气瓶；安瓿瓶外普通木箱。

运输注意事项：铁路运输时，应严格按照铁道部《危险货物运输规则》中的危险货物配装表进行配装。运输前应先检查包装容器是否完整、密封，运输过程中要确保容器不泄漏、不倒塌、不坠落、不损坏。严禁与酸类、氧化剂、食品及食品添加剂混运。运输时运输车辆应配备相应品种和数量的消防器材及泄漏应急处理设备。运输途中应防曝晒、雨淋，防高温。运输时所用的槽（罐）车应有接地链，槽内可设孔隔板，以减少震荡产生静电。中途停留时应远离火种、热源。公路运输时要按规定路线行驶，禁止在居民区和人口稠密区停留。

（五）法规信息

化学危险物品安全管理条例（1987 年 2 月 17 日国务院发布）、化学危险物品安全管理条例（实施细则）（化劳发〔1992〕677 号）、工作场所安全使用化学品规定（劳部发〔1996〕423 号）等法规，针对化学危险品的安全使用、生产、储存、运输、装卸等方面均作了相应规定；常用危险化学品的分类及标志（GB 13690-92）将该物质划为第 6.1 类毒害品；剧毒物品分级、分类与品名编号（GA 57-93）中，该物质属第一类 A 级无机剧毒品。

（六）工程控制及安全防护

1．工程控制　严加密闭，提供充分的局部排风和全面通风。采用隔离式操作。尽可能机械化、自动化。提供安全淋浴和洗眼设备。

2．呼吸系统防护　可能接触毒物时，应佩戴隔离式呼吸器。紧急事态抢救或撤离时，必须佩戴氧气呼吸器。

3．眼的防护　呼吸系统防护中已对此进行防护。

4．身体防护　穿连衣式胶布防毒衣。

5．手的防护　戴橡胶手套。

6．其他防护　工作现场禁止吸烟、进食和饮水。保持良好的卫生习惯。车间应配备急救设备及药品。作业人员应学会自救、互救。

九、典型案例

【病例1】　某金矿于 1998 年正式投产。工艺过程：破碎→球磨→浓密→浸出→吸附→电解及尾矿净化。有职工 170 人，共分 5 个车间，其中直接接触氰化氢（HCN）的主要有电解、浸出、吸附等车间，共有作业工人 18 名。2010 年自 6 月 1 日车间更换保护碱后，分别于 6 月 2、5、7、9、11日有 7 名作业工人相继出现头痛、头晕、乏力、恶心等症状。初始症状较轻，而回家后于当日夜或次日开始症状逐渐加重而入院。7 例中无 1 例在作业车间突然晕倒。6 月 11 日，该矿由于中毒事件而停产整顿[33]。

【病例2】　2001 年 5 月 11 日，电镀车间调度员蒋某（男，47 岁）和工人刘某（男，35 岁）为拆除废弃的电镀生产线，将清水加入氰化镀锌槽内（约 1/3），浸泡槽垢，以便利于洗除残垢。5月 14 日上午 11 时 45 分，两人为尽快把镀槽清洗干净，用盐酸溶解垢物。刘某站在电镀槽上接蒋某传递的两桶盐酸（每桶 25 kg），分别倒入氰化镀锌槽内，在加盐酸过程中，刘某觉得口干、头晕、胸闷、乏力，倒完第 2 桶盐酸后，发现紧靠氰化镀锌槽边的蒋某已昏倒在地，跑出车间门外呼救后即昏倒在地。听到呼救后有 3 名工人在未采取任何措施的情况下，冲进车间救出人后也发生中毒。同时，由于大量氰化氢气体逸出车间，造成临近车间 7 名工人中毒。厂领导闻讯后即派车辆将 12 人送往临近医院救治；蒋某在途中死亡，其余 11 人自述口中有苦杏仁味，口干、头晕、胸闷、乏力等，临床血、尿常规检查均未见异常。患者经采用亚硝酸钠和硫代硫酸钠联合解毒治疗、给氧及对症抢救治疗后痊愈出院。最后确诊刘某等人为急性氰化氢中毒[34]。

（一）中毒原因分析

病例 1 中，由于生产中使用的保护碱 NaOH 纯度不符合工艺要求，含杂质较多，没有起到保护碱作用，加之当时室温较高（超过 26.5℃），车间内缺乏必要的通风排毒设施，致使大量 HCN 气体外逸并滞留在室内，由呼吸道吸入而引起中毒。病例 2 中，由于氰化钠与盐酸接触发生化学反应：$NaCN + HCl \rightarrow NaCl + HCN\uparrow$，反应产生的氰化氢气体部分遇水溶解为氢氰酸，部分以氰化氢气体逸出。蒋某擅自用盐酸处理氰化镀锌槽中的氰化物残垢，严重违章，是造成此次严重急性中毒事故的直接原因。

（二）建议

加强职业卫生监督管理，加大监督执法力度。依据国家有关法律、法规要求，对不符合职业卫生的行为进行查处。建立、健全职业卫生安全生产操作规程。加强危险物品及生产原料使用的登记及备案管理；必须向职工提供合格的个人职业卫生防护用品，增设必要的职业卫生设施；实行职业卫生安全责任制。加强对职工进行职业卫生防护知识的培训，提高职工的自我保护意识；培训要有目的性、针对性，对危险性较大的特殊作业，不仅要使操作人员知道能做什么，更重要的是知道应该怎么做。注意对职工进行中毒控制和急救的宣传教育，特别是要进行自救互救知识的培训。应制定意外事故的应急救援计划和实施方案。加强公司内部职业卫生管理工作，建立健全职业卫生管理组织。定期或不定期地开展职业卫生安全检查工作，消除安全隐患。

（关亚丽）

第六节　氨气中毒

氨气（ammonia）属于碱性气体，易溶于水，具有极强刺激性，能够强烈刺激、腐蚀皮肤、眼和呼吸道。若在瞬间大量吸入高浓度氨气，将会灼烧呼吸道黏膜，引起黏膜充血、肿胀，进而导致黏膜坏死，继发感染，重者会发生肺肿胀、急性呼吸窘迫综合征（acute respiratory distress syndrome，ARDS）以至死亡。

一、理化性质

氨气为刺激性、恶臭、无色气体；分子量 17.03，相对密度 0.5971（空气 = 1.00），熔点 –77.7℃，沸点 –33.35℃，自燃点 651.11℃，易被固化成为雪状固体。蒸气密度 0.6，蒸气压 1013.08 kPa

（25.7℃）。氨可溶于水、乙醇和乙醚，可以作为众多化合物和许多元素的良好溶剂。它在不同温度、不同物质中的溶解度不同，在 20℃ 水中为 34%，在 25℃ 无水乙醇中为 10%，在甲醇中为 16%。0.1 N 氨水 pH 达到 11.1。

液态氨具有极强的侵蚀性，塑料制品、橡胶、涂层等都可被其侵蚀。氨如遇热或明火，由于不易点燃，危险性较低；但是一旦氨气与空气混合物浓度达到 16% ~ 25%，尤其是最易引燃浓度的 17%，极易引燃，甚至爆炸；如遇强无机酸（如硫酸），则会发生放热反应，具有极高的危险性。综上，尤其应注意避免与可燃性物质或强无机酸类物质共同储存。

二、职业接触和国家卫生标准

（一）职业接触

氨气中毒主要见于氨的生产制造、运输、贮存、使用中，如管道、阀门、贮罐等损坏，泄漏所致；工业生产及石油精炼、氮肥生产、合成纤维、医药、金属热处理等领域也有机会接触氨气。

（二）国家卫生标准

职业接触限值（GBZ 2.1-2007）：氨的 PC-TWA 为 20 mg/m^3，PC-STEL 为 30 mg/m^3。

三、检测方法

环境空气质量监测工作应按照《环境空气和废气氨的测定（HJ 533-2009）》等规范性文件的要求进行。

（一）适用范围

本标准方法规定了测定环境空气中氨的纳氏试剂分光光度法。

本方法适用于环境空气及制药、化工、炼焦等工业行业废气中氨的测定。当吸收液体积为 50 ml，采气 10 L 时，氨的检出限为 0.25 mg/m^3；当吸收液总体积为 10 ml，采气 45 L 时，氨的检出限为 0.01 mg/m^3。

（二）方法原理

用稀硫酸溶液吸收空气中的氨，生成的铵离子与纳氏试剂反应生成黄棕色络合物，该络合物的吸光度与氨的含量成正比，在 420 nm 波长处测量吸光度，根据吸光度计算空气中氨的含量。

（三）试剂和材料

除非另有说明，分析时均使用符合国家标准的分析纯化学试剂；实验用水为无氨的蒸馏水或去离子水。

1. 无氨水 可按下述方法制备，亦可用纯水器直接制备。

（1）离子交换法：使蒸馏水通过一个强酸性阳离子交换树脂（氢型）柱，将流出液收集在磨口玻璃瓶中。每升流出液中加 10 g 强酸性阳离子交换树脂（氢型），以利保存。

（2）蒸馏法：在 1000 ml 蒸馏水中加入 0.1 ml 硫酸，在全玻璃蒸馏器中重蒸馏。弃去前 50 ml 馏出液，然后将约 800 ml 馏出液收集在磨口玻璃瓶中。每升收集的馏出液中加入 10 g 强酸性阳离子交换树脂（氢型），以利保存。

2. 硫酸吸收液 c（H$_2$SO$_4$）= 0.005 mol/L。量取 2.8 ml 浓硫酸加入水中，并稀释至 1 L。临用时再稀释 10 倍。

3. 纳氏试剂 称取 12 g 氢氧化钠（NaOH），溶于 60 ml 水中，冷却；称取 1.7 g 氯化汞（HgCl$_2$）

溶解在 30 ml 水中；称取 3.5 g 碘化钾（KI）置于 10 ml 水中，在搅拌时，将氯化汞溶液慢慢加入碘化钾溶液中，直至形成的红色沉淀不再溶解为止；在搅拌时，将冷却至室温的氢氧化钠溶液缓慢地加入上述氯化汞和碘化钾溶液中，再加入剩余的氯化汞溶液，混匀后于暗处静置 24 h，倒出上清液，储于棕色瓶中，用橡皮塞塞紧。于冰箱中保存，可稳定一个月。

注：为了保证纳氏试剂有良好的显色能力，配制时务必控制 $HgCl_2$ 的加入量，至微量 HgI_2 红色沉淀不再溶解时为止。配制 400 ml 纳氏试剂所需 $HgCl_2$ 与 KI 的用量之比约为 2.3 : 5。在配制时为了加快反应速度，节省配制时间，可低温加热进行，防止 HgI_2 红色沉淀的提前出现。

4. 酒石酸钾钠溶液　称取 50 g 酒石酸钾钠（$KNaC_4H_6O_6 \cdot 4H_2O$），溶于 100 ml 水中，加热煮沸以驱除氨，冷却后补充至 100 ml。

注：分析纯酒石酸钾钠铵盐含量较高时，仅加热煮沸或加纳氏试剂沉淀不能完全除去氨。此时加入少量氢氧化钠溶液，煮沸蒸发掉溶液体积的 20% ～ 30%，冷却后用无氨水稀释至原体积。

5. 盐酸溶液　$c(HCl) = 0.1\ mol/L$。取 $\rho(HCl) = 1.18\ g/ml$ 的浓盐酸 8.5 ml，加入一定量的水中，定容至 1000 ml。

6. 氨标准贮备液　$\rho(NH_3) = 1\ mg/ml$。称取 0.7855 g G.R 级氯化铵（NH_4Cl），溶解于水，移入 250 ml 容量瓶中，用水稀释到标线。亦可直接使用商业化标准溶液。

7. 氨标准使用溶液　$\rho(NH_3) = 20\ \mu g/ml$。吸取 5 ml 氨标准储备液于 250 ml 容量瓶中，稀释至刻度，摇匀。临用前配制。

（四）仪器和设备

1. 空气采样泵　流量范围为 0.1 ～ 1.0 L/min。

2. 玻板吸收瓶或大气冲击式吸收瓶　125 ml、50 ml 或 10 ml。

3. 具塞比色管　10 ml。

4. 分光光度计　配 10 mm 光程比色皿。

5. 玻璃容器　经校正的容量瓶、移液管。

6. 聚四氟乙烯管（或玻璃管）　内径 6 ～ 7 mm。

（五）干扰及消除

样品中含有三价铁等金属离子、硫化物和有机物时干扰测定，可通过下列方法消除：

1. 三价铁等金属离子　分析时加入 0.5 ml 酒石酸钾钠溶液络合掩蔽，可消除三价铁等金属离子的干扰。

2. 硫化物　若样品因产生异色而引起干扰（如硫化物存在时为绿色）时，可在样品溶液中加入稀盐酸而去除干扰。

3. 有机物　有些有机物质（如甲醛）生成沉淀干扰测定，可在比色前用 0.1 mol/L 的盐酸溶液将吸收液酸化至 pH 不大于 2 后，煮沸而除之。

（六）样品

1. 样品采集　采样系统由采样管、吸收瓶和空气采样泵组成。

短时采样：用 10 ml 吸收瓶，以 0.5 ～ 1 L/min 的流量采集。

长时间采样或高浓度工业废气，用 50 ml 吸收瓶，以 0.5 ～ 1 L/min 的流量采集。

2. 样品保存　采样后应尽快分析，以防止吸收空气中的氨。若不能立即分析，在 2 ～ 5℃下可保存一周。

（七）分析步骤

1. 绘制校准曲线　取 7 支 10 ml 具塞比色管，按表 3-3 制备标准色列。

表 3-3　标准色列制备表

试管	0	1	2	3	4	5	6
标准溶液（ml）	0.00	0.10	0.25	0.50	1.00	1.50	2.00
水（ml）	10.00	9.90	9.75	9.50	9.00	8.50	8.00
氨含量（μg）	0	2	5	10	20	30	40

按上表准确移取相应体积的标准使用液，加水至 10 ml，分别加入 0.50 ml 纳氏试剂，摇匀，放置 10 min 后，在波长 420 nm 下，用 10 mm 比色皿，以水作参比，测定吸光度。以氨含量（μg）为横坐标，扣除试剂空白的吸光度为纵坐标，绘制校准曲线，或用最小二乘法计算校准曲线的回归方程。

2. 样品测定　取一定量样品溶液（吸取量视试样浓度而定）于 10 ml 比色管中，再用吸收液稀释至 10 ml。加入 0.50 ml 纳氏试剂，摇匀，放置 10 min 后，在波长 420 nm 下，用 10 mm 比色皿，以水作参比，测定吸光度。如果样品溶液的吸光度超过标准曲线的上限，可用试剂空白液稀释，在数分钟内测定吸光度，但稀释倍数不要大于 6。

3. 空白实验

（1）试剂空白：以空白吸收液按照 7.2 测定吸光度，结果不超过 0.015（光程 10 mm 比色皿）。

（2）现场空白：即被带到采样现场未经采样的吸收管，其吸收液按照 2 测定吸光度，用于检查样品采集、运输、贮存过程中是否被污染。

（八）结果计算

空气中氨气的含量由下面公式计算：

$$\rho_{NH3} = \frac{(A - A_0 - a) \times V_s \times D}{b \times V_{nd} \times V_0}$$

式中：ρ_{NH3}——空气中氨含量，mg/m^3；

A——样品溶液吸光度；

A_0——试剂空白液吸光度；

a——校准曲线截距；

b——校准曲线斜率；

V_s——样品吸收液总体积，ml；

V_0——分析时所取吸收液体积，ml；

V_{nd}——所采气样标准体积（101.325 kPa，273 K），L。

（九）准确度和精密度

经五个实验室分析含（1.33 ~ 1.55）mg/L 氨的统一样品，重复性标准偏差 0.018 mg/L，变异系数 1.2%；再现性标准偏差 0.05 mg/L，变异系数 3.4%；加标回收率 97% ~ 103%。

四、代谢吸收

氨的主要吸收方式是通过呼吸道进入人体，同时也可能由于误服经过胃肠道吸收。如前所述，氨气具有强刺激性和腐蚀性，氨水又呈强碱性，因此能够刺激和腐蚀潮湿组织，如眼、皮肤、呼吸道黏膜，同时产生的热量导致眼角膜水肿及形成溃疡，皮肤及呼吸道黏膜发生化学性烧伤[35]。

五、毒作用机制

（一）干扰脑细胞的三羧酸循环

氨主要通过两种途径阻碍三羧酸循环的正常活动，减少 ATP 生成，影响能量代谢，一是降低丙酮酸脱羧酶活性，减少循环中主要物质乙酰辅酶 A 的生成；二是消耗 α- 酮戊二酸和还原型辅酶 I。同时氨还可与谷氨酸发生化学反应，消耗大量 ATP，生成谷氨酰胺。

（二）抑制中枢神经系统

氨通过减少脑内谷氨酸、乙酰胆碱等兴奋神经递质，同时增加对谷氨酰胺、γ- 氨基丁酸等有抑制作用的递质，从而产生抑制中枢神经系统的后果。

（三）阻碍神经细胞传导

神经细胞膜上的 Na^+-K^+-ATP 酶对于产生神经传导冲动尤为重要，氨能干扰 Na^+-K^+-ATP 酶，阻碍复极后膜离子的正常转动，影响膜电位，出现神经的异常兴奋。同时，NH_3 与 K^+ 在神经细胞膜上存在竞争现象，干扰钠离子、钾离子的有序分布，导致异常的神经传导的发生。

六、临床表现

根据《职业性急性氨中毒诊断标准》（GBZ 14-2015），职业性急性氨中毒分为轻、中、重三级，各级的重要临床表现见表 3-4。

表 3-4　职业性急性氨中毒的临床表现

分级	呼吸系统疾病	症状		眼或皮肤	辅助检查	
		一般情况	喉	眼或皮肤	血气分析	影像学检查
轻度	急性气管支气管炎	流泪、咽痛、声音嘶哑、咳嗽、咳痰、干性啰音	一至二度喉水肿	均可伴眼或皮肤的灼伤		肺纹理增强
中度	支气管肺炎	声音嘶哑、胸闷、呼吸困难、剧烈咳嗽，有时有血丝痰；呼吸频速、轻度发绀，干、湿啰音	三度喉水肿		轻至中度低氧血症	肺纹理增多、紊乱，边缘模糊的散在的斑片状阴影
重度	肺泡性肺水肿	剧烈咳嗽、咯大量粉红色泡沫痰、胸闷、气急、心悸；呼吸困难、明显发绀，双肺满布干、湿啰音；重者出现 ARDS、气胸或纵隔气肿、窒息	四度喉水肿		重度低氧血症	两肺野有大小不等、边缘模糊的斑片状或云絮状阴影，有的融合成大片状或蝶状阴影

七、治疗

对氨中毒目前无特效解毒药，可根据接触浓度、症状、体征采用不同的支持治疗，见表 3-5[36]。

表 3-5　氨中毒的支持治疗方法

吸入浓度 接触方式	症状、体征	抢救措施
≥ 500 ppm	眼刺激、肺水肿	现场急救时，首次定量吸入地塞米松（喷 5 次）→每 5 min 喷 2 次→到达抢救室对症治疗
≥ 1500 ppm		静脉注射 1.0 g 甲泼尼龙或等量类固醇
吸入氨气	缺氧	应及时给予吸氧治疗；注意：如出现发绀等症状，应使氧气湿化，预防发生脑缺氧
	呼吸窘迫	气管插管；如不适合气管插管，可考虑行环甲状软骨切开术
	支气管痉挛	支气管扩张剂，喷雾治疗
皮肤接触	化学烧伤	采用热烧伤的治疗方案，补液、止痛的同时维持适宜体温，创面覆盖时要保证清洁卫生
	冻伤	如果接触到高压液氮，皮肤极有可能被冻伤，此时要对症治疗冻伤
误服	腐蚀	及时服用牛奶。注意，出现消化系统的腐蚀症状时不能洗胃

八、预防与控制

健全检查规程，保证仪器设备安全运行，注意通风；落实全员培训，严格操作规程，杜绝跑、冒、滴、漏。做到安全运输，做好人员防护，确保防护用品正常使用。有呼吸系统、心脏疾病的患者不应从事涉及氨的工作。

九、典型案例

20 世纪 80 年代，我国南方某药厂在进行新装设备调试时，由于氨储罐管道壁厚度不足，导致管道断裂，高压液氨瞬间大量泄漏，空气中充满氨气。消防人员用高压水枪水封氨气，工人未采取防护措施前去关闭氨储罐阀门。此次泄露，约有 4 吨液氨泄漏，共有 7 人送医就诊，4 人留院观察，同时严重污染了附近的环境。

经验教训：药厂没有制定切实可行的相关事故的应急预案，在设备调试前也没有对设备进行全面检查，生产厂间更没有诸如带氧防毒面具一类的防护用品。一系列的失误造成了这次不可挽回的泄漏事故。

参考文献

[1] Raub JA，BenignusVA. Carbon monoxide and the nervous system. *Neurosci Biobehave Rev*，2002，26（8）：925-940.

[2] Thom SR. Carbon monoxide pathophysiology and treatment. In：Neuman TS，Thom SR，eds. Physiology and medicine of hyperbaric oxygen therapy. *Philadelphia Saunders Elsevier*，2008，5：321-347.

[3] Thom SR，Bhopale VM，Han ST，*et al*. Intravascular neutrophil activation due to carbon monoxide poisoning. *Am J Respir Crit Care Med*，2006，174：1239-1248.

[4] 庞淑兰，薛玲，崔立华，等. 一氧化碳中毒大鼠一氧化氮含量及一氧化氮合酶活性变化的实验研究. 中国煤炭工业医学杂志，2014，17（6）：950-952.

[5] 武晓猛，张艳淑，庞淑兰，等. 急性一氧化碳中毒对大鼠脑红蛋白的影响. 中国煤炭工业医学杂志，2012，15（4）：571-573.

[6] 庞淑兰，薛玲，武晓猛，等. 一氧化碳中毒大鼠 NSE、S-100β 变化的实验研究. 中国煤炭工业医学杂志，2014，17（5）：776-778.

[7] Han ST，Bhopale VM，Thom SR. Xanthine oxidoreductase and neurological sequelae of carbon monoxide poisoning. *Toxicol Lett*，2007，170（2）：111-115.

[8] Cao YZ，Ji GH，Jin X，*et al*. Impacts of hyperbaric oxygen on Bcl-2 protein expression in hippocampal neurons in rats. *Chinese Clin Rehabilit*，2005，9：225-227.

[9] Wright J. Chronic and occult carbon monoxide poisoning：we don't know what were missing. *Emerg Med J*，2002，19（5）：386-390.

[10] 陈志强，詹玉香，蔡磊. 急性一氧化碳中毒的临床表现与 MRI 分析. 中国医学影像技术，2004，20：9-10.

[11] 崔松竹，柳吉沫，王艳清. 一起煤矿 6 例急性一氧化碳中毒事故的分析. 职业与健康，2001，11（9）：31.

[12] 崔中杰，傅雪海，刘文平，等. 煤矿瓦斯中 H_2S 的成因危害与防治. 煤矿安全，2006，37（9）：45-47.

[13] 王可新，傅雪海. 我国煤矿瓦斯中 H_2S 及 CO_2 等异常的成因分析. 煤矿安全，2006，37（10）：47-50.

[14] 刘平，胡敏. 煤矿硫化氢的形成机制及综合防治措施. 中州煤炭，2009，（5）：69-70.

[15] 张少杰，田水承，刘文永，等. 煤矿硫化氢成因及综合治理技术. 陕西煤炭，2011，30（5）：77-79，84.

[16] 邓兆银. 浅谈非煤矿山爆破及硫化氢防治安全管理. 科技风，2011，22：251.

[17] 杨文忠. 宝山矿北部铅锌矿区采场毒气的成因分析和防治. 采矿技术，2006，6（3）：403-404.

[18] 孙贵范. 职业卫生与职业医学. 8 版. 北京：人民卫生出版社，2018：125-126.

[19] 张大军，王红敏，李理，等. 突发群体硫化氢中毒应急救治探讨. 中国危重病急救医学，2011，23（8）：500.

[20] 周世龙. 急性硫化氢中毒抢救特点及预后探讨. 延边医学，2014，（17）：59-60.

[21] 梁启荣. 职业性急性硫化氢中毒救治现状. 职业与健康，2013，29（14）：1808-1810.

[22] 刘仁祐，张东风. 一起氯化亚砜泄漏致急性二氧化硫中毒事故调查. 职业卫生与应急救援，2008，26（5）：274-275.

[23] 徐茜，顾正芳，陈国华. 一起酸性气体外泄致居民群体中毒事件的调查. 职业与健康，2002，18（3）：12-13.

[24] 赵风玲，王小丽，许雪春，等. 急性氮氧化物中毒致肺部损害的临床观察. 中国工业医学杂志，2008，21（4）：233-234.

[25] Tuovinen H，Blomqvist P，Saric F. Modelling of hydrogen cyanide formationinroomfires. *Fire Safety Journal*，2004，39（8）：737-755.

[26] 陈冠荣. 化工百科全书. 1 版. 北京：化学工业出版社，1997：143-161.

[27] 程金霞. 一起氰化氢中毒事故的调查. 职业卫生与应急救援，2010，28（1）：54.

[28] Andrussow L. The catalytic oxydation of ammonia-methane-mixtures to hydrogen cyanide. *Angewandte Chemie*，1935，48（37）：593-595.

[29] 朱晓莉，王涤新，翟明芬，等. 急性氰化物中毒 36 例临床分析. 中国职业医学，2011，38（1）：41-43.

[30] 毕莉莉，张凤林. 氰化物生产企业突发性中毒事故应急救援体系构建. 军事医学科学院院刊，2010，34（4）：394-395.

[31] 赵文玲. 19 例急性氰化物中毒病人的护理体会. 职业与健康，2010，26（20）：1882-1884.

[32] 万秋红. 氰化物中毒的急救与护理体会. 中国社区医师，2011，13（10）：370-371.

[33] 符金鹏. 一起急性氰化氢中毒的调查. 职业与健康，2012，28（12）：1442-1444.

[34] 董东风，黄正林，覃福川. 一起急性氰化氢中毒死亡事故的调查分析. 工业卫生与职业病，2001，27（6）：44-45.

[35] 闻胜兰，邵瑾燕，吴晓虹. 重症氨中毒对患者呼吸道的急性及长期损害. 中华劳动卫生职业病杂志，2004，22（1）：75-76.

[36] 任引津，张寿林. 急性化学物中毒救援手册. 上海：上海医科大学出版社，1994：59-61.

（闫立成）

第四章

有机化合物中毒

在矿山开采过程中，矿体周围会含有一部分有毒气体，如天然气、煤矿气中存在有毒烟雾，如甲烷、乙烷烷烃类化合物等；石油开采等行业则存在大量有机物溶剂，如二硫化碳、苯系物等。在工艺实施过程中，往往由于在矿山开采中通风不良、防护设施不到位、防护意识不强等问题出现中毒事故。本章对矿山开采过程中涉及的各种有机物质的性质、接触和国家标准、毒性及代谢分布、毒作用表现、治疗和处理原则以及预防措施等方面进行介绍。

第一节　烷烃类化合物中毒

饱和脂肪族烃类化合物存在于石油气、天然气、煤矿气中，主要以烷烃类混合物形式存在。在进行矿山开采过程中，会产生大量的烷烃类物质。

烷烃类物质的理化性质随着碳原子数目的不同而不同，随着碳原子数目增多，沸点、熔点、密度都会增加。增加一个碳原子所造成的差别，开始较大，随着碳原子逐渐增多，差异也慢慢变小，最后趋近常数。低碳烷烃（$C_{1\sim4}$）在常温下为气态，而烷烃（$C_{5\sim15}$）为液态，烷烃 C_{16} 以上的为固态。对于烷烃类的总体理化性质而言，低沸点的烷烃类一般有特殊的气味，高沸点的一般为油状液体，无味。烷烃的同分异构体的沸点、溶点均低于相同碳原子的直链烷烃。烷烃类物质的分子结构决定了其化学稳定，与强酸、强碱不发生反应。其介电常数、表面张力、沸点等较相同碳原子的其他有机物更低一些。而且烷烃类物质的极性很弱，不溶于水，和一些极性较低的有机溶剂，如三氯甲烷、四氯化碳及其他烃类，可以互溶。

烷烃类物质毒性大都较低，且毒性随着碳原子数目的增多而增强。随着碳原子数增多，沸点也增高，而高沸点烷烃类物质挥发性较低、溶点及沸点高、水溶性小，反而不易引起职业中毒。本章将着重介绍较低沸点的几类烷烃类中毒情况。

烷烃类物质一般经呼吸道吸收，低碳烷烃（$C_{1\sim4}$）吸收后一般不转化，以原形由肺部呼出，C_4 以上会在肝内发生氧化，代谢后随尿液排出。对于职业人群，长期接触一定浓度的烷烃，可致神经系统，特别是自主神经系统功能紊乱，中等碳数的烷烃可致多发性神经病。

烷烃（$C_{1\sim4}$）常温下为气态，可燃限为 64 800 ~ 180 000 mg/m³，在此范围以下一般无毒，但是如果超过此限制会引起可逆性的轻到中度的神经系统抑制和兴奋，高浓度时可引起窒息。从丙烷开始，随着碳原子数的增多，麻醉作用增强，而高烷烃为固体，其引起的麻醉作用反而较小。

烷烃（$C_{5\sim7}$）具有脂溶性，长期反复接触可引起接触性皮炎。液态烷烃（$C_{5\sim9}$）有中枢神经系统抑制作用。烷烃（$C_{6\sim16}$）吸入容易引起化学性肺炎。只有少数烷烃（$C_{10\sim15}$）具有致畸、致突变或致癌的作用。

对于烷烃类中毒，一般没有特效治疗方法，尽早脱离接触环境是首选。预防中毒的措施：要注意控制空气中烷烃的浓度，加强防护，定期体检。

一、甲烷中毒

甲烷（methane，CH_4）在自然界的分布广泛，是最简单的有机物，是天然气、沼气、坑气等的主要成分，俗称瓦斯，在天然气中约占 87%。甲烷是含碳量最小（含氢量最大）的烃，也是油田气及煤矿坑道气的主要成分。可用作燃料及制造氢气、炭黑、一氧化碳、乙炔、氢氰酸及甲醛等物质的原料。同时它也是一种温室气体，其全球变暖潜能为 21（即它的暖化能力比二氧化碳高 21 倍）。

（一）理化性质

甲烷由一个碳和四个氢原子通过 SP^3 杂化的方式组成，因此甲烷分子的结构为正四面体，四个键的键长相同、键角相等。

1. 物理性质　甲烷是无色、无味、可燃和微毒的气体。极难溶于水。甲烷燃烧产生明亮的蓝色火焰，但有可能偏绿，因为燃烧甲烷要用玻璃导管，而玻璃中含有钠元素，高温燃烧时会有黄色火焰，与甲烷燃烧的蓝色火焰混合呈现绿色。熔点 −182.5℃，沸点 −161.5℃，蒸气压 53.32 kPa（−168.8℃），相对密度 0.42（−164℃）（水 = 1），相对蒸气密度 0.55（空气 = 1），燃烧热 890.31 kJ/mol，总发热量 55 900 kJ/kg（40 020 kJ/m³），净热值 50 200 kJ/kg（35 900 kJ/m³），临界温度 −82.6℃，临界压力 4.59 MPa，爆炸上限 15%（V/V），爆炸下限 5.3%（V/V），闪点 −188℃，引燃温度 538℃，分子直径 0.414 nm，极难溶于水。

（1）主要来源：①有机废物的分解；②天然源头（如沼泽）：占 23%；③从化石燃料中提取：占 20%；④动物（如牛）的消化过程：占 17%；⑤稻田之中的细菌 12%；⑥生物物质缺氧加热或燃烧。

（2）含量分布：天王星的大气层也存在甲烷和氢气。德国核物理研究所的科学家经实验发现，植物和落叶都产生甲烷，而生成量随着温度和日照的增强而增加。另外，植物产生的甲烷是腐烂植物的 10～100 倍。科学家经估算认为，植物每年产生的甲烷占世界甲烷生成量的 10%～30%。据国外媒体报道，美国天文学家 2008 年 3 月 19 日宣布，他们首次在太阳系外一颗行星的大气中发现了甲烷，这是科学家首次在太阳系外行星探测到有机分子，从而增加了确认太阳系外存在生命的希望。美国天文学家还证实了先前的猜测，即这颗名叫 HD 189733b 的行星大气中有水。

在创造适合生命存在的条件中，甲烷扮演了重要的有机分子的角色。美国宇航局喷气推进实验室的天文学家，利用绕轨运行的"哈勃"太空望远镜得到了一张行星大气的红外线分光镜图谱，其中发现了甲烷的痕迹。

行星 HD 189733b 位于狐狸座，距地球 63 光年，是一类被称为"热木星"的大行星，其表面灼热，不可能存在液态水。HD 189733b 围绕其恒星转一圈只需两天。由于距离恒星太近，这颗行星表面温度高达 900℃（1650°F），足以将银熔化。

不过，值得注意的是此次探测甲烷的方法可以沿用到环绕"可居住区"（Goldilocks Zone）中温度较低的恒星运转的其他行星。"可居住区"不冷也不热，适合孕育生命。

2. 化学性质　通常情况下甲烷比较稳定，与高锰酸钾等强氧化剂不反应，与强酸、强碱也不反应。但是在特定条件下，甲烷也会发生某些反应。

（1）取代反应：甲烷的卤化反应中，主要有氯化、溴化。甲烷与氟反应会释放大量热量，一旦发生反应，释放的热量会破坏生成的氟甲烷，只得到炭黑和氟化氢。因此直接的氟化反应难以实现，需用稀有气体稀释氟。碘与甲烷反应需要较高的活化能，故反应难以进行。因此，碘不能直接与甲烷发生取代反应生成碘甲烷，但其逆反应却很容易进行。

以氯化为例：取一支大试管，注入氯气和甲烷倒立于盛有食盐溶液的水槽中，用高压汞灯芯照射，可以见到试管内氯气的黄绿色气体逐渐变淡，有白雾生成，试管内壁上有油状液滴生成，这是甲烷和氯气反应所生成的一氯甲烷、二氯甲烷、三氯甲烷（氯仿）、四氯化碳（或四氯甲烷）、氯化氢和少量乙烷（杂质）的混合物。

$$CH_4 + Cl_2 \xrightarrow{（光照）} CH_3Cl （气体） + HCl$$

$$CH_3Cl + Cl_2 \xrightarrow{（光照）} CH_2Cl_2 （油状物） + HCl$$

$$CH_2Cl_2 + Cl_2 \xrightarrow{（光照）} CHCl_3 （油状物） + HCl$$

$$CHCl_3 + Cl_2 \xrightarrow{（光照）} CHCl_4 （油状物） + HCl$$

试管中液面上升，食盐水中白色晶体析出，这是反应中生成的氯化氢溶于水的缘故。因为氯化氢极易溶于水，溶于水后增加了水中氯离子的浓度，使氯化钠晶体析出。用大拇指按住试管口，提出水槽，管口向上，向试管中滴入紫色石蕊试液或锌粒，可验证它是稀盐酸。

如果控制氯的用量，用大量甲烷，主要得到氯甲烷；如用大量氯气，主要得到四氯化碳。工业上通过精馏，使混合物一一分开。以上几个氯化产物，均是重要的溶剂与试剂。

特点：①在室温暗处不发生反应；②高于250℃发生反应；③在室温有光作用下能发生反应；④用光引发反应，吸收一个光子就能产生几千个氯甲烷分子；⑤如有氧或存在一些能捕捉自由基的杂质，反应存在诱导期，诱导期的时间长短与这些杂质的含量有关。

根据上述特点，可以判断，甲烷的氯化是一种自由基型取代反应[1]。

（2）氧化反应：甲烷最基本的氧化反应就是燃烧：$CH_4 + 2O_2 \longrightarrow CO_2 + 2H_2O$。甲烷的含氢量在所有烷烃中是最高的，达25%，因此相同质量的气态烷烃完全燃烧，甲烷的耗氧量最高。点燃纯净的甲烷，在火焰的上方罩一个干燥的烧杯，很快就可以看到有水蒸气在烧杯壁上凝结；倒转烧杯，加入少量澄清石灰水，振荡，石灰水变浑浊。说明甲烷燃烧生成水和二氧化碳。将甲烷气体收集在高玻璃筒内，直立于桌上，移去玻璃片，迅速将内放有燃烧蜡烛的燃烧匙伸入筒内，烛火立即熄灭，但瓶口有甲烷在燃烧，发出淡蓝色的火焰。这说明甲烷可以在空气中安静燃烧，但不助燃。用大试管以排水法先从氧气贮气瓶里输入氧气（2/3体积），然后再通入1/3体积的甲烷，用橡皮塞塞好，从水中取出。将试管颠倒数次，使气体充分混合。用布将试管外面包好，使试管口稍微下倾，拔去塞子，迅速用燃着的小木条在试管口引火，即有尖锐的爆鸣声发生。这个实验虽然简单，但容易失败。点燃玻璃导管口溢出的甲烷，把玻璃导管放入储满氯气的瓶中，甲烷将继续燃烧，发出红黄色的火焰，同时可见黑烟和白雾。黑烟是碳黑，白雾是氯化氢气体和水蒸气形成的盐酸雾滴。

（3）加热分解：在隔绝空气并加热至1000℃的条件下，甲烷分解生成碳黑和氢气。

$$CH_4 =（1000℃）= C + 2H_2$$

氢气是合成氨及汽油等工业的原料；碳黑是橡胶工业的原料。

（4）形成水合物：甲烷可以形成笼状的水合物，甲烷被包裹在"笼"中，也就是我们常说的可燃冰。可燃冰是在一定条件下（合适的温度、压力、气体饱和度、水的盐度、PH值等），由水和天然气在中高压和低温条件下混合时组成的类冰的、非化学计量的、笼形结晶化合物（碳的电负性较大，在高压下能吸引与之相近的氢原子形成氢键，构成笼状结构）。可用 $mCH_4 \cdot nH_2O$ 来表示，m代表水合物中的气体分子，n为水合指数（即水分子数）。

可燃冰主要储存于海底或寒冷地区的永久冻土带，较难寻找和勘探。新研制的灵敏度极高的仪器可以实地即时测出海底土壤、岩石中各种超微量甲烷、乙烷、丙烷及氢气的精确含量，由此判断出可燃冰资源存在与否和资源量等各种指标。甲烷含量超过99%的天然气水合物又称为甲烷水合物。

3. 制备方法

（1）细菌分解法：将有机质放入沼气池中，控制好温度和湿度，甲烷菌迅速繁殖，将有机质分解成甲烷、二氧化碳、氢、硫化氢、一氧化碳等，其中甲烷占60%～70%。经过低温液化，将甲烷提出，可制得廉价的甲烷。

（2）合成法：在催化剂作用下，二氧化碳与氢生成甲烷和氧，之后再提纯，反应方程式为 $CO_2 + 2H_2 = CH_4 + O_2$；使碳蒸气直接与氢反应，同样可制得高纯度的甲烷。

（3）实验室制法：无水醋酸钠固体（CH_3COONa）和碱石灰（NaOH 和 CaO）发热制取甲烷。

反应方程式：$CH_3COONa + NaOH \longrightarrow Na_2CO_3 + CH_4 \uparrow$（CaO 做干燥剂）

收集：排水法（不能用向下排空气法收集）。

特点与注意事项：必须用无水醋酸钠与干燥的碱石灰反应来制取甲烷，若醋酸钠晶体或石灰不干燥，均不能产生甲烷气体。

4. 主要用途　甲烷是一种很重要的燃料，是天然气的主要成分，约占87%。在标准压力的室温环境中，甲烷无色、无味；家用天然气有特殊味道，是为了安全而添加的人工气味，通常使用甲硫醇或乙硫醇。在一个大气压力的环境中，甲烷的沸点是 –161℃。空气中的瓦斯含量只要超过5%～15%就十分易燃。液化的甲烷不会燃烧，除非在高压的环境中（通常是4～5个大气压力）。中国国家标准规定，甲烷气瓶为棕色、字体为白色。

甲烷高温分解可得碳黑和氢气，碳黑可作颜料、油墨、油漆以及橡胶的添加剂等。甲烷取代反应的产物氯仿和 $CHCl_4$ 都是重要的溶剂。甲烷在自然界分布广泛，是天然气、沼气、坑气的主要成分之一。甲烷用作热水器、燃气炉热值测试标准燃料；生产可燃气体报警器的标准气、校正气；还可用作太阳能电池，非晶硅膜气相化学沉积的碳源。甲烷也用作医药化工合成的生产原料。

除作燃料外，甲烷大量用于合成氨、尿素和碳黑，还可用于生产甲醇、氢、乙炔、乙烯、甲醛、二硫化碳、硝基甲烷、氢氰酸和1,4-丁二醇等。甲烷氯化可得一、二、三氯甲烷及四氯化碳。

（二）职业接触和国家卫生标准

1. 职业接触　甲烷并非毒气，但其具有高度的易燃性，和空气混合时也可能发生爆炸。甲烷和氧化剂、卤素或部分含卤素之化合物接触会有极猛烈的反应。同时甲烷也是一种窒息剂，在密闭空间内可能会取代氧气。若氧气被甲烷取代后，氧气含量低于19.5%时可能导致窒息。当有建筑物位于垃圾掩埋场附近时，甲烷可能会渗透入建筑物内部，使建筑物内的居民暴露在高含量的甲烷之中。某些建筑物在地下室设有特别的恢复系统，会主动捕捉甲烷，并将之排出。

2. 国家卫生标准　中国 MAC（mg/m^3）为250。

（三）检测方法

甲烷的检测方法有气相色谱法[2]、可燃溶剂所显色法、滴定分析法[3]。

（四）代谢吸收

甲烷的侵入途径为吸入，甲烷对人体基本无毒，但浓度过高时，会使空气中的氧含量明显降低，使人窒息，严重者会导致死亡。甲烷可经肺泡进入血液，很快与红细胞相结合，形成碳氧血红蛋白，使血红蛋白失去运输氧的能力，造成缺氧血症，同时还能抑制呼吸，导致一系列中枢神经症状。

（五）毒作用机制

甲烷属微毒类，故允许其安全地扩散到大气中或当做燃料使用。有单纯性窒息作用，在高浓度时因缺氧窒息而引起中毒。空气中浓度达到25%～30%对出现头晕、呼吸加速、运动失调。有实验显示小鼠和家兔吸入42%浓度的甲烷60 min，对动物具有麻醉作用。

（六）临床表现

在临床症状上将甲烷中毒分为轻型、中型和重型。轻型表现为进入有甲烷气体的暴露空间内，立即昏倒，不省人事，脱离此空间后呼吸加快，在数分钟后可以苏醒。中型中毒的患者脱离暴露空间，出现阵发性呼吸加快、全身强直性痉挛、昏迷、面色苍白、心跳呼吸加快，瞳孔起初缩小，后转为正常。在治疗好转后，大多数患者不能回忆起发生过的事，辨别时间、地点的能力也会出现暂时障碍。重型中毒的患者在暴露空间内晕倒后仅有微弱的抽搐，一般没有痉挛，呼吸停止后继而心跳停止。

（七）诊断和处理原则

1. 诊断　甲烷（瓦斯）接触史，并结合临床症状进行诊断。

2. 处理

（1）泄漏应急处理：迅速使泄漏污染区人员撤离至上风处，并进行隔离，严格限制出入。切断火源。建议应急处理人员戴自给正压式呼吸器，穿消防防护服。尽可能切断泄漏源。合理通风，加速甲烷扩散。喷雾状水稀释、溶解甲烷。构筑围堤或挖坑，收容产生的大量废水。如有可能，将漏出气用排风机送至空旷之处，或使用适当喷头烧掉。也可以将漏气的容器移至空旷处，注意通风。妥善处理漏气容器，修复、检验后再用。

（2）急救措施

1）皮肤或眼接触：皮肤或眼接触液态甲烷会被伤，应及时就医。

2）吸入：迅速脱离现场至空气新鲜处。保持呼吸道通畅。如呼吸困难，给氧。如呼吸停止，立即进行人工呼吸，就医。

3）灭火方法：切断气源。若不能立即切断气源，则不允许熄灭正在燃烧的气体。喷水冷却容器，如可能，将容器从火场移至空旷处。

4）灭火剂：雾状水、泡沫、二氧化碳、干粉。

（八）预防、安全与劳动保护措施

1. 预防

（1）运输

危险货物编号：21007。

UN编号：1971。

包装类别：O52。

包装方法：钢质气瓶。

运输注意事项：采用钢瓶运输时必须戴好钢瓶上的安全帽。钢瓶一般平放，并将瓶口朝向同一方向，不可交叉；高度不得超过车辆的防护栏板，并用三角木垫卡牢，防止滚动。运输车辆应配备相应品种和数量的消防器材。装运该物品的车辆排气管必须配备阻火装置，禁止使用易产生火花的机械设备和工具装卸。严禁与氧化剂等混装混运。夏季应早晚运输，防止日光曝晒。中途停留时应远离火种、热源。公路运输时要按规定路线行驶，勿在居民区和人口稠密区停留。铁路运输时要禁止溜放。

（2）储存：储存于阴凉、通风的库房。远离火种、热源。仓库内温度不宜超过 30℃。应与氧化剂等分开存放，切忌混储。采用防爆型照明、通风设施。禁止使用易产生火花的机械设备和工具。存储区应备有泄漏应急处理设备。

工程控制：生产过程密闭，全面通风。

其他有害作用：该物质对环境可能有危害，对鱼类和水体要给予特别注意。还应特别注意对地表水、土壤、大气和饮用水的污染。

（3）操作：密闭操作，全面通风。操作人员必须经过专门培训，严格遵守操作规程。远离火种、热源，工作场所严禁吸烟。使用防爆型的通风系统和设备。防止气体泄漏到工作场所。避免与氧化剂接触。在传送过程中，钢瓶和容器必须接地和跨接，防止产生静电。搬运时轻装轻卸，防止钢瓶及附件破损。配备相应品种和数量的消防器材及泄漏应急处理设备。

（4）废气处理：处置前应参阅国家和地方有关法规。建议用焚烧法处置。

（5）法律法规：化学危险物品安全管理条例（1987 年 2 月 17 日国务院发布）、化学危险物品安全管理条例实施细则（化劳发 [1992] 677 号）、工作场所安全使用化学品规定（劳部发 [1996] 423 号）等法规，针对化学危险品的安全使用、生产、储存、运输、装卸等方面均作了相应规定；常用危险化学品的分类及标志（GB 13690-92）将该物质划为第 2.1 类易燃气体。

2. 健康危害及环境影响

（1）健康危害：甲烷对人体基本无毒，但浓度过高时，可使空气中的氧含量明显降低，使人窒息。当空气中甲烷达 25% ～ 30% 时，可引起头痛、头晕、乏力、注意力不集中、呼吸和心跳加速、共济失调。若不及时远离，可致窒息死亡。皮肤接触液化的甲烷，可致冻伤。

（2）环境影响：甲烷也是一种温室气体。分析显示，以单位分子数而言，甲烷的温室效应比二氧化碳强 25 倍。这是因为大气中已经有相当多的二氧化碳，以致许多波段的辐射早已被吸收殆尽，因此大部分新增的二氧化碳只能在原有吸收波段的边缘发挥吸收效应。相反，一些数量较少的温室气体（包括甲烷在内），所吸收的是尚未被有效拦截的波段，所以每多一个分子都会提供新的吸收能力。

3. 防护措施

（1）呼吸系统防护：一般不需要特殊防护，但建议在特殊情况下，佩戴自吸过滤式防毒面具（半面罩）。

（2）眼的防护：一般不需要特别防护，高浓度接触时可戴安全防护眼镜。

（3）身体防护：穿防静电工作服。

（4）手防护：戴一般作业防护手套。

（5）其他：工作现场严禁吸烟。避免长期反复接触。进入限制性空间或其他高浓度区作业，必须有人监护。

4. 煤矿瓦斯爆炸防治对策　　中国是世界第一产煤大国，虽然究竟有多少大大小小的矿井、有多少矿工至今仍没有一个确切的数字，但中国煤矿企业发生的安全事故居世界首位却有据可查。统计分析显示，我国一次死亡 10 人以上的煤矿重特大瓦斯事故死亡人数占煤矿事故死亡人数的 69.5%，一次死亡百人以上的重特大瓦斯事故死亡人数占 65.4%，国外一次死亡 30 人以上的重特大瓦斯事故死亡人数占 95.3%，故煤矿瓦斯爆炸防治尤为重要[4]。随着中国煤矿逐渐进入深部开采阶段，高瓦斯、突出矿井增多，瓦斯涌出量增加；地温升高，矿下压力增大，煤自燃与摩擦撞击火花出现概率增大；加之深部开采矿井通风系统也更为复杂，瓦斯爆炸事故的发生概率及危害性也会增大[5]。近年来，中国煤矿重大瓦斯爆炸事故呈现多发趋势。煤矿瓦斯爆炸事故一般都具有突发性强、危害性大的特点，一旦发生，不仅造成巨大的经济损失，而且造成多人伤亡，甚至矿毁人亡，带来极为不良的政治影响和经济后果[6]。

（1）瓦斯事故发生原因分析：造成瓦斯事故发生的原因是多方面的，除井下矿工开采高达95%、贮存条件差、灾害严重、小煤矿多、机械化和信息化程度低、行业管理弱等原因外，违法违章开采、培训效果不佳、缺少实用的安全生产技术是造成煤矿瓦斯事故发生的主要原因。

1）不按照《煤矿安全规程》等要求装备设备：例如，部分煤与瓦斯突出矿井没有装备瓦斯抽放（采）设备和煤矿安全监控系统，将非防爆电气设备用于煤矿井下爆炸性环境，供电系统存在安全隐患，电气设备超期服役，自然通风问题等。

2）设备维护不及时：例如，部分设备带病工作、电气设备失爆等。

3）从业人员素质低：例如，部分机电矿长不知道怎样查找电气设备失爆原因，不知道各种类型的防爆电气设备的使用环境，部分安全监测工不能正确设置和调校甲烷传感器，部分矿工不会使用逃生的自救器等。

4）安全生产意识淡薄：部分领导和职工抱着侥幸的心理，违章建设、违章开采、违章指挥、违章作业，超强度、超能力、超定员生产；部分经营者缺乏安全生产意识，将安全生产写在纸上、说在嘴上，应付检查。

5）培训效果不理想：例如，部分培训教师业务水平低，照本宣科，个别教材东拼西凑，存在严重错误。

6）科学技术不能满足煤矿安全生产的需要[7-8]：煤矿安全生产急需解决的一些科学技术问题还未解决，部分研究成果脱离实际，不能用于煤矿安全生产。

（2）防治对策

1）加强煤矿安全监管、监察力度。各级地方政府及有关行业管理、安全管理部门、各煤矿安全监察机构，对于煤与瓦斯突出矿井和突出灾害的防治工作，要加强管理、监督和加强指导。针对乡镇煤矿煤与瓦斯突出存在的技术和管理薄弱环节，开展专项安全检查和整改。有效制止突出矿井不实施"四位一体"综合防突措施、有动力现象而不申请鉴定行为，督促企业做好防突工作，及时消除突出事故隐患。

2）提高乡镇煤矿煤与瓦斯突出矿井安全准入条件。国家应抓紧制定《乡镇煤矿煤与瓦斯突出矿井安全生产基本条件》行业标准，并贯彻实施。在该标准中，不但应规定乡镇煤与瓦斯突出矿井安全生产的技术条件，而且应规定安全生产的技术人员条件。对达不到煤与瓦斯突出矿井安全生产基本条件的乡镇煤矿应限期整改，对逾期仍达不到条件的矿井应坚决予以关闭。

3）加强煤与瓦斯突出严重矿井的跟踪监察。建立煤与瓦斯突出严重矿井跟踪监察制度，对于煤与瓦斯突出严重矿井，特别是发生过千吨级以上特大型突出的矿井实行跟踪监察，重点监察这些矿井的瓦斯灾害综合治理规划、瓦斯抽采设计、瓦斯抽采效果、突出防治基本工程到位情况，监督"四位一体"综合防突措施的执行情况。

4）加强煤与瓦斯突出矿井的基础管理工作。要从矿井防突技术卡片的填报做起，建立统一、规范的煤与瓦斯突出资料统计上报制度，委托国家煤矿安全监察局授权单位每年开展一次煤与瓦斯突出防治工作专题研究，不断推动矿井突出防治工作，同时为国家煤矿安全监察工作提供必要的技术支撑。

5）加强煤与瓦斯突出矿井安全培训工作。建议由国家煤矿安全监察局组织，成立"煤与瓦斯突出矿井技术人员和主要负责人技术培训工作"领导小组，负责培训技术指导，组织培训计划的制定、修订、培训教材的编写工作，制定培训考核标准和发证要求。委托煤矿瓦斯防治理论与技术研究力量雄厚的高校承办培训工作，由国家煤矿安全监察局负责培训的考核工作，对考核合格者发培训合格证书，该合格证书将作为煤与瓦斯突出矿井上岗的必备条件。

6）加快煤与瓦斯突出防治相关技术标准的制（修）订工作。应尽快修订《煤矿安全规程》和《防治煤与瓦斯突出细则》中的相关条文，抓紧制（修）订与之相配套的煤与瓦斯突出防治相关技术标准，如《保护层开采技术规范》《突出煤层穿层钻孔预抽煤层瓦斯技术规范》《突出煤层顺层钻孔预抽煤层瓦斯技术规范》等，并加强标准的宣传工作，尽快使煤与瓦斯突出矿井防突工作程序化和制度化。

7）加强煤与瓦斯突出防治技术的推广宣传工作。国家应加强对现有成熟的煤与瓦斯突出防治技术的推广和宣传力度。在国有重点煤矿的突出矿井贯彻"区域性治理为主，局部治理为辅"的突出灾害治理理念，大力推广保护层开采和预抽煤层瓦斯等区域性防突技术，进一步完善"四位一体"综合防突措施。针对乡镇煤矿开采深度浅、突出危险性相对较弱和突出防治基础薄弱的特点，重点推广正规采煤方法，完善矿井通风系统、监测监控系统和瓦斯抽采系统，建立健全突出防治队伍，配齐突出防治技术装备，坚决贯彻落实"四位一体"综合防突措施。

8）加强煤与瓦斯突出防治的科学研究工作。国家应重视煤与瓦斯突出防治技术研究工作，形成多层次的综合投入保障机制。首先要设法稳住突出防治技术专业研究队伍，加强防突基础和关键技术研究工作，针对全国普遍存在的技术难题，深入开展突出机制、预测和防治技术等方面的研究；其次根据产、学、研相结合的原则，组织科技攻关，研究突出危险煤层安全钻进等技术难题；针对有突出危险性的集约化矿井，开展能够满足快速采掘要求的防突新技术研究工作等；树立依靠科技进步治理煤与瓦斯突出的思想理念，形成防突技术基础研究、应用研究的技术储备。

9）加强煤与瓦斯突出灾害防治工作的指导和服务国家煤矿安全监察局。应加强对煤与瓦斯突出灾害防治工作的指导和服务，煤矿企业、科研院所、安全监察和监管等相关单位应定期集会，共同分析典型煤与瓦斯突出案例，交流煤与瓦斯突出防治工作经验，推广先进技术，这将有利于预防煤与瓦斯突出事故。建议在国家煤矿安全监察局的领导下，每年组织召开全国煤矿煤与瓦斯突出防治会议，以推动防突工作获得新进展，促进煤矿安全形势整体好转[9]。

（九）典型案例

2005 年 2 月 14 日，辽宁阜新矿业集团孙家湾煤矿发生特大瓦斯爆炸事故，造成 214 人死亡。2007 年 8 月 17 日，山东省新泰市华源矿业公司煤矿发生地表水灌入矿井，172 名矿工下落不明[10]。2008 年 9 月 21 日 1 时 30 分，河南省登封市郑州广贤工贸有限公司新丰二矿发生特别重大煤与瓦斯突出事故，最终核实，当班入井 108 人，其中 64 人安全升井，7 人经抢救脱险，37 人遇难。该矿为乡镇煤矿，属技术改造矿井，设计生产能力 15 万吨 / 年，属煤与瓦斯突出矿井[11]。

2010 年 3 月 28 日 13 时 40 分左右，华晋焦煤公司王家岭煤矿发生一起特别重大透水事故，造成153 人被困，经全力抢险，115 人获救，38 人遇难。

这些事故或灾难的发生与扩大，都说明了对突发事故或灾难应对不足，有关方面的应急救援预案不完善。所以进行应急救援预案研究是预防事故或灾难的需要，是保障国家经济建设顺利进行的需要，是创建和谐社会的需要[12]。从以往众多煤矿安全生产事故中可以看出，发生事故后，由于对煤矿伤亡事故及其灾害估计不足，对可能发生的灾害没有事先拟定的应急处理计划，拖延了抢险时间，错过时机，最终酿成恶性事故[13]。所以，煤炭企业要强化安全管理，就必须建立应急救援预案，采取一切有效措施，通过应急计划和应急措施，在事故发生后，实现"快速、有序、有效"的应急救援，防止事故扩大，将事故对人员、财产和环境造成的损失降至最低，确保矿区稳定。

二、乙烷中毒

（一）理化性质

乙烷（ethane，C_2H_6）为无色无臭气体。分子量为 30.069，沸点 –88.6℃，熔点为 –183.3℃，闪点为 –135℃，相对密度为 0.45（水 = 1），相对蒸气密度为 1.04（空气 = 1），爆炸极限为 3.2% ~ 12.45%。乙烷不溶于水，微溶于乙醇、丙酮，溶于苯。

（二）职业接触和国家卫生标准

油田气或天然气除主要含甲烷以外，还含有少量乙烷、丙烷或其他更多碳原子的烃，在天然气中的含量约 5% ~ 10%，仅次于甲烷。由天然气深冷分离而得的析液，主要以乙烷、丙烷、丁烷为主要组分的轻质烃类混合物。另外由于乙烷可以作为制造乙烯及氯乙烷、溴乙烷等的卤代烃，也可以作为冷冻剂及原料，所以在生产和使用过程中均会有机会接触。

目前我国在职业接触限值方面未制定标准；前苏联制定的标准为 MAC（mg/m³）300。

（三）毒性及临床表现

乙烷浓度在 50% 以下时，没有毒作用；高浓度时，由于置换空气中的氧气而引起缺氧，致单纯性窒息。有研究表明，豚鼠接触浓度为 2.2% ~ 5.5% 的乙烷 2 h，表现为轻微的呼吸不规则，立即停止接触后可迅速恢复。空气中浓度大于 6% 时，出现眩晕、轻度恶心、麻醉症状；达 40% 以上时，可引起惊厥，甚至窒息死亡。截至 2012 年，乙烷没有已知的毒性或者其他紧急威胁，也没有乙烷致癌的迹象。

三、丙烷中毒

（一）理化性质

丙烷（propane，C_3H_8）常温下为无色、无臭气体。易燃、易爆。化学性质稳定。分子量 40.09，熔点 –187.7℃，沸点 –42.17℃，蒸气密度 1.52 g/L，爆炸极限为 2.1% ~ 9.5%，在 650℃时分解为乙烯和乙烷。

（二）职业接触和国家卫生标准

丙烷主要存在于油田气、天然气、炼厂气中。用于制造乙烯、丙烯、含氧化合物和低级硝基烷。也可用作冷冻剂和燃料标准。在生产或使用过程中均有机会接触。接触途径主要为吸入和经皮肤吸收。目前对于丙烷尚未制定卫生标准，但对于人短暂接触 10 000 ppm（1%，V/V）丙烷，不引起症状；2%（V/V）以下，觉察不到气味；1 000 000 ppm（10%，V/V）以下，虽然没有眼、鼻或呼吸道刺激症状，但有轻微头晕；高浓度时可出现麻醉症状，意识丧失，极高浓度或可窒息。可用气相色谱法、可燃气体检测报警仪对丙烷进行检测。

（三）毒性

丙烷毒性较低，属于微毒类，对于皮肤和眼没有刺激，为单纯的麻醉剂，直接接触可致冻伤。

1. 急性毒性　丙烷浓度小于 3600 mg/m³ 时没有明显作用。大鼠、小鼠吸入混合气体 50 g/m³（丙烷 50.15%，乙烷 19.3%，丙烯 15.1%），没有中毒症状；达到 50 ~ 65 g/m³ 时出现条件反射异常；110 ~ 126 g/m³ 时，表现为麻醉状态，部分动物为深度麻醉，但未出现死亡。同时研究发现，丙烷浓度为 1% 时使犬血流动力学改变，为 3.3% 时可降低心肌收缩力，致使主动脉压下降，心输出量减少，肺血管阻力增加。对于猴进行动物实验发现，丙烷浓度为 10% 时对心肌产生影响，为 20% 时对呼吸系统影响加重，出现呼吸抑制。而人在丙烷浓度为 1% 时无影响，为 10% 时出现轻度头晕，但没有刺激症状。

2. 慢性中毒　每日暴露于丙烷为主的混合气（8.5 ~ 12.16 g/m³）中 2 h，连续 6 个月，动物体重略低于对照组，但无其他症状。浮游实验时间略短。神经活动早期 2 个月以抑制为主，后期以兴奋为主。体温调节有轻微改变，早期低，后期趋于正常。血红蛋白轻度减少，脱离接触后可以恢复。组织学仅有轻微变化，表现为肺少量出血，肝、肾有不明显的蛋白变性。

（四）临床表现

接触较高浓度丙烷、丁烷混合气，可出现头晕、头痛、兴奋或嗜睡、恶心、呕吐、流涎，血压较低、脉率慢、神经生理反射减弱，但不出现病理反射。严重者可出现麻醉状态，甚至意识障碍。

长期接触低浓度的 100 ~ 300 g/m³ 的丙烷、丁烷者，出现头晕、头痛、睡眠障碍、易疲倦、情绪不稳定及多汗、脉搏不稳、立毛肌反射增强、皮肤划痕症等自主神经功能紊乱现象，并有发生肢体远端感觉减退者。

四、丁烷中毒

（一）理化性质

丁烷（butane，C_4H_{10}）一般指正丁烷。分子量 58.12，沸点为 -0.5℃，熔点为 -138℃，无色气体微溶于水。化学性质比较稳定。与空气混合能形成爆炸性混合物，遇明火、高热能引起燃烧爆炸。

（二）职业接触和国家卫生标准

存在于油田气、湿天然气和裂化气中，如石油化工轻油裂解制乙烯装置中，联产的碳四烃，约为乙烯产量的 40%；石油炼厂催化裂化装置所产的碳四烃，约占装置处理量的 6%，经分离可得丁烷。同时，丁烷可以制造丙烯己二醇及其氧化物，或制造聚氨酯泡沫和树脂，在生产和使用过程中均可接触。丁烷的职业接触主要为吸入，但目前我国未制定相关的卫生标准。

（三）毒性

正、异两种丁烷均为低毒性，主要为麻醉和刺激作用。吸入后，丁烷分布于各个组织器官，尤其是脂肪含量高的组织，在体内可以被肝微粒体酶氧化成丁醇和异丁醇。丁烷的毒性主要为急性毒性，未见慢性毒性的报告。

正丁烷大鼠 LC_{50} 为 658 g/m³（4 h），小鼠为 680 g/m³（2 h）。测得对小鼠的麻醉作用为 13%，25 min。人体在 23.73 g/m³ 浓度下，10 min 出现嗜睡反应，但是没有全身作用，引起窒息和麻醉需要的浓度很高。

（四）临床表现

丁烷急性中毒表现为头晕、头痛、嗜睡、恶心等，重者会出现昏迷。长期接触会出现头晕、头痛、睡眠障碍等。

（五）处理方法

迅速脱离现场至空气新鲜处。保持呼吸道通畅。如呼吸困难，吸氧。如呼吸停止，立即进行人工呼吸，就医。

五、己烷中毒

（一）理化性质

己烷（hexane，C_6H_{14}）属饱和脂肪烃类，常见的有正己烷 [$CH_3(CH_2)CH_3$] 和新己烷 [$(CH_3)_3CCH_2CH_3$]。常态下为微有异臭的液体，易挥发，有汽油味道。分子量86.18。正己烷沸点为68.74℃，新己烷沸点为49.7℃。几乎不溶于水，溶于醚、醇和氯仿等多数有机溶剂。商品正己烷常含有一定量的苯和其他烃类。

（二）职业接触和职业卫生标准[14]

在从石油馏分、炼厂气、天然气中分离正己烷的过程中会有职业接触。存在于食品制造业的粗油浸出，塑料制造业的丙烯溶剂回收，日用化学品制造业的花香溶剂萃取等操作过程；印刷、五金、电子等行业中使用的除污清洁剂，皮革鞋业中使用的黏合剂等等制备过程均可接触己烷；用作航空及车汽油添加剂时，新己烷有很高的辛烷值，也有接触机会。正己烷的职业卫生标准PC-TWA为100 mg/m³，PC-STEL为180 mg/m³。

（三）毒代动力学

1. 吸收　正己烷虽可经呼吸道、消化道、皮肤进入机体，但职业中毒仅见于经呼吸道吸收者。正己烷吸收入血有剂量-反应关系。大鼠暴露于浓度1.76 g/m³、3.52 g/m³、10.56 g/m³和36 g/m³的正己烷，血中正己烷半衰期在1～2 h之间；人体接触0.36 g/m³浓度正己烷，安静状态下血半衰期为94 min。人接触正己烷0.31～0.44 mg/m³及其他溶剂，测定呼出气体正己烷浓度，平均吸收27.8%±5.3%，呼吸道存留5.6%±5.7%[15,16]。

2. 分布　正己烷在体内分布与器官的脂肪含量有关，主要分布于脂肪含量高的器官，如脑、肾、肝、脾、睾丸等。

3. 转化　正己烷的生物转化主要在肝，微粒体细胞色素P450及细胞色素C直接参与其氧化代谢。代谢产物有2-己醇、3-己醇、2-己酮（甲基正丁基甲酮）、2,5-己二酮等。2,5-己二酮是正己烷代谢的终产物，也是正己烷中毒的主要神经毒物。正己烷及其代谢产物自肺和肾排出，人体经肺排出50%～60%的正己烷。

（四）毒性

正己烷属低毒类，但其毒性较新己烷大，且具有高挥发性、高脂溶性，并有蓄积作用。毒作用为对中枢神经系统的轻度抑制作用，和对皮肤黏膜的刺激作用。长期接触可致多发性周围神经病变。

1. 急性毒性　正己烷小鼠吸入的LC为120～150 g/m³（2 h），麻醉浓度为100 g/m³（1 h）。大鼠经口LD_{50}为24～29 ml/kg。兔涂皮2～5 ml/kg（4 h），引起共济失调与躁动。人吸入单纯正己烷1.8 mg/m³，3～5 min，无刺激；2.88 g/m³，15 min，出现眼及上呼吸道的刺激症状；5.04～7.2 g/m³，10 min，出现恶心、头痛、眼及咽部有刺激；18 g/m³，10 min，出现眩晕、轻度麻醉。经口中毒可出现恶心、呕吐等消化道刺激症状及急性支气管炎，摄入50 g可致死。溅入眼内可引起结膜刺激症状。但由于正己烷有高挥发性和高脂溶性，可在体内蓄积并具有神经毒性，因而可认为是高危险性毒物。

2. 慢性毒性　正己烷的神经毒性最初表现为周围神经远端感觉、运动功能障碍，继续接触则病变向近端发展。临床表现与轴索结构改变相平行，最初损伤发生在远端最长、最粗的感觉和运动神经轴索。严重者可引起肝、肾损害。大鼠每日吸入2.76 g/m³共143天，仅夜间活动减少，但体重、血常规、血清蛋白与对照组无明显差异，处死后组织学检查见网状内皮系统有轻度反应，末梢神经有髓鞘退行性变、轴突轻度变性、腓肠肌肌纤维轻度萎缩；18 g/m³，每周16 h，共4周，周围神经运动传导速度明显下降，肌力降低。小鼠吸入 $0.36\ \mathrm{g/m^3}$，每周 6 天，共 1 年，未引起神经病；吸入 $0.9\ \mathrm{g/m^3}$，引起轻度神经病；吸入 $1.8\ \mathrm{g/m^3}$，出现步态不稳、肌萎缩。长期职业性低浓度接触正己烷的工人有头痛、乏力、失眠、恶心、咳嗽等，也可引起肝、肾损害，肌肉震颤和眼球震颤。皮肤接触有刺激作用，皮肤干燥、皲裂和脱屑。蒸气对眼、鼻、咽喉有刺激作用。可发生周围神经病，特点是隐匿性和进展缓慢。轻症者多为远端感觉型周围神经病；较重者出现运动型周围神经病；严重者可发生下肢瘫痪及肌肉萎缩，并可伴有自主神经功能障碍。

（五）临床表现

1. 急性中毒　在吸入高浓度正己烷后数分钟即出现头痛、头晕、恶心、呕吐、胸闷、乏力，以及眼球结膜和咽部充血等黏膜刺激征。严重中毒者出现昏迷。

2. 慢性中毒　长时间接触低浓度正己烷可引起多发性周围神经病。起病隐匿而缓慢。

轻症：主要表现为肢体远端感觉型神经病，四肢远端麻木等感觉异常是最常见的早期症状。体检发现四肢远端痛觉、触觉、振动觉等感觉减退，呈典型的手套、袜套样分布，同时伴跟腱反射减弱。

重症：出现运动型神经病。首先表现为下肢远端无力，合并肌肉疼痛或痉挛，腓肠肌压痛。腱反射消失较少，且仅限于跟腱反射。神经肌电图检查显示神经源性损害。上肢较少受累。感觉运动型多发性周围神经病也以运动障碍为主，触、痛觉消失限于四肢远端手足部，震动觉、位置觉仅轻度减退。严重者出现下肢瘫痪及肌肉萎缩，并伴有自主神经系统功能障碍。慢性正己烷中毒患者，脱离原工作环境后 3 ~ 4 个月病情仍可继续发展，但一般在 6 ~ 30 个月内逐步好转，感觉障碍的恢复较运动障碍快，肢体近端的恢复较远端快。

（六）实验室检查

1. 尿正己烷与 2,5- 己二酮　研究发现上述两者含量均与环境中正己烷浓度正相关，尤其 2,5- 己二酮是较好的监测指标。有报道显示，暴露于 $144\ \mathrm{mg/m^3}$ 正己烷环境与约 $2.2\ \mathrm{mg/L}$ 2,5- 己二酮相对应。

2. 脑脊液与生化检查　偶见蛋白增高，神经纤维变性可能已达至脊神经根。

3. 肌电图检查　轻者肌肉最大收缩时呈混合相，肌肉小力收缩时，20 个运动单位平均时限延长 20% 以上，多相电位增多（大于 20%）或出现自发电位。重者出现正锐波、纤颤电位及肌肉动作电位波幅降低。

4. 神经传导速度测定　轻者可正常或属正常下限，重者神经传导速度进行性减慢，并与肌无力程度成正比。

5. 神经活检　轻者光镜及电镜检查正常，或偶见神经肌肉接头或肌肉神经细支异常；中、重者结旁轴突极度肿胀，伴髓鞘回缩。电镜见轴突肿胀，包括 10 nm 神经微丝积聚，也有脱髓鞘、髓鞘再生与正常再生。

（七）诊断及鉴别诊断

根据长期密切接触正己烷的职业史，以及以多发性周围神经损害为主的临床症状、体征和神经 - 肌电图改变，尿正己烷、2,5- 己二酮测定结果，结合现场卫生学调查和空气中正己烷浓度测定资料，排除其他病因引起的周围神经病后，可诊断正己烷中毒。

有多发性周围神经病的患者应尽早脱离接触，及时治疗。为保证职业安全、预防正己烷引起多发性周围神经病，有学者认为生产环境正己烷的安全浓度应低于 $180\ \mathrm{mg/m^3}$。

（八）预防与控制[16-17]

正己烷职业中毒可能原因分析：①厂房在建造施工时未安装有效的通风排毒系统，生产工艺简陋；②工厂没有完善的职业卫生管理制度，工人上岗前没有进行必要的职业卫生知识培训，不了解正己烷的危害性，有些工人甚至用正己烷洗手、抹桌子等，缺乏自我保护意识；③工人在工作期间，防护措施不够，没有佩戴橡胶手套和防毒口罩的习惯，或虽然佩戴橡胶手套和普通口罩，正己烷仍可经呼吸道进入体内；④超时劳动即连续接触毒物时间较长，不利于毒物排泄和体内代谢。

因此，必须加强职业卫生监督与管理，加大职业卫生执法力度，禁止使用无厂名厂址、无产品合格证、无中文警示说明的三无产品，从源头上杜绝使用正己烷含量过高的胶水和溶剂，或者尽量用无毒或低毒物质代替本品作溶剂。使用含正己烷溶剂，应尽量保持密闭，以减少其蒸气逸出。车间应安装有效的通风装置。加强个人防护，不在车间吸烟、进食。用人单位要增加职业病防护设施的投入，使用有毒物品的作业场所要安装抽风排毒装置，向劳动者提供合格有效的个人防护用品，防止毒物经呼吸道和皮肤吸收。要开展职业卫生培训，开展上岗前、在岗期间及离岗时的职业健康检查，及时发现、妥善安置正己烷中毒患者或疑似职业病患者住院检查、治疗。

（关亚丽）

第二节 有机溶剂中毒

有机溶剂是矿山开采，尤其是石油行业及炼制工艺常见的中毒因素，主要包括二氯乙烷、二硫化碳以及各种苯系物。在矿山开采、石油炼化、煤进行干馏等过程均存在暴露，长时间接触或短时间大剂量接触，即可出现中毒现象。本节针对二氯乙烷、二硫化碳及苯等的理化性质、接触途径、毒性分布及预防处理措施进行介绍，对矿山工艺与安全管理具有重要的理论指导意义。

一、二氯乙烷中毒

（一）理化性质

二氯乙烷（dichloroethane，CH_3CHCl_2）分两种异构体：1,2- 二氯乙烷为对称异构体，1,1- 二氯乙烷为不对称异构体。室温下为似三氯甲烷（氯仿）气味的无色液体。分子量为98.97。对称体相对密度为1.26（水 = 1），相对蒸气密度为3.35（空气 = 1），熔点 –35.3℃，沸点83.5℃，蒸气压11.60 kPa（25℃），在空气中的爆炸限为6.2% ~ 15.9%。不对称体相对密度为1.174（20/4℃）（水 = 1），相对蒸气密度为3.4（空气 = 1），熔点 –96.7℃，沸点57.3℃，蒸气压30.66 kPa（25℃）。两种结构均难溶于水，溶于乙醇和乙醚。加热分解，会产生光气。易燃，其蒸气与空气可形成爆炸性混合物，遇明火、高热易引起燃烧，并释放有毒气体。其蒸气比重重于空气，能在较低处扩散到相当远的地方，遇火源会着火回燃。

（二）职业接触和国家卫生标准

二氯乙烷在工农业上的应用具有悠久的历史，早在1848年就曾被用做麻醉剂。目前主要用做化学合成原料（如制造氯乙烯单体、乙二胺和苯乙烯等）、工业溶剂和胶黏剂；还用作纺织、石油及电子工业的脱脂剂、汽油的防爆剂，金属部件的清洁剂、咖啡因等的萃取剂等；另外，二氯乙烷还被广泛应用于塑料玩具和电子元器件的黏合，土壤消毒和谷仓、毛毯等的熏蒸剂。由于二氯乙烷使用广泛，产量较高，接触人数较多，职业危害也备受关注。从事二氯乙烷制造、使用及储存等工作的劳动者均有较多的机会接触二氯乙烷。同时，有些工厂设备简陋、通风不良、卫生防护不足，如长时间连续加班，会接触较大量的二氯乙烷，导致急性中毒[18]。

按照 GBZ 2.1-2007 规定，时间加权平均容许浓度（PC-TWA）：7 mg/m³；短时间接触容许浓度（PC-STEL）：15 mg/m³。

（三）毒性及代谢分布

二氯乙烷两种异构体经常按照不同比例存在，其中对称体属于高毒类。大鼠吸入对称体二氯乙烷的 LD_{50} 为 4.05 g/m³，经口 LD_{50} 为 680 g/kg。人口服 15 ~ 20 ml 可致死。应该注意的是二氯甲烷的毒性随着接触时间的延长而增加。动物实验表明，大鼠接触 30 min 的 LD_{50} 为 48.6 g/m³；而每天接触 6 h，连续 5 天，LD_{50} 则为 2.055 g/m³。

对称体二氯乙烷一般易经呼吸道、消化道及皮肤吸收，而职业接触方式，主要为呼吸道吸入。动物实验表明，二氯乙烷进入机体后，可分布于全身多个脏器。假设血中二氯甲烷的含量为 1，那么，其他各脏器中的比率分别为脊髓 0.7，延髓 0.57，小脑、大脑皮质和皮质下结构为 0.15 ~ 2，肝 0.8，肾为 0.44，心 0.36，肾上腺 0.34，脾和胰腺 0.27，肺 0.05 ~ 1。

二氯甲烷进入机体后的代谢途径主要有两条：其一是通过细胞色素 P450 介导的微粒体氧化，产物为 2- 氯乙醛以及 2- 氯乙醇，而后与谷胱甘肽结合；二为直接和谷胱甘肽相结合形成 S-（2- 氯乙基）- 谷胱甘肽，随后可能被转化成谷胱甘肽环硫化离子，这种离子与蛋白质、DNA 或 RNA 形成加合物。对称体 1,2- 二氯乙烷在血液中的生物半衰期为 88 min。动物实验证明，22% ~ 57% 以原形和二氧化碳方式呼出，51% ~ 73% 可经尿排出，0.6% ~ 1.3% 存留于体内。尿中主要代谢物为硫二乙酸和硫二乙酸亚砜。

二氯乙烷毒作用的靶器官主要有神经系统、肝和肾。1,2- 二氯乙烷除了上述毒性外，还具有心脏、免疫毒性和遗传毒性。有研究发现，1,2- 二氯乙烷会导致中毒性脑病，但是具体的毒作用机制目前还不清楚。而在心脏、肝和遗传毒性的作用机制，涉及脂质过氧化、心肌细胞钙离子动力学的改变和谷胱甘肽硫化离子对 DNA 的损伤。

不对称体 1,1- 二氯乙烷毒性较低，属低毒类。其在体内的吸收、代谢过程尚无明确的报道。

（四）病理

染毒动物的病理解剖显示：1,2- 二氯乙烷急性中毒时，会出现肺水肿以及肝、肾损害，偶尔会出现肾上腺皮质的坏死和出血，同时可见肠系膜和肠黏膜出血及心肌退行性病变。有报道显示，猴口服中毒后，出现大脑皮层、脑干及脊髓前角神经细胞渐进性坏死。国内可见有关大鼠 1,2- 二氯乙烷中毒的报道，结果显示大鼠脑干损伤明显，出现水肿、充血和坏死。光镜下可见延髓组织间隙疏松，有淡染液出现；散在的神经元小坏死溶解灶，并出现血灶。电镜检查，早期脑干组织出现轻度水肿，神经纤维间质出现空泡，有些神经元胞浆线粒体嵴的排列紊乱；进一步发展会出现神经纤维脱髓鞘，轴索被推向一侧，神经元细胞胞浆输送，线粒体肿胀，嵴紊乱明显，有些毛细血管内皮细胞呈空泡变性。

Akimo 等报道口服 1,2- 二氯乙烷中毒的 5 例尸解结果，发现有脑水肿、脑脊膜充血及脑白质灰质点状出血。神经细胞急性肿胀，脑桥及延髓胞体胞核融合[19]。

在我国广东的 2 例二氯乙烷急性中毒尸检结果显示：大脑、双侧海马、中脑、脑桥、延髓及小脑扁桃体均出现明显水肿。镜下可见蛛网膜下血管广泛淤血，脑内血管周围间隙增宽，脑膜及脑实质没有出现炎症反应，椎体细胞核胶质细胞周围出现较大空隙，脑组织疏松，脑内未见出血。肺泡壁毛细血管及肺间质毛细血管扩张淤血，多数肺泡内充满粉红色水肿液，部分肺泡呈代偿性肺气肿，少数肺泡间质有白细胞渗出。肝细胞内水肿，可见广泛点状坏死，有白细胞浸润。肾近曲小管上皮细胞水肿。脾急性充血、水肿。其他脏器除淤血症状外无明显病变。

（五）临床表现

二氯乙烷中毒多为吸入对称体 1,2- 二氯乙烷所致，意外误服中毒偶见报道。皮肤接触需要较大剂量才能出现中毒症状。不同侵入途径出现的临床症状基本相同，主要表现为中枢神经系统抑制，胃肠不适，肝肾损伤和黏膜刺激。而 1,1- 二氯乙烷的毒性较低，约为前者的 1/10，迄今未见临床急性中毒的报道。

1. 急性中毒　二氯乙烷急性中毒是短时间内吸入高浓度的二氯乙烷蒸气或经皮肤吸收后发生的以神经系统损害为主的全身性疾病。主要有两期过程：第一期表现为兴奋、激动、头痛、恶心，严重者很快出现神志不清等中枢神经系统抑制；第二期以胃肠症状为主，频繁呕吐、上腹疼痛、血性腹泻，肝大且有按压痛和叩击痛，甚至出现肝坏死，同时出现一定的肾损害，尿中非蛋白氮排出增加，尿蛋白阳性。有报告表明，口服中毒后，会出现低血糖和高血钙。高浓度吸入者，可以很快出现呼吸困难、阵发性抽搐、昏迷、瞳孔扩大、血压下降及酸中毒的表现。

2. 亚急性中毒　亚急性中毒常见于接触时间较长，接触浓度较高，经呼吸道吸入者。近年来国内报道的病例多数为亚急性中毒。临床特点为潜伏期较长，多为数天或十余天；临床特点以中毒性脑病为主，肝、肾及肺水肿较为少见，呈散发发病，起病隐匿，病情可突然恶化，部分患者颅内压增高可反复出现，患者一般不在上班时发病。国内曾有 1 例报道，患者每天接触本品 18 h，连续 5 天后突然发病，迅速出现昏迷、呼吸抑制和癫痫样大发作。国外也有报道工人因修理装有本品和含本品混合物的密闭容器而中毒，入院时情况并不严重，6 h 后病情恶化，昏迷死亡。另外，少数重度中毒患者清醒后，可出现小脑共济失调、肌阵挛或癫痫样大发作，必须及时积极防治。

3. 慢性中毒　长期吸入低浓度二氯乙烷会出现头晕、头痛、乏力、失眠等神经衰弱综合征的表现，同时伴食欲减退、恶心、呕吐等消化道症状，并可有肝、肾损害的表现。有的患者还可见到肌肉和眼球震颤。皮肤反复接触二氯乙烷会出现干燥、脱屑和皮炎。

4. 致癌、致畸、致突变作用　1998 年国际化学品安全规划署（international program of chemical safty，IPCS）公布了 1,2- 二氯甲烷对人或环境的潜在效应评价。通过动物实验发现，1,2- 二氯乙烷摄入会增加大鼠、小鼠的血管肉瘤、胃癌、乳腺癌、肝癌及子宫肌瘤的发生率，小鼠皮肤重复注射或腹腔注射会增加肺癌的发生率，但人群调查结果还不能肯定。另一方面，研究表明 1,2- 二氯乙烷的致畸作用并不明显，通过原核生物、真菌和哺乳动物（包括人类）细胞体外实验证实，1,2- 二氯乙烷具有遗传毒性，能够诱导基因突变及生成 DNA 加合物[20]。

（六）诊断和处理

目前尚缺乏可靠的有助于本病诊断的实验室检测指标。呼出气中 1,2- 二氯乙烷测定仅能作为接触指标，且应在患者脱离接触 10 h 内采样才有意义。

1. 中毒诊断　急性中毒根据确切的职业接触史，结合劳动卫生学调查和临床检查结果，特别是以中枢神经系统为主的临床表现，呼吸道、消化道黏膜刺激症状，以及中毒性肝、肾疾病表现和化验结果综合分析，排除其他类似疾病后方可诊断。职业性 1,2- 二氯乙烷中毒的国家诊断和分级标准（GBZ 39-2002）如下。

（1）观察对象短期接触较高浓度二氯乙烷后，出现头晕、头痛、乏力等中枢神经系统症状，可伴恶心、呕吐或眼及上呼吸道刺激症状，脱离接触后短时间症状消失者。

（2）轻度中毒除上述症状外，出现下列一项表现者：①步态蹒跚；②轻度意识障碍，如意识模糊、嗜睡状态、朦胧状态；③轻度中毒性肝伤；④轻度中毒性肾病。

（3）重度中毒出现下列一项表现者：①意识障碍；②癫痫大发作样抽搐；③脑局灶受损表现，如小脑共济失调等；④中毒或重度肝病。

2. 治疗及处理原则　目前尚无特殊解毒药物，主要采取对症处理。

（1）迅速使将中毒者脱离现场，移至空气新鲜处，脱去污染衣物，并注意保暖。气急者可给予吸氧。

（2）误服者立即以清水洗胃，或催吐和导泻。

（3）以防治中毒性脑水肿为重点。整个病程中，密切观察病情变化，特别要注意脑水肿的突然发生及发病后病情的反复。积极防治脑水肿，降低颅内压。及早应用甘露醇、呋塞米及地塞米松脱水治疗。根据病情调整用药剂量及时间，切勿过早停药，治疗观察时间一般应不少于两周。出现癫痫样发作、肌阵挛，可选用地西泮、卡马西平、丙戊酸钠（镁）或氯硝西泮等。

（4）10% 葡萄糖注射液加维生素 C、氯化钾静脉滴注。呕吐、腹痛明显者，可静脉推注 10% 葡萄糖酸钙 10～20 ml。

（5）有躁动不安或惊厥时可用水合氯醛或针刺疗法，不宜使用巴比妥类药物，忌用吗啡。

（6）禁用肾上腺能药物，以免加重卤代烃类所致的致命性心律失常。

（7）恢复期宜给予高糖、高蛋白、高钙、低脂饮食，禁止饮酒，避免剧烈运动。

（8）其他处理：轻度中毒者痊愈后可恢复工作；重度中毒者恢复后应调离二氯乙烷作业，需要劳动能力鉴定者按照 GB/T 16180 处理。

（七）预防与控制

1. 1,2- 二氯乙烷的生产流程尽量保持密闭化，定期检修设备，严防跑、冒、滴、漏发生。生产场所应具有良好的通风设施。

2. 进入意外泄漏地点或正在熏蒸的仓库内，必须戴好供氧面罩，穿防护衣和戴乳胶手套，离开毒物现场应及时脱换。泄漏后或熏蒸后应注意足够时间的通风和墙壁、地面、物品的清扫工作。

3. 使用本品时，应尽量做到低温操作，并加强局部通风排毒。沾染皮肤、黏膜后应立即以酒精擦去，再用清水反复冲洗干净。禁用本品洗手或洗工作服。

4. 加强对本品的专门保管，标签应清楚、醒目，防止误用、误服。

5. 对 1,2- 二氯乙烷作业工人，应一律就业前体检。有神经精神系统及肝、肾器质性疾病患者，或有视网膜炎、全身性皮肤病者不得上岗。

二、二硫化碳中毒

（一）理化性质

纯品二硫化碳（carbon disulfide，CS_2）为类似氯仿的芳香甜味的流动性液体，但是通常不纯的工业品因为混有其他硫化物（如羰基硫等）而变为微黄色或淡黄色透明液体，有烂萝卜气味。水中浓度为 0.0026 mg/L 时，微臭。性质稳定。常温下易挥发；蒸气压 53.32 kPa（28℃）；蒸气密度为空气的 2.67 倍。闪点 –30℃；熔点 –110.8℃；沸点 46.5℃。不溶于水，溶于乙醇乙醚、无水甲醇、苯、三氯甲烷、四氯化碳等多数有机溶剂；20℃时在水中溶解度为 0.294%。水在二硫化碳中的溶解度小于 0.005%。能溶解脂肪和脂质。相对密度 1.26（水 = 1）；相对蒸气密度 2.64（空气 = 1）。危险标记 7（低闪点易燃液体）；自燃点为 100℃，极易燃，蒸气与空气能形成爆炸性混合物。

（二）职业接触和国家卫生标准

1. 侵入途径　二硫化碳能通过呼吸、皮肤、经口等途径吸收，分布到全身组织器官，特别是脂肪含量丰富的组织器官。进入机体后，可以原形或代谢产物形式排出。

2. 国家卫生标准　不同国家的车间空气中二硫化碳的卫生标准不尽相同。我国卫生部规定工作场所空气中二硫化碳的时间加权平均容许浓度 PC-TWA 为 5 mg/m³。在"关于引发《高毒物品目录》的通知"中将其列为高毒物质，规定其短时间接触容许浓度（PC-STEL）为 10 mg/m³。波兰 1995 年建立的二硫化碳的卫生标准为 8 h 时间加权平均浓度（MAC-TWA）为 18 mg/m³，短时间接触的最高容许浓度为 30 mg/m³。美国将 15 ～ 20 ppm 作为接触二硫化碳的安全阈限值[21-22]。

3. 职业接触 二硫化碳有着广泛的工业用途。职业接触二硫化碳主要是在制造粘胶纤维和玻璃纸过程中，此外也用于硫化橡胶的轧制，以及制造橡胶加速剂、四氯化碳、黄原酸盐等，作为油脂、蜡、漆、树脂、樟脑、橡胶等溶剂，羊毛的去脂剂，衣服去渍剂等。常见中毒原因如下。

（1）使用二硫化碳的工业生产事故：常见用二硫化碳制粘胶纤维的化纤厂拉丝车间，以及制造玻璃纸、硫化橡胶、四氯化碳、硫氰酸盐等化工生产中。由于二硫化碳对金属、木质及橡胶等都有较强的腐蚀作用，故生产设备、管道极易受腐蚀而发生跑、冒、滴、漏或突然破裂等意外事故，导致急性中毒发生。

（2）无防护地使用二硫化碳：在用二硫化碳为羊毛去脂的羊毛加工业，用作衣物去渍剂的干洗业，以及用作熏蒸剂为粮食消毒、灭虫的种库、粮仓，也可因疏于防护，在通风不良环境中作业过久而吸入大量高浓度二硫化碳气体，引起急性中毒。

（3）制造二硫化碳的生产过程中中毒：在用硫蒸气通入燃烧的炭火以制造二硫化碳的生产过程中，如设备简陋或防护措施不周，可因吸入大量逸出的二硫化碳浓蒸气而发生急性中毒。

（三）检测方法

不同环境中二硫化碳的测定方法不同，橡胶、化纤、化工原料等行业排放的废水中，二硫化碳测定的国家卫生标准方法是二乙胺乙酸铜分光光度法；工作场所空气中二硫化碳采用的监测方法有个体活性炭采样、固定点活性炭连续采样以及 1302 型多功能气体监测仪等，采用气相色谱分析法测定空气中二硫化碳浓度及工人的实际接触水平。

（四）毒理学作用

1. 二硫化碳在体内的生物转运

（1）二硫化碳的吸收、分布及清除：二硫化碳容易通过呼吸、皮肤及经口途径吸收，分布到全身组织器官。呼吸是人体吸收二硫化碳的主要途径，吸入气与呼出气中二硫化碳含量约在 1 ～ 2 h 内达到平衡，此时有 40% ～ 50% 在体内存留。由于本品具有不溶于水、易溶于脂肪的特性，故其对血的亲和性显著高于水；对组织的亲和性又高于血，吸入的二硫化碳首先使血饱和，这时只有小部分进入组织。约 2 h 血中达到完全饱和。此后体内的二硫化碳进入组织，最后使组织饱和，组织中饱和度与接触时间成正比，随着时间增加，在各组织中分布趋于均衡。

二硫化碳在血中，红细胞和血浆的摄取比例为 2:1，易从血液体中消失。由于二硫化碳的快速消失，它在人体内的分布形式尚未完全清楚。所吸收的二硫化碳有 10% ～ 30% 被呼出，小于 1% 从尿中排出，少量从母乳、唾液和汗液中排出。其余的 70% ～ 90% 进行生物转化后，以代谢产物形式从尿中排出。所以二硫化碳在人体内的残留时间不长。

（2）二硫化碳在体内的代谢和降解：在人体内，二硫化碳在碱性条件下与血中的甘氨酸结合而生成具有以游离—SH 为特征的甘氨酸硫代氨基甲酸酯，与苯丙氨酸、甲基甘氨酸和天冬氨酸也发生同样的反应。经气相色谱和光电比色的研究证实，二硫化碳与人体内带有一对自由电子的基团（如氨基、巯基）有较大的亲和力，能与其形成二硫代碳酸和噻唑烷酮，即二硫化碳分别与氨基酸和肽的反应产物。二硫化碳可以在肝微粒体内脱硫黄基成硫化碳，并进一步氧化生成二氧化碳。二硫化碳生物转化的最终产物 2- 硫代噻唑烷 -4- 羧酸（TTCA）是其主要代谢产物。二硫化碳在体内最终以原形或代谢产物形式排出。由于 TTCA 的排出依赖肌氨酸酐，且研究表明尿中 TTCA 与肌氨酸酐的比值与工人工作场所空气中二硫化碳浓度呈显著正相关关系，因此用 TTCA 与肌氨酸酐的比值来描述二硫化碳暴露水平更为合适[23]。

（3）二硫化碳的迁移转化：二硫化碳在工业上最重要的用途是制造粘胶纤维，其释放量取决于生产过程，生产 1 kg 粘胶释放 0.02 ~ 0.03 kg 二硫化碳。在生产粘胶短纤维和粘胶薄膜中，每台机器每小时生产 70 ~ 100 kg 和 1 800 ~ 2 000 kg，释放二硫化碳量分别是 1.0 ~ 1.5 kg 和 38 ~ 42 kg。二硫化碳主要通过大气扩散进入空间，也有部分随工业废水排入水体中，部分被动植物吸收。

2. 二硫化碳对人体的影响

（1）急性或亚急性毒性作用：在短时间吸入 3 000 ~ 5 000 mg/m³ 的二硫化碳可发生急性和亚急性中毒，出现明显的精神和神经系统的体征和症状，如极度兴奋、不能控制的愤怒、情绪迅速改变，或出现谵妄性躁狂、妄想狂、自杀倾向，以及记忆力缺损、严重疲劳、失眠、噩梦、食欲丧失、胃肠障碍、衰弱无力和影响性功能，出现阳痿等[24-25]。

（2）慢性毒性作用：二硫化碳是多系统毒物，对神经、心血管、生殖、肝、肾、血液、听觉、视觉等多系统均有毒性作用，但是职业暴露二硫化碳多损伤神经、心血管和生殖系统。

1）神经毒性：二硫化碳是亲神经毒物，可引起中枢神经系统和周围神经系统的慢性损伤，出现中毒性多发性神经炎、神经官能症、神经衰弱综合征、慢性精神病、动脉粥样硬化性血管性脑病以及震颤麻痹等。高艳华等对工龄在 10 年以上接触浓度约 10 mg/m³ 的二硫化碳作业者进行电生理检查发现，接触组脑地形图有明显改变，异常率达 18.75%，而对照组无 1 例异常[26]。二硫化碳所致的异常脑电活动地形图表现为视反应不明显、调幅调节欠佳、短暂频发性 θ 波。对影响脑地形图的多因素分析结果表明，脑地形图异常与二硫化碳接触有关。接触组与对照组的神经传导速度无明显差异。为了解长期接触二硫化碳对中枢神经系统的影响，研究人员对 10 例二硫化碳性多发性神经炎患者进行脑电图、CT、磁共振成像以及颈动脉多普勒超声扫描检查，结果显示患者多有头痛、健忘、疲倦、噩梦、厌食以及情绪不稳定等症状，10 例患者中有 2 人发生中风；脑 CT 检查 6 例患者有轻度的皮质萎缩，3 例患者有基底神经中枢的低密度性改变，脑核磁共振检查证实了脑 CT 的检查结果；颈动脉多普勒超声扫描检查示有 6 例患者有轻微的颅外血管动脉硬化改变，但颈动脉的血流量和血流速度与对照组比较无显著差异；此外，还发现有 2 例患者有皮层下白质的多发性损害，但尚未发生中风。由此，长期接触二硫化碳可导致多发性神经炎和脑病，而脑损害多发生在基底神经系统和皮层下白质区[27]。有研究表明，二硫化碳长期暴露可致作业工人的腓、踝运动神经传导速度下降，且具有明显的剂量 - 反应关系[28]。宋福永等研究发现，二硫化碳亚慢性染毒能够引起大鼠的神经行为学改变，出现周围神经系统和中枢神经系统的功能异常，属于周围中枢混合型神经病变，明显损害中枢神经系统，出现共济失调、震颤，类似于帕金森综合征，症状严重的出现僵直症状[29]。

Haminen 用心理学检测法测定了不同二硫化碳接触水平与临床表现的差异，发现其明显的中毒特征主要包括警觉性降低、智力活动减退、情绪控制能力下降、行动速度缓慢及运动障碍；Vanhoorne 认为，只有当二硫化碳浓度远超过时间加权平均阈限值（30 mg/m³）时，接触者才会出现感知及心理运动能力的降低，而记忆力及注意力方面则无显著差别[30]。高艳华等研究发现，接触二硫化碳平均工龄在 10 年以上、空气浓度约为 10 mg/m³ 时，对视简单反应时、数字广度、Benton 视觉保留时（POMS 问卷中反映情感状态的指标）产生影响，可见二硫化碳可致记忆力、注意力及反应速度的下降，提示神经行为测试可作为接触低浓度二硫化碳工人健康监护以及反映二硫化碳毒作用的敏感指标。

2）心血管毒性：二硫化碳具有较高的心血管毒性，能够影响所有器官系统的血管，特别是大脑和肾动脉粥样硬化，出现脑病、神经症及高血压。张萍等通过流行病学调查研究发现，职业慢性轻度二硫化碳中毒者中高血压、高血脂、心电图异常发生率均显著高于对照组，可见长期高浓度接触二硫化碳可对心血管系统产生影响[31]。波兰的 Bortkiewicz 等对 177 名二硫化碳暴露组男性和 93 名非二硫化碳作业者的研究发现：暴露组 24 h 心电图异常率显著高于对照组，且心电图异常主要发生于二硫化碳暴露 20 年以上者，且暴露组心室电压明显高于对照组，由此他们认为心电图改变是功能性的而不是器质性改变。韩国对 34 例退休二硫化碳中毒病例进行研究，结果表明暴露组脉动指数、血流速度及反应速度均明显低于对照组，多元回归分析表明各项指标的下降均与二硫化碳接触有关，这提示二硫化碳暴露可能通过引起脑血管的动脉粥样硬化性改变而导致脑血管反应性降低[32]。PePlonska 等[33] 对波兰 1970—1990 年诊断为慢性二硫化碳中毒的 2291 名患者进行队列研究，结果表明，男性中毒患者循环系统死亡率明显高于对照人群（波兰总人群），其标准化死亡比为 139，其中缺血性心脏病、脑血管疾病的患病率与对照人群相比，SMR 分别为 137 和 188，女性人群动脉粥样硬化的死亡危险明显增加，SMR 为 286。但是一些研究结果表明，长期低浓度接触二硫化碳（小于 10 ppm）不会影响心血管系统[34]。比利时的 Kotseva 等研究了低浓度二硫化碳（5.4 ～ 13.02 mg/m^3）对心血管系统的影响，结果发现，考虑了混杂因素的影响后，二硫化碳对血压和血脂均无明显的影响，暴露组冠心病的发病率仅在工龄 10 年以上组（以前工作环境中二硫化碳浓度较高，近几年技术已改进）显著高于对照组，提示以前高浓度二硫化碳暴露组工人冠心病的发病风险明显增加，而在容许浓度以下的危险性并未增加[35]。德国 Drexler 的研究进一步证实了以上结论，Drexler 的研究显示，接触二硫化碳浓度为 0.2 ～ 65.7 ppm、接触时间为 4 ～ 220 个月的工人的血压、血脂蛋白、血糖以及血凝状态与对照组均无显著差别[36]。

3）生殖毒性：在对生殖系统毒性研究中发现，二硫化碳可导致男性性功能障碍，睾丸萎缩，精子数目减少、活动力下降和畸形精子增多[37]；研究发现，男性吸入最低中毒浓度 40 mg/m^3（91 周），引起精子生成变化。二硫化碳对男（雄）性的生殖毒性越来越引起人们的重视。Lancranjan 曾报道二硫化碳对人睾丸的影响，在对某人造纤维厂纺丝车间的 140 名年轻慢性二硫化碳中毒患者进行精液检查时发现，一名 20 岁的男性有严重的精子畸形[38]。蔡世雄对二硫化碳浓度为（35.2±7.0）mg/m^3 的作业环境下工作的 60 名纺丝男工进行检查，结果显示：精子畸形率高于 25% 者多达 69.5%，精子活动率低于 60% 者多达 46.6%，精子数低于 6000 万 / 毫升者多达 40.0%[39]。Patei 等对 100 名接触二硫化碳工龄大于 10 年的男性进行调查，发现其子代流产率和活胎的比值与父代接触二硫化碳的浓度相关[40]。

接触二硫化碳的女性可致月经周期异常，主要表现为痛经、月经周期延长、血量增多等，少数人表现为月经量过少。Pieleszek 报道了 99 名长期接触浓度为 9.36 ～ 23.4 mg/m^3 二硫化碳的作业女性，绝经发生率为 16.59%，高于对照组的 8.05%（对照组 80 人），绝经时间提前。长期接触组月经周期紊乱的发生率增加，性欲降低。还发现二硫化碳对女性的性激素分泌也有影响，如血清中雌酮、雌二醇、黄体酮和 17- 羟孕酮分泌明显降低[41]。二硫化碳引起女性月经机能失调，可能是由于二硫化碳的毒作用影响血 - 脑垂体 - 卵巢等系统的内分泌平衡导致卵巢机能紊乱的结果；也可能是二硫化碳的代谢产物二硫代氨基甲酸酯对卵巢的直接作用。此外，长期接触二硫化碳可影响女性生殖结局，引起怀孕女工自然流产、死胎死产等。研究发现，大鼠吸入最低中毒浓度 100 mg/m^3 达 8 h（孕 1 ～ 21 天用药），引起死胎，颅面部发育异常。Petrov 报道接触浓度为 30 mg/m^3 的二硫化碳达 3 年以上的女性，自然流产率高达 14%，早产率达 9%，均比对照组高 3 倍[42]。陈国元等调查了 236 名二硫化碳作业女性，发现她们的自然流产率为 9.79%，明显高于对照组[43]。但是 Hemminki 通过社区自然流产率研究发现，二硫化碳作业女性的自然流产率为 12.2%，与对照人群无明显差别[44]。关于二硫化碳是否导致接触其的女性发生自然流产，尚无一致结论。

动物实验研究发现，二硫化碳对生殖细胞有一定的损伤作用。曾庆民等用不同浓度的二硫化碳给性成熟雌性 NIH 小鼠一次性灌胃（372 mg/kg、744 mg/kg、1488 mg/kg）和多次吸入（199 mg/m³、651 mg/m³、1209 mg/m³）染毒，收集卵母细胞和受精卵作细胞遗传学分析，发现 MII 卵母细胞染色体非整倍体率，一次性灌胃染毒的异常比例分别为 4.88%、6.82%、6.82%，多次吸入染毒的异常比例为 6.60%、12.00%、10.00%，分别与各自的对照组相比有显著升高。二硫化碳一次性灌胃诱导的小鼠受精卵雌原核染色体非整倍体率分别为 2.18%、6.98%、7.40%，后两组与对照组（1.02%）比较有显著差别[45]。可见，二硫化碳能诱导小鼠卵母细胞及受精卵雌原核染色体非整倍体率增加。

4）恶性肿瘤：Nurminen 等对芬兰 343 名接触二硫化碳的男性癌症死亡率进行流行病学队列研究，结果发现，在中等程度接触二硫化碳的条件下，二硫化碳无致癌作用。但 Peplonska 对 2291 例慢性二硫化碳中毒者进行队列研究，结果表明，二硫化碳中毒组的结肠癌死亡危险显著增加，其 SMR 为 233[46]。

5）视觉障碍：二硫化碳可以导致作业工人的视觉障碍，曹雪枫等对 117 例二硫化碳接触者进行视力、角膜知觉等的检测，发现视力减退的接触者眼底检查均有不同程度的视神经、视盘及视网膜受损，原因可能是由于视盘、视神经及视网膜损害所致。接触组角膜知觉减退症状明显高于对照组，且有工龄剂量 - 反应关系[47]。

（五）毒作用机制

二硫化碳是亲神经、亲血管的全身性毒物，对神经、心血管、生殖、胃肠道、泌尿等系统的毒性作用均有报道。短期接触大量二硫化碳可导致急性中毒性脑病，长期接触较低浓度二硫化碳主要表现为周围神经病。关于二硫化碳对神经系统毒性作用的机制，迄今尚未完全清楚，概括起来主要有以下几种假说。

1. 轴浆运输障碍　轴浆运输是神经元及其轴索的主要功能之一。对转运物质起支持作用的轴索骨架网络和提供转运动力的能量产生过程，是神经细胞实现轴浆运输功能所依赖的两大基础。研究表明，二硫化碳能直接与轴索中的骨架蛋白作用，如二硫化碳及其代谢产物（二硫代氨基甲酸酯）能致轴索内连接神经丝和微管等骨架蛋白的高离子区域的电荷中性化，使神经丝从微管上脱落，并可直接导致神经丝蛋白分子内和分子间的交叉连接（cross-linking），从而破坏轴索的骨架结构。另外，二硫化碳可以破坏能量代谢。鲁洁波通过动物实验发现，二硫化碳染毒组大鼠神经中三种高能核苷酸（ATP、ADP、AMP）的含量均显著低于对照组，说明二硫化碳可使神经能量代谢产生障碍。二硫化碳可降低 Na^+-K^+-ATP 酶的活性，使脑组织能量代谢受阻，进而影响到一系列生理功能。二硫化碳对轴索骨架结构和细胞能量代谢过程的双重破坏作用，是导致周围神经轴浆运输障碍的重要原因。轴浆运输系统的破坏，使胞体合成的神经递质、分泌囊泡等在质和量上都不能完整到达轴索末梢，使神经肌肉接头的感觉传递和运动调节等功能受到影响，这种影响的结果在临床上即表现为感觉和运动障碍。二硫化碳破坏能量代谢过程和神经细胞骨架系统，导致轴浆运输的变化，与轴索的病理改变有很大的联系。致周围神经病理改变相似的其他化学毒物，如丙烯酰胺、正己烷、2，5- 己二酮等对二硫化碳所造成的轴索损伤有加重的作用，而且轴浆运输系统的损伤程度与临床表现过程有较明显的对应关系。

2. 金属离子络合　从化学活性而言，二硫化碳极易与亲核集团，如巯基、氨基、羟基等发生反应，生物体内具有重要生物活性的化合物，均含有此类亲核集团。二硫化碳直接反应主要生成二硫代氨基甲酸酯，其结构含有螯合键，因此能与体内的铜、锌离子络合。而体内许多酶活性需要铜、锌离子，如细胞色素 C 氧化酶、多巴胺羟化酶、单胺氧化酶和辅酶 A 脱氢酶的活性需要铜；醇脱氢酶、谷氨酸脱氢酶、乳酸脱氢酶和碳酸酐酶等酶的活性需要锌。这种络合的结果使酶活性发生障碍，导致神经细胞对氨基酸的利用及能量代谢过程受到干扰，细胞发生变性和坏死。

3. 干扰维生素 B$_6$ 代谢　二硫化碳能与吡哆胺反应生成吡哆胺二硫代氨基甲酸，从而减弱维生素 B$_6$ 依赖酶类的活性。这与多发性神经病、自主神经功能失调及神经轴索脱髓鞘改变有关。维生素 B$_6$ 缺乏在一定程度上可解释二硫化碳致周围神经损伤的某些功能性改变，但在阐明周围神经结构改变与功能障碍的关系上尚缺乏有力的证据。

4. 蛋白质共价交联　二硫化碳慢性中毒中最常见的改变是终端感觉运动神经病变，在实验动物中可观察到以外周和中枢的长轴突为主的神经纤维轴突肿胀。Doyle 等发现这种病理改变与正己烷相似，而二种化合物在结构上则完全不同；进一步研究证实二者的发病机制也极为相似，它们在体内外均可引起蛋白质分子的共价交联，研究者认为这种交联结构是导致二硫化碳病理及行为改变的基础。二硫化碳在体内与蛋白质的氨基发生反应生成二硫代氨基甲酸酯，二分子的二硫代氨基甲酸酯通过氧化偶联成双硫代氨基甲酰二硫化物，二硫代氨基甲酸酯也能与蛋白质巯基反应生成二硫化物，它们均可与蛋白质产生可逆的交联物。二硫代氨基甲酸酯失去巯基或双硫代氨基甲酰二硫化物发生氧化后形成亲电子物质异硫氰酸盐，与蛋白质亲核基团发生反应，引起蛋白质的分子内或分子间的共价交联，交联的主要结构为硫脲及氨基甲酸酯类化合物。目前已有体内、外实验证实二硫化碳可与蛋白质及神经微丝发生共价交联。Valentine 等用变性梯度聚丙烯酰胺凝胶电泳分离 β- 乳球蛋白，结果表明，在二硫化碳染毒组不仅有 β- 乳球蛋白的二聚体及三聚体的异常条带产生，而且异常条带的含量与二硫化碳作用时间及作用剂量呈正相关。高艳华从二硫化碳染毒大鼠中分离神经微丝，用变性聚丙烯酰胺凝胶电泳分离神经微丝亚单位，薄层扫描定量分析发现神经微丝三种亚单位含量均减少。Valentine 等提取红细胞收缩蛋白，用变性聚丙烯酰胺凝胶电泳观察红细胞骨架蛋白改变，放射免疫及银染法进行定性、定量测定。大鼠经二硫化碳染毒后，电泳条带上可出现一个大分子结构，经肽类图谱分析证实是由二硫化碳与收缩蛋白亚单位发生共价交联形成的异质二聚体，该异二聚体中存在硫脲和二硫代氨基甲酸酯与之形成的交联结构，且其含量与染毒时间和浓度之间存在剂量 - 反应关系。

综上所述，大量的研究均已证实二硫化碳对神经系统的毒性作用，今后在建立统一的机制学说，并阐明与临床表现相一致的因果关系等方面的工作有待进一步研究。

（六）临床表现

1. 急性中毒　皆因生产条件下意外接触高浓度二硫化碳后发生，主要表现为急性中毒性脑病的症状与体征。皮肤接触者，局部皮肤可出现红肿或类似烧伤的改变。轻度中毒患者感头痛、头晕、恶心及眼鼻刺激症状，或出现酒醉样感、步态不稳，可出现轻度意识障碍，无其他异常体征。重度中毒患者出现意识混浊、谵妄、精神运动性兴奋、抽搐以至昏迷。脑水肿严重者可出现颅内压增高的表现，瞳孔缩小、脑干反射迟钝、病理反射阳性，甚至发生呼吸抑制。少数患者可发展为植物状态。

2. 慢性中毒　长期接触较低浓度的二硫化碳后，产生以中枢及周围神经系统损害为主的临床表现，也有其他器官受累的报告。

（1）中枢神经系统损害

1）轻度中毒：长期密切接触低浓度二硫化碳者有头晕、头痛、失眠、多梦、乏力、记忆力减退、易激动、情绪障碍等脑衰弱综合征的表现，并可有食欲减退等消化道症状，以及自主神经功能紊乱，表现为心悸、手心多汗、盗汗或性功能减退。由于上述症状缺乏特异性，因此一般问诊或检查难以定量加以表述。近年来开始应用神经行为学方法检测二硫化碳对中枢神经系统的毒性效应，如发现接触浓度为 $5.4 \sim 71.2 \ \text{mg/m}^3$ 二硫化碳的黏胶纤维工人在记忆力、注意力、手工操作敏捷度及情感方面较对照组差，其效应程度与毒物接触程度呈正相关。由于神经行为学方法受很多因素的影响，而且主要用于群体之间的比较，因此不能作为二硫化碳中毒的诊断指标。

2）重度中毒：上述症状加重，可出现精神症状，表现为情感障碍、恐惧、哭笑、抑郁、易怒或出现类躁狂状态、妄想状态。部分患者出现帕金森综合征、假性延髓性麻痹或锥体束损害，常合并动脉硬化的表现，并可有认知功能和智力的减退。挪威学者发现 16 名长期从事二硫化碳作业化纤工人，主诉记忆力减退、头痛、眩晕、疲乏、无力、易激动、易兴奋，检查后发现有步态不稳、协调障碍，脑 CT 检查有 13 例异常，表现为全脑或脑局限性萎缩。长期接触较高浓度二硫化碳可导致中毒性脑病的发生。

（2）周围神经系统损害：周围神经系统是二硫化碳作用的主要靶器官之一，而多发性神经病是慢性二硫化碳中毒的主要临床表现。

1）轻度中毒：早期主要表现为四肢远端麻木、无力、腓肠肌疼痛，四肢远端呈手套、袜套样分布的感觉减退，多呈对称性分布，下肢尤为显著，并且跟腱反射迟钝。

2）重度中毒：患者常常出现运动障碍如走路困难，四肢远端肌肉萎缩、跟腱反射消失。Vasileson 报告 30 例慢性二硫化碳中毒患者中，6 例出现远端肌肉萎缩、跟腱反射消失。近年来所报告的中毒性周围神经病病例，其临床特点是以肢端感觉障碍为主的轻度周围神经病。而以运动障碍为主的重度周围神经病已难见到。近年来由于车间空气中二硫化碳浓度的降低，一些作业工人虽无明显周围神经损害的症状或体征，但神经 - 肌电图检查可能发现神经源性异常，呈亚临床型的中毒性周围神经病的表现。

（3）视觉系统：曾有报告接触浓度为 $100 \sim 400$ mg/m³ 二硫化碳多年者，出现球后视神经损害、中心性视网膜炎、眼底网膜动脉硬化和微血管瘤、视神经萎缩等异常。近年来对二硫化碳低浓度接触者进行调查，发现除视力减退增多外，对视野和眼底的观察结果颇不一致，如日本和前南斯拉夫报告二硫化碳接触者眼底微血管瘤检出率显著高于对照组，而芬兰及中国的调查则未见两组存在显著差别。因此，目前不宜作为诊断和监护指标，仅作为观察指标。

（4）生殖系统：男性可发生睾丸萎缩，精子生成障碍，精子数量减少，异常精子增多。女性亦可出现月经失调。

（5）心血管系统：流行病学研究发现，二硫化碳接触者心绞痛、高血压发病率及冠心病死亡率、心电图异常或多导生理仪显示心功能异常的发生率比对照组明显增高。但对接触浓度为 $30 \sim 90$ mg/m³ 二硫化碳作业的工人进行检查后并未发现冠心病发病率增高，其他调查亦未能发现二硫化碳接触者出现心绞痛、心肌梗死、心电图可见的冠心病改变或高血压发生率增高的证据。

3. 实验室检查

（1）尿中 TTCA 测定：2- 硫代噻唑烷 -4- 羧酸（TTCA）为二硫化碳经生物转化后由尿中排出的主要代谢物，用叠氮碘试验定量测定比较特异灵敏，尿中含量与接触空气中二硫化碳浓度有较好的相关关系，可作为监测二硫化碳的接触标志物，反映近期接触二硫化碳的情况。用高效液相色谱法进行检测，尿中 TTCA 低于检测下限（0.03 mg/L 或 0.02 mg/g 肌酐）相当于其接触空气中的二硫化碳浓度低于 1.5 mg/m³（0.5 ppm）。

（2）其他检查：有关器官系统的功能检查，如神经 - 肌电图、脑影像学检查、眼底网膜动脉摄像、血胆固醇及 β- 脂蛋白、尿蛋白及肌酐、血清甲状腺素、精子计数等。

（七）诊断和处理

1. 诊断及分级标准

（1）轻度中毒：具有以下任何一项者：①四肢对称性手套、袜套样分布的痛觉、触觉或音叉振动觉障碍，同时有跟腱反射减弱；②上述体征轻微或不明显，但神经 - 肌电图显示有神经源性损害。

（2）重度中毒：具有以下任何一项者：①四肢远端感觉障碍、跟腱反射消失，伴四肢肌力明显减退，或四肢远端肌肉萎缩者；肌电图显示神经源性损害，伴神经传导速度明显减慢或诱发电位明显降低；②中毒性脑病；③中毒性精神病。

2.　诊断依据

（1）慢性轻度中毒：具有①、②两项以及③、④、⑤中任一项者可诊断。①具有长期接触超过国家允许浓度的二硫化碳职业史；②有头晕、头痛、失眠、多梦、乏力、记忆力减退、激动等神经衰弱综合征，多汗、心动过速或过缓、血压波动超出正常范围或心电图呈现心律不齐等自主神经失调表现；③多发性周围神经病变，如四肢末端多次检查有范围恒定的明确感觉减退，或肌电图显示两条以上的神经传导速度减慢；④脑电图呈中度异常；⑤视网膜微动脉瘤、出血点或片状出血、渗出；⑥有肯定的视功能（视力、视野）障碍，伴角膜知觉消失及视网膜动脉硬化（有动静脉交叉压迫征）者。

（2）慢性重度中毒：具备①项以及②、③、④中任一项者可诊断。①有职业接触史及轻度中毒的表现；②有中毒性中枢神经器质性损害的症状与体征，脑电图呈重度异常，或可确诊为中毒性精神病者；③多发性周围神经病变明显加重，并伴有运动障碍；④视神经萎缩，视功能（视力、视野）高度障碍。

3.　鉴别诊断

（1）急性中毒需与中枢神经系统感染、代谢障碍疾病、脑血管意外、脑外伤、精神病等鉴别。

（2）轻度慢性中毒的诊断需排除社会心理因素和其他躯体疾患，包括脑动脉硬化、甲状腺功能亢进、肾上腺皮质功能减退、高血压病、冠心病、贫血、屈光不正、鼻旁窦炎、慢性肝炎等，以及某些精神病早期所引致的类神经症。

（3）重度慢性中毒者应与脑退行性疾病、血管性痴呆等鉴别。鉴别的要点在于详细调查毒物接触史，以及全面仔细地进行查体和必要的有关实验室检查。

（八）治疗

1.　诊断一经确立，应立即脱离与二硫化碳接触的环境。

（1）皮肤接触：立即脱去污染的衣物，可用酒精擦洗，再用大量流动清水冲洗干净。

（2）眼接触：提起眼睑，用流动清水或生理盐水冲洗。就医。

（3）吸入：迅速脱离现场至空气新鲜处。保持呼吸道通畅。如呼吸困难，给氧。如呼吸停止，立即进行人工呼吸，就医。

（4）食入：饮足量温水，催吐。就医。

2.　急性二硫化碳中毒治疗

（1）早期氧疗，特别是高压氧治疗是预防脑水肿、防治中毒性脑病的重要环节；早期、足量使用糖皮质激素及脱水治疗亦有重要作用。4～6 h 内予以 2.0～2.5 个绝对大气压，每日 1 次高压氧、地塞米松、甘露醇治疗。神经系统症状均于 7～20 天恢复，脑电图异常者 15～20 天可恢复正常。

（2）给予促进脑代谢药物、护肝药及营养心肌药物，如胞磷胆碱、三磷腺苷、二磷酸果糖、硫普罗宁等，均 10 天为 1 个疗程。对患者脑功能、肝功能和心肌损害的恢复十分必要。

（3）给予支持疗法及对症治疗：应用维生素 B 族（特别是维生素 B_6）或维生素 C、维生素 E，给予患者心理护理对疾病康复也起到促进作用。

（4）对躁狂、兴奋、抽搐者，可给安定、苯巴比妥等静脉注射，或用水合氯醛灌肠，也可用针灸治疗。

3.　慢性二硫化碳中毒治疗　可用 B 族维生素、能量合剂治疗，并辅以体疗、理疗及对症治疗。

重度中毒者应同时加强支持疗法。

4. 其他处理

（1）轻度中毒：轻度中毒患者经治疗恢复后，可从事非接触二硫化碳的工作，并定期复查。

（2）重度中毒：应调离二硫化碳和其他对神经系统有害的作业，经治疗后，根据检查结果安排休息或工作。需要进行劳动能力鉴定者，按 GB/T 16180 处理。

（九）安全与劳动保护措施

1．二硫化碳易挥发、易燃、易爆，故在制造和使用本品的车间里，通风、照明、电源系统均须有防火、防爆装置。禁止在车间里抽烟或以明火取暖，还应安装有效的通风、排气设备。

2．在运输或贮存二硫化碳的容器内应加入大量的水，以封闭液面，防止本品的液体和蒸气逸出。

3．在粘胶化纤生产厂，二硫化碳与硫化氢同时存在，设备、容器、管道等应尽量改用水泥、陶瓷、塑料管。对于废气、废液，应安装二硫化碳冷却塔进行回收处理。

4．加强个人防护。进入高浓度危险地带操作，如洗涤粘胶搅拌器、投料、管道疏通或反应炉炉顶加料等，必须穿戴好防毒面具、塑料手套和防护衣服，防止皮肤接触。

5．对二硫化碳作业人员应进行就业前和每年一次的职业体检，患有器质性精神神经系统疾病、严重神经官能症、视网膜疾病及肝、肾疾病者，或怀疑有慢性中毒者，均不得上岗作业。

（十）预后及劳动能力鉴定

轻度中毒者经及时救治，预后良好，多在 2 周左右恢复，一般无后遗症。重度中毒者出院后，可在一定时期内仍遗留头痛、失眠、乏力、性功能减退等神经衰弱症状，部分患者还可遗留精神症状或末梢神经炎；当身体情况变化或重新接触二硫化碳时，可引起精神症状的复发。

一般轻度中毒愈后仍可从事原工作；中度中毒者可暂时调离二硫化碳作业，并根据病情适当安排其工作；重度中毒者应长期调离原岗位。

（十一）典型案例

某化工厂发生一例急性二硫化碳中毒致重度脑病，现报告如下。

1．临床资料 患者男性，20 岁，黄药作业操作工，曾在 2004 年 4 ~ 5 月接触二硫化碳 1 月余，2004 年 5 月 20 日因管道泄漏而吸入大量二硫化碳致昏迷，被抬至新鲜空气处 3 分钟后恢复意识，未经治疗。第 2 日出现头晕、失眠、烦躁伴乱语，症状逐渐加重，并出现性格改变，被送至精神病院。查体：体温、脉搏、呼吸、血压均正常，四肢末梢神经痛觉减退。精神检查：意识清晰，时间、地点、人物定向完整，无幻觉、错觉及感知障碍。可引出病理性象征性思维。言谈切题回答，称感觉自己可控制吸血鬼，并且自己具有超人的能力，可以通过看报纸把自己变回人类。认为肉包子是人肉制成的，吃后会变成吸血鬼。看见樱桃也感觉自己要变成吸血鬼。可引出被害妄想及夸大妄想。情感反应平淡，情感反应欠协调。多独处，少与病友接触。未见冲动及怪异行为。患者个人史、既往史及家族史无异常。脑电波显示：各导波率协调不佳，双顶枕区 α 节律减少，可见少量散在 θ 波活动。入院后给予利培酮口服逐渐加量以改善认知、口服氯硝西泮抗焦虑、改善认知、口服苯海索及对抗药物不良反应、口服吡硫醇、奥勃兰营养脑细胞以及输液对症治疗，病情好转出院。出院诊断：精神分裂症、二硫化碳中毒、多发性神经炎。因考虑与职业因素有关，于 2004年 7 月 28 日转入职业病防治院进一步诊疗。入院查体：体温、脉搏、呼吸、血压均正常；一般情况良好，语言流利，言谈切题，定向完整。无思维内容障碍，幻觉、错觉及感知综合障碍。四肢末梢浅感觉减退。心电图示正常。颅脑 CT 示未见异常。脑电图示全图波形欠整，阵发性短程中波幅 θ波活动，顶枕区散在短程中波幅 α 波活动，视觉诱发电位（VEP）诱发示：阵发性长程中波幅 θ 波活动，VEP 停止后未恢复背景。神经肌电图示神经源性损害（腓总神经受损）。入院后给予改善脑循环、镇静安神、营养神经治疗，能量合剂静脉滴注，维生素 B_1、维生素 B_{12} 肌内注射、口服复合维生素 B、安定、氟桂利嗪、全天麻胶囊等，病情好转。医院于 2004 年 7 月 30 日上午 9 时、下午 3 时分别对患者工作岗位进行空气监测，二硫化碳浓度为 3.85 ~ 5.27 mg/m³，平均浓度为（4.08±1.02）mg/m³。依据职业病慢性二硫化碳中毒诊断标准（GBZ 4-2002）及职业性急性化学物中毒性神经系统疾病诊断标准（GBZ 76-2002），诊断为职业性急性重度中毒性脑病、中毒性周围神经病。3个月后复查，体格检查正常，脑电图及神经肌电图检查均正常。

2. 讨论　患者既往身体健康，足月顺产，无窒息史，母乳喂养，发育正常。7 岁上学，顺利读至中专毕业，成绩一般。父母两系三代及其他相关人员均无精神病、癫痫及精神发育不全史。父母健康，家庭和睦。可排除非职业因素致精神分裂症。二硫化碳在室温下易挥发，属易燃、易爆化学品，职业条件下主要经呼吸道吸入。急性中毒者表现为中枢麻醉症状，如头晕、头痛、恶心、醉酒样感、步态蹒跚、精神恍惚、哭笑无常，可出现眼、鼻刺激症状及轻度意识障碍。重症表现为谵妄、意识混沌、阵发性强直性抽搐、昏迷、瞳孔缩小、脑干反射迟钝、病理反射阳性等中毒性脑病症状。患者可因中枢性呼吸衰竭而死亡，少数可发展为植物状态。二硫化碳损害中枢及周围神经系统的发病机制主要为：①二硫化碳可抑制单胺氧化酶，使体内 5- 羟色胺分解转化为 5- 羟基吲哚醋酸减少，引起 5- 羟色胺在体内堆积，因而对多巴胺 -β- 羟化酶有抑制作用，并且可影响儿茶酚胺的代谢，机体出现精神症状；②与金属离子络合，二硫化碳可生成二硫代氨基甲酸盐与铜、锌离子络合，因而能抑制体内含铜、锌的酶，如多巴胺 -β- 羟化酶、辅酶 A 脱氢酶等，干扰细胞代谢；③能量代谢障碍，二硫化碳对依赖巯基的葡萄糖酵解酶有抑制作用，如磷酸果糖激酶、甘油醛 -3- 磷酸酯脱氢酶等，使神经轴索内轴浆运输发生障碍。

（郝玉兰　曹燕花）

第三节　苯　中　毒

苯（benzene，C_6H_6）是一种毒性很高的化学物质，作为一种工业原料，苯广泛应用于重工业、轻工业、化学工业企业，企业的喷漆、烘漆和燃料配合等工序和相应的工作场所经常可以接触到苯。采用苯进行生产加工及辅助原料的工矿企业都必须切实重视苯的危害，了解苯的性质、危害和毒作用表现、治疗和预防方法，以保护作业工人的健康[48]。

一、理化性质

苯是一种结构最简单的化学物，含有六个碳和六个氢的环状结构。1825 年迈克尔·法拉第在煤焦油的低沸点馏分中首次发现苯。苯，别名安息油，常温下为一种无色、有甜味的透明液体，并具有强烈的芳香气味。摩尔质量 78.11 g/mol，20℃密度 0.8786 g/ml，相对蒸气密度 2.77（空气 = 1），蒸气压 13.33 kPa（26.1℃），挥发度为醚的 1/3；临界压力：4.92 mPa，熔点 278.65 K（5.51℃），沸点 353.25 K（80.1℃），在水中的溶解度为 0.18 g/100 m 水，冰点 5℃。苯可燃，有毒，也是一种致癌物质。苯是一种碳氢化合物，也是最简单的芳烃。它难溶于水，易溶于乙醇、乙醚、丙酮、四氯化碳、二硫化碳、冰乙酸等有机溶剂，本身也可作为有机溶剂，能溶解少量的硫和磷，容易溶解在溴、碘、油、醚类、橡胶和脂肪等之中。无机物在苯中不溶解，苯对金属无腐蚀性。

对煤进行干馏或石油被蒸馏时，都可从中提取到苯。在炼焦时得到的馏分中含有不等量的苯。先前的馏分中约含 90% ~ 93% 的苯、5% ~ 6% 的甲基苯和 1% ~ 2% 二甲苯，以后的馏分则会含少量的苯，而甲苯、二甲苯的含量显著升高。当然，纯苯中也可能含有一些同系物的杂质。此外，苯中还可能含有少量的硫化物、煤油、酚类和二硫化碳以及其他一些杂质。

苯很容易发生取代反应，其氢原子被硝基（-NO$_2$）、氨基（-NH$_2$）、Cl 等卤族元素以及其他的基团所取代，形成的新的化合物，无论在理化性质和毒理性质方面，都与苯有明显差异。苯参加的化学反应大致有 3 种：一种是其他基团和苯环上的氢原子之间发生的取代反应；一种是发生在苯环上的加成反应（注：苯环无碳碳双键，而是一种介于单键与双键之间的独特的键）；一种是普遍的燃烧（氧化反应）。

（一）取代反应

苯环上的氢原子在一定条件下可以被卤素、硝基、磺酸基、烃基等取代，生成相应的衍生物。由于取代基的不同以及氢原子位置的不同、数量不同，可以生成不同数量和结构的同分异构体。

苯环的电子云密度较大，所以发生在苯环上的取代反应大都是亲电取代反应。亲电取代反应是芳环有代表性的反应。苯的取代物在进行亲电取代时，第二个取代基的位置与原先取代基的种类有关。

1. 卤代反应　苯的卤代反应的通式可以写成：

$$PhH + X_2 \xrightarrow{\text{催化剂（FeBr}_3\text{/Fe）}} PhX + HX$$

反应过程中，卤素分子在苯和催化剂的共同作用下异裂，X$^+$ 进攻苯环，X$^-$ 与催化剂结合。

以溴为例，将液溴与苯混合，溴溶于苯中，形成红褐色液体，不发生反应，当加入铁屑后，在生成的三溴化铁的催化作用下，溴与苯发生反应，混合物呈微沸状，反应放热，有红棕色的溴蒸气产生，冷凝后的气体遇空气出现白雾（HBr）。催化过程：

$$FeBr_3 + Br^- \longrightarrow FeBr_4$$

$$PhH + Br + FeBr_4 \longrightarrow PhBr + FeBr_3 + HBr$$

反应后的混合物倒入冷水中，有红褐色油状液团（溶有溴）沉于水底，用稀碱液洗涤后得无色液体溴苯。在工业上，卤代苯中以氯和溴的取代物最为重要。

2. 硝化反应　苯和硝酸在浓硫酸作催化剂的条件下可生成硝基苯。

$$PhH + HO\text{-}NO_2 \xrightarrow[\triangle]{H_2SO_4\text{（浓）}} PhNO_2 + H_2O$$

硝化反应是一个强烈的放热反应，很容易生成取代物，但是进一步反应速度较慢。其中，浓硫酸做催化剂，加热至 50 ~ 60℃时反应；若加热至 70 ~ 80℃，苯将与硫酸发生磺化反应，因此一般用水浴加热法进行控温。苯环上连有一个硝基后，该硝基对苯的进一步硝化有抑制作用，硝基为钝化基团。

3. 磺化反应　用浓硫酸或者发烟硫酸在较高（70 ~ 80℃）温度下可以将苯磺化成苯磺酸。

$$PhH + H_2SO_4 \xrightarrow{\triangle} PhSO_3H + H_2O$$

苯环上引入一个磺酸基后反应能力下降，不易进一步磺化，需要更高的温度才能引入第二、第三个磺酸基。这说明硝基、磺酸基都是钝化基团，妨碍再次亲电取代现有的基团。

（二）加成反应

苯环虽然很稳定，但是在一定条件下也能够发生双键的加成反应。通常经过催化加氢，镍作催化剂，苯可以生成环己烷，但反应极难。此外，由苯生成六氯环己烷（六六六）的反应可以在紫外线照射的条件下，由苯和氯气加成而得。该反应属于苯和自由基的加成反应。

（三）氧化反应

苯和其他的烃一样，都能燃烧。当氧气充足时，产物为二氧化碳和水。但在空气中燃烧时，火焰明亮并有浓黑烟。这是由于苯中碳的质量分数较大。

$$2C_6H_6 + 15O_2 \xrightarrow{\text{点燃}} 12CO_2 + 6H_2O$$

苯本身不能和酸性 $KMnO_4$ 溶液反应，若与苯环相连的碳原子上有氢，则可以使酸性 $KMnO_4$ 溶液褪色。

苯在特定情况下也可被臭氧氧化，产物是乙二醛。这个反应可以看做是苯的离域电子定域后生成的环状多烯烃发生的氧化反应。在一般条件下，苯不能被强氧化剂所氧化。但是在氧化钼等催化剂存在下，与空气中的氧反应，苯可以选择性地氧化成顺丁烯二酸酐。这是几种能破坏苯的六元碳环系的反应之一。

（四）其他

苯在高温下，用铁、铜、镍做催化剂，可以发生缩合反应生成联苯；和甲醛及次氯酸在氯化锌存在下可生成氯甲基苯；和乙基钠等烷基金属化物反应可生成苯基金属化物；在四氢呋喃、氯苯或溴苯中和镁反应可生成苯基格氏剂。

苯不会与高锰酸钾反应褪色，与溴水混合只会发生萃取，而苯及其衍生物中，只有在苯环侧链上的取代基中与苯环相连的碳原子与氢相连的情况下才可以使高锰酸钾褪色（本质是氧化反应），这一条同样适用于芳香烃（取代基上如果有不饱和键则一定可以与高锰酸钾反应使之褪色）。

苯及苯的衍生物以及饱和芳香烃只能与溴水发生萃取（条件是取代基上没有不饱和键，不然依然会发生加成反应）[49]。苯还可以在强光照射下发生异构反应，可以转化为杜瓦苯（Dewar 苯）。杜瓦苯性质十分活泼，能量较高。在激光作用下则可转化成更活泼的棱晶烷，性质更加不稳定。

二、职业接触和国家卫生标准

（一）职业接触

早在 20 世纪 20 年代，苯就已经是工业上一种常用的溶剂，主要用于金属脱脂。苯具有减轻爆震的作用，因而能作为汽油添加剂。在 1950 年四乙基铅开始使用以前，所有的抗爆剂都是苯。现在随着含铅汽油的淡出，苯又被重新起用。由于苯对人体有不利影响，对地下水质也有污染，欧美国家限定汽油中苯的含量不得超过 1%。苯在工业上最重要的用途是做化工原料。苯可以合成一系列苯的衍生物。苯最主要的用途是制取乙苯，其次是制取环己烷和苯酚。苯经取代反应、加成反应、氧化反应等生成的一系列化合物可以作为制取塑料、橡胶、纤维、染料、去污剂、杀虫剂等的原料。大约 10% 的苯用于制造苯系中间体的基本原料。此外，苯有良好的溶解性能，可作为化工生产中的溶剂。苯与乙烯生成乙苯，后者可以用来生产制塑料的苯乙烯；苯与丙烯生成异丙苯，后者可以经异丙苯法来生产丙酮与制树脂和黏合剂的苯酚；制尼龙的环己烷；合成顺丁烯二酸酐；用于制作苯胺的硝基苯；多用于农药的各种氯苯；合成用于生产洗涤剂和添加剂的各种烷基苯。合成氢醌，蒽醌等化工产品等。

苯作为基本的化工原料，在工业上被广泛应用。在我国，苯作为溶剂占总用量的90%以上，约10%用于合成工业中。矿山企业中，接触苯的工种并不是很多。煤矿中的矿灯充电工、漆包工、汽车维修工，冶金企业中的单晶硅制取工、化合物半导体制取工可以接触。焦化企业接触苯的机会尤为显著，主要为焦油管式炉工、甲苯肿酸生产工、选矿企业的甲苯肿酸生产工等。苯接触最多的主要在化工行业，比如煤炭炼焦，提炼石油，生产涂料、油漆和橡胶等行业。

（二）国家卫生标准[50]

2019年8月27日中华人民共和国卫生部发布实施的GBZ 2.1-2019《中华人民共和国国家职业卫生标准》中"工作场所有害因素职业接触限值第1部分：化学有害因素"规定：苯在工作场所的时间加权平均容许浓度（permissible concentration-time weighted average，PC-TWA）为6 mg/m³（皮），短时间接触容许浓度（permissible concentration-short term exposure limit，PC-STEL）为10 mg/m³（皮）。PC-TWA含义为以时间为权数规定的8小时工作日、40小时工作周的平均容许接触浓度；PC-STEL表示在遵守PC-TWA前提下容许短时间（15分钟）接触的浓度。

备注中还指出，苯可因皮肤、黏膜和眼睛直接接触蒸气、液体和固体，通过完整的皮肤吸收引起全身效应。即使空气中苯浓度等于或低于PC-TWA时，通过皮肤接触也可引起过量接触。特别是在皮肤大面积、长时间接触的情况下，需采取特殊预防措施以减少或避免皮肤直接接触。当难以准确定量接触程度时，也必需采取措施预防皮肤的大量吸收。

根据国际癌症研究中心（IARC）对将潜在化学致癌性物质的分类[51]，苯为G1类，即确认人类致癌物（carcinogenic to humans），作为职业病危害预防控制的参考。对于标有致癌性标识的苯，应采取技术措施与个人防护，减少接触机会，尽可能在作业中保持最低接触水平。

三、毒作用机制

由于苯具有很高的挥发性，在生产环境中主要以蒸气形式散逸，暴露于空气中很容易扩散。苯可通过人和动物呼吸道吸入或皮肤接触而进入体内，约35%的苯在肝内主要被氧化为酚类，部分代谢转化为氧化苯。其次为邻苯二酚、对苯二酚、偏苯三酚。有时部分代谢产物发生快速氧化，分别与硫酸根、葡萄糖醛酸结合为苯基硫酸酯及苯基葡萄糖醛酸酯，约45%的苯经呼气排出，极少量自肾排出，仅占0.1%～0.2%。苯具有高亲脂性，易于蓄积在神经和造血系统内。苯进入人体内经氧化、结合反应后，可产生氢醌和半醌类自由基，这些自由基可引起生物膜的脂质过氧化作用，而脂质过氧化又是许多毒物引起有害效应的起始点，也是致癌、致畸、致突变的重要环节。少量的苯可潴留在人体的脂肪组织、骨髓和肌肉内。有报道显示，长期接触苯，骨髓中的苯含量显著高于血液；反复长期接触，体内蓄积量逐渐增加，导致苯的急、慢性中毒。

长期低浓度接触或短期高浓度接触均可引起神经衰弱综合征。长期接触苯可引起骨髓与遗传损害，血常规检查可见血小板、白细胞显著减少，全血细胞减少与再生障碍性贫血，甚至引发白血病。流行病学调查显示，长期接触苯的作业工人，白血病的发病率较非接触人群高5～10倍。一般认为苯在体内的代谢产物酚类，尤其是对苯二酚、邻苯二酚，具有抑制和破坏粒母细胞与红细胞分裂的作用，影响DNA的合成，使红细胞、白细胞的再生受到抑制，影响造血系统微环境，影响造血干细胞复制能力。由于苯及其代谢产物干扰DNA合成，故可引起染色体畸变而形成白血病。动物实验证明，长期吸入苯后，发现红细胞中原卟啉显著升高，使原卟啉与铁的结合受到了抑制。但迄今为止，苯引起血液系统损害与致白血病作用的机制尚不十分清楚。对苯毒性作用机制的研究目前主要集中在两个方面：一是苯的代谢（产物）及其与毒性的关系，二是苯对机体产生毒作用的环节。

（一）脂质过氧化

对苯毒性机制的研究，部分学者主要集中在机体的氧化和抗氧化平衡方面，包括超氧化物歧化酶（superoxide dismutase，SOD）、脂质过氧化物（LPO）、谷胱甘肽过氧化物酶（GSH-Px）和过氧化氢酶（CAT）以及丙二醛（MDA），白细胞数和血小板数也被用作早期苯中毒较为敏感的指标。有研究表明，接触高浓度苯的作业工人出血倾向、记忆力减退等发生率高于对照组，而白细胞和血红蛋白含量则明显低于对照组，SOD 活性随着接触苯浓度的升高而反应性增加。另有研究结果表明，长期接触混苯，血清 SOD 活性升高，GSH-Px 活性降低，随着工龄延长，趋势更加明显，MDA 含量则与 SOD 水平呈负相关。林立等人也发现，苯作业工人的 LPO、SOD、GSH-Px 和过氧化氢酶（CAT）等抗过氧化物酶对在苯中毒的早期诊断和健康监护等方面，比白细胞计数更为敏感。

（二）苯中毒与细胞色素 P450 酶系

细胞色素 P450（CYP）位于肝微粒体上，是机体中催化外来化学物进行代谢的主要酶系，通过氧化等反应，使外源性化学物排出体外的一类酶。在所有同工酶中，CYP2E1 和 2B2 与苯在体内代谢有关，两者都可催化苯的羟化反应。Seaton 等人采用人肝标本体外模拟代谢研究发现，在 10 个肝标本中，CYP2EI 活性最高的两个肝标本，苯的主要代谢产物是氢醌（HQ）；而 CYP2E1 活性较低的 8 个标本中，代谢产物主要是苯酚。据此推测，微粒体的 CYP2E1 活性是造成苯中毒个体间、种属间差异的一个重要原因。采用 CYP2E1 型、野生型和 B6C3F1 小鼠进行的动物整体实验发现，苯吸入染毒（640 mg/m³，6 小时 / 天）持续 5 天后，CYP2E1 型小鼠的细胞毒性和遗传毒性结果均为阴性，而其余两型毒性作用明显。也有动物实验证明，若在染苯前给予 CYP2E1 选择性抑制剂，如丙二醇，则可使经口染毒处理的 NMRI 小鼠的 DNA 损伤降低一半左右。这也有力地证明了 CYP2E1 的活性直接影响着苯对机体的毒作用和苯诱导的骨髓毒性。调节 CYP2E1 活性以减轻苯接触的不良后果，也是目前热门研究方向之一。

苯进入体内，在肝细胞色素 CYP2E1 作用下，形成环氧苯，然后烟酰胺腺嘌呤膦酸酯酶（NADPH）被氧化成 H_2O_2，H_2O_2 使苯羟化产生酚类，酚再被氧化产生氢醌（HQ）或儿茶酚胺（CAT），被羟化产生 BT，苯雌酚（BT）苯的这些代谢物最终去往骨髓，HQ 在骨髓内被氧化产生 p- 苯醌，因此有学者认为 HQ 和 p- 苯醌是造成白血病的终毒物。

（三）苯中毒与某些细胞因子

1. 白细胞介素 -1（IL-1） IL-1 是造血过程中一种必要细胞因子，可促使造血祖细胞增殖，可与其诱生的细胞因子协同作用，刺激多系造血细胞的生长，并有增加骨髓造血干细胞的生存的作用。有动物实验证明，IL-1 是一种具有潜在刺激作用的造血因子。Zeman 等对 34 名苯接触工人的研究结果为，观察对象 CD3⁺ 淋巴细胞减少，IL-1 水平明显下降。Renz 对 C57BL/6 小鼠按 600 ～ 800 mg/kg 剂量腹腔注射苯染毒 2 天后，取骨髓干巨噬细胞进行培养，发现分子量为 34 kDa 的 IL-1α 前体蛋白无法转化为 IL-1α 成熟因子，但同时给予吲哚美辛（一种苯的骨髓毒性和生殖毒性抑制剂）后，IL-1α 前体蛋白可发生转化，据此推测，苯的代谢产物 HQ 呈时间、浓度相关性地抑制 IL-1 的产生。苯在体内的另一氧化代谢产物苯醌（BQ）与 HQ 能抑制 IL-1β 转化酶，从而抑制 IL-1β 前体的成熟转化。体外实验显示，向新鲜分离的人外周血单核细胞体外培养液中加入超过 5 mmol/L 的 HQ，IL-1α 和 IL-1β 含量均显著降低。以上结果均提示，苯的代谢产物可抑制骨髓巨噬细胞中 Calpain 酶，通过降低 IL-1 而阻碍了造血的正常进程。

2. 白细胞介素 2（IL-2） IL-2 是一类造血生长刺激因子，C57BL/6 小鼠通过饮水染毒 28 天后，IL-2 的产生受抑制，停止染毒 2 周后，其水平恢复到正常水平。有学者采用雄性 CD-1 小鼠吸入苯染毒（浓度为 166 mg/L），也发现 IL-2 水平受到抑制。因此，IL-2 可能参与了苯致造血功能抑制的过程。

3. 肿瘤坏死因子（TNF） TNF 是一类造血负调控因子，具有抑制粒细胞及巨噬细胞集落形成单位（CFU-GM）的作用，抑制程度与 TNF-α 的浓度和作用时间相关。MacEachern 等采用整体动物实验，腹腔注射 ［剂量 660 mg/(kg·d)］ 染苯 3 天后，取骨髓白细胞培养后对上清液的 TNF-α 浓度进行定量发现，染苯组的白细胞培养液上清液 TNF-α 含量显著高于对照组，若在上清液中加入抗 TNF-α 抗体，则可完全阻断苯对靶细胞的毒性，因此认为苯可活化骨髓白细胞而使 TNF-α 水平增高。

（四）苯中毒与细胞遗传学改变

有文献报道[52-53]，苯中毒可引起：①外周血淋巴细胞内的微核增加；②姐妹染色体交换；③染色体畸变等遗传学改变。Zhang 等发现，HQ 或 1,2,4 苯雌酚能够使外周血淋巴细胞内 5、7 号单倍染色体明显增加，5q、7q 丢失率增加 10 倍左右。另有学者研究苯接触工人外周血淋巴细胞内单倍 5、7 染色体频率明显增加，5、7、1 号三倍体及四倍体显著增多，5、7 号染色体长臂缺失率增加，且呈剂量 - 效应关系。Smith 等研究发现，苯接触作业工人周围血淋巴细胞的 8 号、21 号染色体多倍体明显增加；Chung 等用 BT、HQ 处理苯接触工人周围血淋巴细胞，发现这两种物质均引起 5、7、8、21 号染色体的三倍体；国内学者研究也发现苯中毒患者 5、6、7 号染色体畸变率较对照组明显增高，同时全血培养法检测两组工人的染色体数目，苯中毒工人的亚二倍体、超二倍体数目、44、45 号染色体的亚二倍体明显高于对照组。

邢彩虹等采用彗星试验检测苯作业工人淋巴细胞 DNA 损伤，结果显示，苯接触工人的 DNA 断裂程度及 DNA 彗星尾长均明显高于非接触苯组工人，提示苯接触可致 DNA 损伤。经口按 40 mg/kg、200 mg/kg、450 mg/kg 三个剂量组苯染毒 NMRI 小鼠，外周血淋巴细胞和骨髓有核细胞经彗星试验检测，均发现有 DNA 损伤，且呈剂量 - 反应关系。尿中 8- 羟脱氧鸟苷（8-OHdG）被认为是 DNA 损伤的敏感标志物，Lagorio 等利用 HPLC 法测定加油站苯接触工人尿中 8-OHdG 浓度，发现尿 8-OHdG 浓度与苯接触量间存在相关关系，其外周血淋巴细胞微核率之间也有明显相关关系。有学者认为，DNA 损伤是由活性氧的产生而导致的。他们认为活性氧是在苯氧基的氧化还原循环中产生，苯氧基与含巯基的谷胱甘肽和二氢硫辛酸反应，还原为酚，同时产生活性氧。

（五）苯与细胞凋亡

Hiraku 等报道苯在体内代谢产物 1,4- 苯醌和 1,4- 氢醌引起的 DNA 损伤可导致两种结局：细胞凋亡和致癌性突变。DNA 损伤后会发生何种结局，与 DNA 损伤的程度及 DNA 修复的能力有关。有报道称，苯的代谢产物儿茶酚、苯三醇和氢醌诱导的细胞凋亡与该物质作用时间、浓度存在剂量 - 效应关系。也有发现认为，1,4- 苯醌和 1,4- 氢醌都可致 c-Ha-ras-1 原癌基因 DNA 片段的损伤，且苯醌诱导 DNA 链断裂和凋亡性改变的能力强于氢醌。细胞凋亡是否只是苯毒性过程中的一种伴随现象，还是与苯毒性的发生发展、细胞因子的变化、癌基因的突变、DNA 的损伤有必然的联系，是尚待探讨的问题。

（六）苯致白血病可能的分子机制

尽管苯中毒引起细胞染色体损害已得到证实，但对于染色体损害如何转变为白血病的机制尚不清楚。了解原发性急性髓性白血病（AML）与继发性 AML（sAML）有助于其机制的研究。有文献报道，骨髓异常增生综合征（MDS）往往出现在 sAML 之前，而 MDS 与 AML 有相同的细胞遗传改变，因此认为这两种疾病是同一疾病的不同阶段。研究发现，sAML 与继发性 MDS（sMDS）患者中 5 号染色体与 7 号染色体缺失率为 85%～90%，而同样的染色体畸变在原发性 AML 与原发性 MDS 患者中的概率不到 5%。也有文献认为，5q31 丢失与 sAML、sMDS 发病有重要关联。5q31 上有一簇基因，包括 GM-CSF、IL-3、IL-4、IL-5、CD14 以及早期生长反应因子（EGR1），这些基因均与机体的造血功能有关，而苯的代谢产物 HQ 可选择性地加强人和鼠骨髓细胞对 GM-CSF 的集落刺激反应，可能的机制为：白血病是由于骨髓集落反应异常和骨髓微环境改变双重作用的结果。造血干细胞 5q31 丢失导致 GM-CSF 等位基因丢失，GM-CSF 缺乏后抑制成熟细胞凋亡作用减弱，因此，外源性 GM-CSF 生理性增加导致相应集落内细胞代谢过度。其他与造血干细胞生存和成熟相关的 *ras* 基因、*p53* 基因和 *Rb* 等基因也参与了 MDS、AML 的发病的过程。

四、临床表现

（一）急性中毒

接触苯可特异性损伤机体的中枢神经系统和造血系统。吸入高浓度的苯蒸气后，可直接作用于中枢神经系统，表现为强烈的麻醉作用，可伴有肌肉的抽搐、痉挛和震颤，甚至为强直性的剧烈痉挛。无论是人或动物，其中枢神经的毒作用表现常常是相同的。

空气中苯浓度为 40 mg/m³ 时，小鼠吸入后 38 min 出现个体死亡，7 h 后半数小鼠死亡。而大鼠在 50 mg/m³ 浓度时，吸入 4 h 半数死亡。死亡原因为呼吸中枢麻痹，有时可伴有昏迷、抽搐、血压下降，甚至"闪电样"死亡。而如果动物在死亡前停止染毒，并置于新鲜空气处，中毒动物可恢复。对死亡动物的解剖可见，其脑、心包、胸膜、皮肤和消化道黏膜均有出血点，肺部水肿，直接接触苯的肺组织处广泛出血。高浓度的苯对眼、鼻和呼吸道黏膜均有强烈的刺激作用。

急性苯中毒时也可出现造血系统的损伤，血象也可发生明显的降低。

（二）慢性中毒

长期吸入低浓度的苯蒸气或反复接触高浓度的苯也可引起慢性中毒。动物长期吸入苯可导致食欲下降、体重减低以及造血系统受损等。苯为脂溶性有机化学物，因此，慢性苯中毒时，可能主要作用于富含类脂的神经系统、造血系统和血管内皮细胞等，引起造血系统、神经等功能障碍；作用于血管内皮细胞和血小板，使血管通透性增高，出现齿龈、鼻黏膜出血和紫癜，血象检查可见白细胞计数降低，中性粒细胞百分比相对减少，红细胞和血红蛋白也相应减少，严重者可致再生障碍性贫血，骨髓象改变往往为增生、再生不良，但也有正常者。

（三）苯对皮肤的作用

一般通过皮肤吸收的苯甚微，通常不会导致全身中毒反应，但若反复、长期地直接接触，会引起皮肤干燥，有时可出现红疹、水泡和湿疹样皮肤病。

有研究显示，苯对雌性个体的损伤程度更为严重。如在接触苯的环境中存在苯胺、汽油等可增加苯的毒性，高温环境下，苯的毒作用也会有不同程度的增强。

五、诊断

（一）急性苯中毒

由于短时间内大量吸入苯蒸气而出现的毒性反应为急性苯中毒。中毒反应的严重程度与接触时间和苯蒸气浓度有直接关系，还与个体易感性、防护设施以及个体健康状况有关。根据临床症状可分为轻度和重度急性中毒两种类型。

1. 轻度中毒　吸入较高浓度的苯蒸气后，短时间内即可出现头晕、头痛，有的甚至出现晕眩，精神状态类似醉酒后轻度兴奋，颜面潮红、恶心、呕吐或伴步态蹒跚等，此时若脱离接触环境，于新鲜空气处休息并给予适当的对症治疗，患者可逐渐恢复至头脑清醒，而不会有任何不适。

2. 重度中毒　如果在高浓度苯蒸气环境中，吸入或接触的量比较高，则患者会发生重度中毒。临床表现为明显的头痛、恶心、呕吐、步态蹒跚和神志不清，严重者神志丧失、肌肉痉挛或抽搐、血压下降、发绀、瞳孔散大、呼吸浅表，甚至出现大小便失禁，以至呼吸中枢抑制、循环衰竭而死亡。一般经过积极抢救，均可完全恢复，少数症状稍重者会遗留神经衰弱综合征。

少数急性苯中毒患者可发生周围神经炎，表现为触觉减弱、四肢发麻等，经治疗亦可恢复。

国外有资料报道，当空气中苯蒸气浓度 $160 \sim 480$ mg/m³，接触 5 h 即可发生头痛、乏力等症状；浓度达到 4800 mg/m³，1 h 即能发生严重的中毒症状；当苯蒸气浓度超过 25 000 mg/m³，接触半小时可有生命危险。

（二）慢性苯中毒

在工作环境中持续、反复地吸入少量的苯，超过了人体代偿解毒的能力，逐渐会发生慢性苯中毒。慢性苯中毒较急性中毒原因更加复杂，且存在明显的个体差异，相同工种、工龄的中毒者，症状严重程度并不一致，但其临床表现主要为神经系统和造血系统的改变。

1. 神经衰弱综合征　神经衰弱综合征是最明显的慢性苯中毒症状，表现为头晕、乏力，可伴有头痛、失眠、嗜睡、噩梦增多、记忆力减退，尤其是近期记忆功能减退；性情急躁、食欲缺乏；自主神经功能紊乱则表现为多汗、心动过速等症状。并非所有患者都具有上述症状，一些患者的某些症状较为突出，而另一部分患者以其他症状为主。慢性苯中毒的神经衰弱综合征一般程度较轻，个别患者较严重，有的还伴有自主神经功能失调的表现，女性常有月经失调等内分泌紊乱症状。

2. 造血系统改变　是慢性苯中毒的主要临床表现。

（1）白细胞改变：接触苯数个月到 1 年，即可出现白细胞总数降低或有波动，其中中性粒细胞百分比减少，淋巴细胞含量相对增多。

（2）血小板减少：血小板减少比白细胞的变化出现得晚，表现为刷牙时齿龈出血、鼻出血、皮肤紫癜等，有时血小板计数正常也可有出血倾向。

（3）红细胞和血红蛋白减少：如果上述情况发生后仍未及时脱离苯接触，患者出现红细胞计数减少，血红蛋白含量降低，表现为头晕、心悸、面色苍白等贫血症状。继续接触高浓度的苯蒸气会发生严重的慢性苯中毒，可继发再生障碍性贫血，患者白细胞降至 1×10^9/L 以下，血小板 $(20 \sim 30) \times 10^9$/L，红细胞和血红蛋白也明显减少，机体抵抗力差，常合并感染。

（4）骨髓象改变：骨髓象早期检查一般正常，出现异常的时间大多晚于上述改变。中毒晚期出现骨髓增生减低、前期核细胞减少，后期细胞和淋巴细胞相对增多，白细胞内有中毒颗粒、空泡、染色质疏松，核浆发育不平衡等。

3. 皮肤损害　皮肤长期接触苯可表现为干燥、发红、水肿，有时可出现湿疹样皮疹或脱脂性皮炎，造成局部瘙痒和皮肤皲裂等。

（三）苯中毒的诊断

1. 急性苯中毒

（1）职业史：短期内大量接触高浓度的苯或有长期与含苯物质接触史（作业工龄一般在半年以上，含苯浓度较高时亦可不足半年）。

（2）临床表现：符合急性苯中毒的主要症状，较轻者主要表现为兴奋和醉酒状态，有头晕、恶心、呕吐，严重时血压下降、抽搐，甚至呼吸和循环衰竭。

（3）化验：可测定血苯、尿酚和尿中硫酸物指数。

（4）现场调查：在积极抢救患者的同时，应在单位的配合下组织力量进行工作现场的调查工作。

此外，急性苯中毒引起的昏迷还应与脑出血、脑梗死及癫痫等疾病做鉴别诊断，应注意的是，由于急性中毒后昏迷跌倒，还可造成患者的二次损伤，因此诊断时应仔细慎重。

2. 慢性苯中毒

（1）职业史：全面了解患者所在的单位、车间以及患者的工种及接触苯的作业工龄，调查时还应注意是否接触其他生产性毒物。

（2）病史和过敏史：询问患者的疾病史和药物过敏史，包括个人生活习惯和嗜好等。对于女性患者还应了解其婚育史和月经情况。

（3）体征：慢性苯中毒患者常无特异性体征，应与其他疾病进行鉴别诊断。

（4）实验室检查：白细胞计数在 $(4 \sim 4.5) \times 10^9$/L，并出现以下一项指标：①血小板计数低于 80×10^9/L，并有出血倾向；②中性粒细胞碱性磷酸酶活性明显升高；③中性粒细胞胞浆中毒颗粒明显增多，大于 12。

六、治疗和预防

（一）急性苯中毒的治疗

1. 迅速将中毒患者移至通风处，脱离苯蒸气接触环境，清洗皮肤，保持呼吸道通畅等。

2. 密切观察患者生命体征，躁动不安者肌内注射氯丙嗪 12.5 ~ 25 mg。

3. 对呼吸衰竭患者可使用呼吸中枢兴奋药，如哌甲酯 20 mg 肌内注射；昏迷者给予尼可刹米 8 ~ 10 支，静脉滴注。

4. 对抽搐不止者则可给予苯巴比妥，或水合氯醛灌肠。

5. 对急性中毒患者可给予大剂量的维生素 C 和一定量的葡萄糖醛酸，保持蛋白质摄入量充足，蛋白质中的巯基和葡醛内酯能有效地与苯代谢产物结合，促进苯的排出。

（二）慢性苯中毒的治疗

慢性苯中毒无特效解毒药，应根据被累及的程度对症处理。

1. 改善出血　主要针对患者的类神经症状或出血症状，并升高白细胞数等。如粒细胞低于 1.0×10^9/L 并有继发感染，可给予粒细胞集落刺激因子（G-CSF）75 ~ 100 μg/d 皮下注射 1 周。如果血小板低于 20×10^9/L 并伴明显出血倾向，可输血治疗。

2. 苯中毒再生障碍性贫血的治疗　一般血红蛋白低于 60 g/L 患者才考虑输血治疗；出血严重者如止血无效，则连续 3 天输注浓集血小板。丙酸睾酮适用于轻型再生障碍性贫血，原则是大剂量长时间给予，用量为 50 ~ 100 mg/d 肌内注射，持续 3 ~ 4 个月。对重度再生障碍性贫血一般考虑异基因骨髓移植，可明显改善其预后。

3. 针灸治疗和激素治疗　具体参见有关书籍。

（三）预防

1. 在矿山作业中找到无毒或低毒苯的替代物，可以用汽油、环己烷、乙醇等溶剂来替代苯。

2. 加强生产作业场所的通风排毒，作业过程尽可能密闭化、自动化和程序化。安装局部通风排毒设备。

3. 加强工人的个人防护，如佩戴防苯口罩或使用面罩，强化就业前和定期体检，筛查高危作业工人。

七、典型案例

患者，女，1972 年 2 月出生，某石化企业待工职工，原在公司所属化纤厂质检中心从事分析等工作。2007 年 5 月 29 日至 6 月 1 日的 3 个上午（每个上午约 2 小时），患者与化纤厂关停办公室临时聘用的其他 5 人到化学品仓库清理试剂。3 个上午共清理各类试剂 40 箱，总质量约 500 kg，以一缩二乙醇、四氯乙烷、丙二醇、氨基磺酸、硫酸亚铁胺等化学试剂为主，其中有苯酚 6500 ml、苯 3000 ml。在清理时，房间门窗敞开，窗户玻璃已碎，但发现地面和分析平台柜内分别有一个拳头大、两个饭碗大（约 70 cm²）的两摊裸露水银，随即用硫黄粉覆盖。6 月 2 日，另一清理工作人员手臂上出现少量红斑，两天后即消失。而患者于 6 月 2 日因咽部不适到该企业医院就诊，6 月 4 日以"咽痛 3 天伴头痛、头晕、恶心、呕吐、腹泻、全身乏力、发热 38℃"收治住院。12 天后患者全身皮肤出现红疹，该院随即以急性苯中毒、过敏性皮炎为由，建议转上级医院诊治，但没有条件做尿酚、呼气苯检测。6 月 18 日，患者转入某省级职业病防治院诊治，至 7 月 12 日出院。查血常规正常，尿汞、尿砷、血铅值均明显低于正常值，其他临床多项相关检查也未见明显异常。到患者工作场所进行现场职业卫生学调查，因无当时监测资料，且现场已不复存在，分析当时作业时仓库中含苯、汞等试剂不多，房间通风条件较好，且其他作业人员也只有 1 人出现皮肤红斑，确定苯、汞等危害不明显，出院临床诊断为过敏性皮炎。2007 年 10 月 29 日经职业病防治机构再次诊断，结论为"职业性急性轻度苯中毒"。2010 年 3 月 16 日，患者又到原诊断机构申请复查并强烈要求重新诊断为更严重的职业病，经专家会诊，于 7 月 6 日做出"职业……"的诊断结论。

（徐厚君）

第四节　苯的氨基和硝基化合物中毒

苯的氨基和硝基化合物中毒是短期内经皮肤吸收或吸入大量苯的氨基、硝基化合物所致的以高铁血红蛋白血症、溶血性贫血或肝损害为主要病变的全身性疾病。芳香族氨基和硝基化合物（aromatic amino and nitro-compounds）是苯及其同系物（甲苯、二甲苯、酚）的苯环不同位置上代入不同数量的氨基（-NH₂）或硝基（-NO₂）以及卤素或烷基而生成的多种类衍生物。苯胺和硝基苯是这类化合物的代表。其他常见化合物有对苯二胺、联苯胺、二硝基苯、三硝基甲苯和硝基氯苯等。

一、理化性质

苯的氨基和硝基化合物常温下大多数呈固体或液体，沸点高，挥发性低，难溶或不溶于水，易溶于疏水溶剂。苯胺在生产条件下主要是以气态形式出现，主要经呼吸道进入肺部，但在生产中大多是经过皮肤吸收而中毒，液体苯胺皮肤吸收率 0.2 ~ 0.7 mg/（cm² · h），并随温度和相对湿度的增加而增大，如夏季作业当中皮肤大量出汗、充血，会促进皮肤对此类毒物的吸收。

二、职业接触和国家卫生标准

根据 2019 年 8 月 27 日由中华人民共和国卫生部发布实施的 GBZ 2.1-2019 关于《中华人民共和

国国家职业卫生标准》中"工作场所有害因素职业接触限值第 1 部分：化学有害因素"规定：苯胺在工作场所的时间加权平均容许浓度（permissible concentration-time weighted average，PC-TWA）为 3 mg/m³（皮），二苯胺 PC-TWA 为 10 mg/m³。二硝基甲苯（全部异构体）PC-TWA 为 1 mg/m³（皮），其中 2,4- 二硝基甲苯和 2,6- 二硝基甲苯职业接触限值 PC-TWA 为 0.2 mg/m³（皮），三硝基甲苯 PC-TWA 为 0.2 mg/m³（皮），短时间接触容许浓度（permissible concentration-short term exposure limit，PC-STEL）PC-STEL 为 0.5 mg/m³（皮）。PC-TWA 含义为以时间为权数规定的 8 小时工作日、40 小时工作周的平均容许接触浓度。

三、代谢吸收

苯胺疏水性强，易溶于有机溶剂，在矿山生产条件下，主要以苯胺蒸气的形式游离于大气当中，可经消化道和呼吸道进入人体，而且在一定条件下易经皮肤吸收。液体苯胺经皮吸收率较高。苯胺进入机体后，90% 在体内代谢，经呼吸道排出苯胺原形的数量小于 0.5%。苯胺经芳香环的羟化作用转变为对位、邻位或者间位氨基酚，苯基羟胺，最后由泌尿系统排出。

苯的硝基化合物代谢与其氨基化合物不同的是，初期苯胺先被氧化，而硝基苯先经过还原，且硝基苯转化速度慢，但最终代谢产物均为氨基酚。如三硝基甲苯进入人体后，一部分以原形的形式由尿液排出，一部分氧化为三硝基甲醇，再还原为 2,6- 二硝基 -4- 氨基甲醇；另一部分则还原为 2,6- 二硝基 -4- 羟氨甲苯和 2,6- 二硝基 -4- 氨基甲苯，最终经肾由尿液排出体外。

四、毒作用机制

此类化合物毒性作用与苯环上氨基和硝基取代基的数量和位置有密切关系，因此各种苯的氨基和硝基化合物的毒性作用也不尽相同。如苯胺易于形成高铁血红蛋白；邻甲苯胺可引起血尿；硝基苯对神经系统的作用明显；三硝基甲苯可对肝和眼晶状体产生危害等[54]。一般来说，取代的氨基或硝基数目越多，毒性越大。

（一）血液系统损害

1. 形成高铁血红蛋白　以苯胺和硝基苯最为典型。血红蛋白的携氧功能依赖于二价铁（Fe^{2+}），可与氧结合形成氧血红蛋白而具有携氧功能。当苯的氨基和硝基化合物进入血液后，使二价铁氧化为三价铁（Fe^{3+}），并与羟基结合紧密，从而使血红蛋白失去携氧能力，同时也阻止了氧与血红蛋白的结合，造成机体组织缺氧窒息。原因是由于血红蛋白分子中只要有一个三价铁形成，就可以促使其他二价铁与氧的亲和力大大增强，而使氧不易于解离释放到组织中，加重组织缺氧。

高铁血红蛋白的形成机制可分为直接和间接两种，直接形成的氧化物包括苯肼、苯醌、亚硝酸盐和硝酸甘油等。大多数苯的氨基、硝基化合物氧化形成高铁血红蛋白为间接机制，即在体内需经过代谢转化形成某些中间体而具有此种作用，如苯胺和硝基苯的中间代谢产物苯胲和苯醌亚胺都有比较显著形成高铁血红蛋白的能力。仅少数，如对氯硝基苯、对氨基酚可以直接形成高铁血红蛋白，形成离铁血红蛋白的能力大小依次为：硝基苯胺＞苯胺＞硝基氯苯＞二硝基苯＞三硝基甲苯＞二硝基甲苯。苯胺类化合物形成高铁血红蛋白的能力与其中间代谢产物的种类、基团的位置有关，如对氨基酚、苯基羟胺较其母体形成高铁血红蛋白的能力强，临位、对位氨基酚比间位大。此外，诸如二硝基酚和联苯胺等则不能形成高铁血红蛋白。大量高铁血红蛋白的形成则发生高铁血红蛋白血症，并出现发绀。

2. 溶血作用　正常机体内红细胞存活需要不断供给还原型谷胱甘肽（GSH），以维持细胞膜的正常功能。其作用为：①维持细胞膜正常的功能；②与还原型辅酶Ⅱ（NADPH）一起，防止血红蛋白氧化；③促使红细胞内过氧化物分解。由于高铁血红蛋白的形成，还原型 GSH 减少，细胞膜破裂而发生溶血。此外毒物及其代谢产物还可直接作用于珠蛋白分子中的巯基，使珠蛋白变性。初期，仅两个巯基被结合，变性为可逆；后期四个巯基全部与毒物结合，则变性珠蛋白成为沉淀物沉淀于红细胞当中，称为赫恩小体。此种红细胞极易破裂，且带有赫恩小体的红细胞由于其结构和功能有缺陷，在体内易遭到单核巨噬细胞系统的破坏，故赫恩小体的大量出现可视为溶血先兆。但赫恩小体的量与溶血程度并不一定平行。中毒后 2 ~ 4 天左右计数达到高峰，7 天左右才完全消失，其出现的量和时间常与毒物的性质和中毒的严重程度有关，而与高铁血红蛋白的形成在程度上并不平行。

（二）肝损害[55]

苯的氨基、硝基化合物（如三硝基甲苯、硝基苯、二硝基苯等）常引起肝损害，其可直接作用于肝细胞，引起中毒性肝病及脂肪变性。这种中毒性肝病与病毒性肝病从症状、体征等方面极为相似，需结合流行病学调查和实验室检查进行全面评价。有些苯的氨基硝基化合物，如间苯二胺、硝基苯胺、对氯硝基苯等，由于溶血作用，使胆红素、血红蛋白、含铁血黄素等破坏分解产物沉积于肝，引起继发肝损害，但一般病程短、恢复快。常在中毒后 2 ~ 4 天左右出现，病理改变主要为肝实质改变、脂肪变性，严重者出现肝萎缩和肝硬化，但严重者一般比较罕见。

（三）晶体损害

三硝基甲苯（TNT）、二硝基酚及环三次甲基三硝苯胺（黑索金）可导致眼部晶体损害，引起中毒性白内障。特点是病变先侵犯晶体周边，后发展为周边环形浑浊，中心部盘状浑浊，裂隙灯下可见混浊为多数浅棕色小点聚积而成，多位于前皮质和成人核之间。整个皮质部透明度降低，视力明显减退。关于 TNT 致白内障形成机制尚不清楚，有人认为白内障的形成是由于 TNT 所致体内高铁血红蛋白沉积于晶体或 TNT 代谢产物沉积于晶体所引起。但 TNT 如何进入前房和晶体内目前看法不一，有学者认为是通过血流进入晶体，有的认为是通过眼局部作用。也有人认为眼血管失调与晶体代谢关系密切的血眼屏障受损为中毒性白内障形成的基本原因。而循环于血液 - 前房的 TNT 及其代谢产物，通过其自由基的脂质过氧化作用，使晶体囊通透性改变，并使晶体深部基质受累是加速白内障发展的另一原因。有学者认为中毒性白内障的发生与 TNT 本身有直接关系；还有学者认为白内障的发生是 TNT 造成全身中毒的后果之一。既往曾用多种种属动物建立 TNT 性白内障动物模型，均未成功。最近有报道皮下注射 TNT 共 15 个月，可诱发大鼠白内障，但不易复制成功。

（四）皮肤毒性和致敏作用

反复接触二硝基氯苯、三硝基甲苯等可对皮肤产生强烈的刺激作用，皮肤接触部位可产生烧灼痛、红斑、丘疱疹，严重者可出现局部细胞坏死，继发溃疡。二硝基氯苯、三硝基苯酚等存在致敏作用，可能是由于毒物与表皮内某些氨基酸结合形成致敏源的结果。个别过敏体质者接触苯二胺和二硝基氯苯后，可发生支气管哮喘，与一般哮喘类似。一般来说，皮肤毒性和致敏作用在接触毒物的数日至数周后发病，脱离接触并进行皮损治疗即可痊愈。

（五）神经系统损害

苯的氨基和硝基化合物由于是脂溶性，故易与类脂质作用而损害神经系统，甚至引起脑水肿，视神经区受损可出现轴性视神经炎、视神经周围炎等。尸体解剖还发现大脑皮质出血、神经细胞空泡变性等。

（六）泌尿系统损害

多数是由于苯的氨基、硝基类化合物引起的溶血，红细胞被破坏后产生血红蛋白、胆色素等，沉积于肾，间接导致继发性肾损害。有的化合物也可直接作用于肾，引起肾小球、肾小管变性和坏死，如邻硝基乙苯可直接损伤肾，导致血尿。急性苯胺中毒可出现尿路刺激征，邻甲苯胺和对甲苯胺可致血尿，5-氯-邻甲苯胺可致出血性膀胱炎。

（七）致癌作用

苯的氨基化合物有致癌作用。目前公认的 α-萘胺、β-萘胺和联苯胺可以起职业性膀胱癌，其中后者致癌性最强。动物实验发现金胺是致肝癌物质，4-氨基联苯可导致肝和膀胱肿瘤。

五、临床表现

急性苯的氨基、硝基化合物中毒的靶器官为造血系统，最主要的临床表现是生成高铁血红蛋白，使血红蛋白失去携氧功能，引发缺氧和发绀；其次是溶血作用，即对红细胞的破坏作用。此外，本类化合物还可引起肝、肾损害，对皮肤黏膜的刺激和致敏，对眼的损害，以及对神经系统、心血管系统和新陈代谢的影响。一般苯的氨基化合物中毒发绀出现早，而硝基化合物出现晚[56]。

（一）急性中毒

1. 轻度中毒 表现为口唇、指（趾）甲、面颊和耳郭等处轻度发绀，可伴头晕、头痛、乏力和胸闷等症状。高铁血红蛋白含量 10% ~ 30%，外周血红细胞中可检出少量的赫恩小体，一般可于 24 h 内恢复正常。

2. 中度中毒 除上述症状外，可有皮肤、黏膜等广泛发绀，症状明显。可伴心悸、气急、脉搏加快、恶心、呕吐、食欲缺乏。可有轻度溶血性贫血、化学性膀胱炎。高铁血红蛋白 30% ~ 50%，或高铁血红蛋白低于 30% 且伴有以下任何一项症状：①化学性膀胱炎；②轻度肝损害；③轻度肾损害；④轻度溶血性贫血，赫恩小体达 20% ~ 30%。

3. 重度中毒 全身重度发绀，皮肤黏膜呈铅灰色，呼吸急促、心率加快，心音弱，出现意识障碍、抽搐、休克并危及生命，尿中游离酚、结合的对氨基酚通常明显增高。高铁血红蛋白高于 50%，或高铁血红蛋白低于 50%，且伴有以下任何一项症状：①赫恩小体高于 50%，继发溶血性贫血；②严重中毒肝损害；③严重中毒肾损害。

（二）慢性中毒

中毒者呈神经衰弱症候群，表现为头晕、头痛、倦怠无力、失眠、记忆力减退、心动过速或者过缓、多汗，也可出现食欲缺乏、恶心、腹胀等症状。往往伴有轻度发绀、贫血和肝脾肿大，红细胞中可出现赫恩小体。

六、诊断

（一）诊断

根据患者短期内接触苯的氨基、硝基化合物的职业史，高铁血红蛋白血症为主要临床表现，结合现场卫生学调查结果，排除其他因素引起的类似疾病方可诊断。苯的氨基、硝基化合物中毒诊断依据 GBZ 30-2019，此标准适用于除三硝基甲苯中毒外的其他职业性急性苯的氨基、硝基化合物中毒诊断。

1. 轻度中毒 表现为口唇、指（趾）甲、面颊和耳郭等处轻度发绀，可伴头晕、头痛、乏力和胸闷等症状。高铁血红蛋白浓度大于等于 10%，一般 24 h 内恢复正常。

2. 中度中毒 皮肤、黏膜等明显发绀，可伴心悸、气短、食欲缺乏、恶心和呕吐等。高铁血红蛋白浓度大于等于 10% 且伴以下任何一项症状：①化学性膀胱炎；②轻度到中度中毒性肝病；③轻度到中度中毒性肾病；④轻度溶血性贫血，赫恩小体轻度升高。

3. 重度中毒　全身重度发绀，高铁血红蛋白高于 10% 且伴以下任何一项症状：①重度溶血性贫血；②急性重度中毒性肝病；③急性重度中毒性肾病。

4. 慢性中毒　目前尚无诊断标准，主要根据患者血液、肝和神经系统症状和改变进行诊断和鉴别。

（二）处理

1. 现场处理　迅速撤离中毒现场，立即吸氧，脱去被污染的衣服，用医用酒精反复擦拭皮肤，再用大量温肥皂水或清水冲洗，眼部可采用生理盐水冲洗，防止继续吸入。

2. 维持呼吸、循环功能　必要时进行人工呼吸，给予呼吸中枢兴奋药物、强心药和升血压药物。

3. 高铁血红蛋白血症　5% ～ 10% 葡萄糖 500 ml 加 5.0 g 维生素 C 静脉滴注，或高渗葡萄糖溶液 80 ～ 100 ml 加维生素 C 2.5 g 静脉注射。1% 亚甲蓝溶液 5 ～ 10 ml 按 1 ～ 2 mg/kg 加入 10% ～ 25% 葡萄糖注射液 20 ml 静脉推注，轻度中毒可用一次；中、重度中毒可间隔 2 ～ 4 h 重复给药一次。应注意注射速度，过快易产生恶心、呕吐、腹痛，甚至抽搐、惊厥。

4. 溶血性贫血

（1）一般多采用大剂量糖皮质激素快速给药，地塞米松每日 10 ～ 40 mg 或氢化可的松 200 ～ 500 mg，静脉滴注 3 ～ 5 天，作用为稳定红细胞溶酶体，避免红细胞破坏。

（2）可用古拉定 1.2 ～ 1.8 g 加入 5% 葡萄糖溶液 250 ml 静脉滴注，可稳定细胞膜，减少溶血。

（3）保护肝肾功能，碱化尿液，防止血红蛋白沉积。可给予 5% 碳酸氢钠溶液 100 ～ 250 ml 静脉滴注。控制继发感染。对于严重溶血性贫血可输血治疗，贫血 Hb 小于 60 g/L 应进行输血，也可给予低分子右旋糖酐溶液 250 ～ 500 ml 静脉滴注，必要时可行换血或血液净化治疗。

5. 中毒性肝损害　除合理饮食外，可给予甘利欣 30 ml（150 mg）加入 10% 葡萄糖溶液 300 ml，静脉滴注，每日一次；也可给予联苯双酯、硫普罗宁、双环醇、谷胱甘肽、马洛替酯、葡醛内酯及促肝细胞生长素等进行保肝治疗。

6. 对症和支持治疗

（1）重度中毒可采用高压氧治疗，250 kPa 压力下 45 min，常压下 10 min，再次高压吸氧 45 min，一般不严重者每日一次。高压氧可改善机体缺氧状况，有效控制肺、脑水肿，利于心、肝、肾等功能的恢复，并可增加红细胞的韧性。

（2）如有发热，可用物理降温或给予人工冬眠药物。

（3）如出现出血性膀胱炎，可大量饮水、补液以冲洗膀胱，并尽早给予止血药物，如 6- 氨基己酸、氨甲苯酸、维生素 K_3 及云南白药等。同时可用喹诺酮类抗菌药物如环丙沙星、左氧氟沙星，以及甲硝唑等控制感染。

7. 其他处理　加强护理，轻、中度中毒治愈后，休息 1 ～ 2 周可恢复工作；重度中毒视病情可考虑调离原工作。

七、预防与控制

1. 以无毒或低毒物质代替苯的氨基、硝基类化合物。

2. 对毒物的发生源应加强密闭通风排毒，生产设备应密闭化、自动化，及时排除有毒物质的蒸气和粉尘；建立严格的规章制度。矿山爆破后，应通风一段时间，待 TNT 浓度降低后才可进入操作。定期监测车间空气中毒物的浓度，不超过国家允许的浓度标准。

3．加强个人防护，合理应用工作服、口罩和防毒面具、手套等。工作后彻底淋浴。注意热水浴和饮酒能促进毒物吸收，因此，矿山接触此类化合物的工人尽量避免饮酒[57]。

八、典型案例

（一）案情介绍

某日下午，盐城市周某（男，11 岁）放学回家后，称"去看炸鱼"而离家，后于当日 17：30 左右发现其死于江苏省石油地质调查某队行地下爆破测试的洞口处。鉴于国内未曾有类似事件发生，石油地质技术主管部门亦未曾要求下属单位必须对爆破后洞口进行"封洞"作业，该地质调查队领导否认周某的死因与 TNT 爆炸有关，而认为是地下天然毒气所致。

（二）现场勘查

距离死者周某家约 100 米处，由北往南有洞口 5 个，每个间距 20 米，各洞口均深 15 米、直径 15 厘米，并均可听见洞内地下水流声；死者周位于第 3 洞口，俯卧位，鼻、口正对洞口。经调查，该 5 个洞口曾于事发当日下午 16 时左右分别以 TNT 炸药各 6 公斤做地下爆破测试。

（三）尸检

男性童尸一具，营养状况中等，体态偏瘦，尸长 130 cm，双眼闭合，眼结膜充血并有少量出血点，角膜中度混浊，瞳孔等大等圆；鼻前庭外缘有少量黄色污迹附着；唇、舌、十指指甲均中度发绀，皮肤黏膜紫黑色；胃空，黏膜无异常；膀胱充盈，尿液呈浅棕黑色；脑、肺轻度水肿；肝色浅，有油腻感；血液呈流动性。

（四）实验室分析

1．**动物实验**　取同条件模拟爆炸后 2 小时内洞中气样若干份，对小白鼠做气样毒性实验，结果，未置该气样瓶中小白鼠 30 分钟时仍无异常反应。而置爆破后 2 小时气样的 3 只瓶中小白鼠，均表现焦躁，并分别于 30 秒、1 分 1 秒、1 分 3 秒死亡。

2．**碳氧血红蛋白的定性定量分析**　钯镜检验结果显示，死者的血中 HbCO 为阳性；氯化钯法，测得血中 HbCO 的饱和度为 28%。

3．**薄层色谱与气相色谱测定**　均由死者肺组织、鼻前庭外缘附着物中检出 TNT 原型成分。

（五）结论

死者系因过量吸入 TNT 爆炸生成物而急性中毒死亡。

（徐厚君）

第五节　苯系物中毒

苯系物是指苯和苯的同系物，常见的苯系物有苯、甲苯、二甲苯、乙苯和苯乙烯等。苯系物是石油化工行业基础原料之一，其中苯、甲苯、二甲苯（简称为 PTX）被称为一级基本有机化工原料，在国民经济中有重要的作用。改革开放以来，随着国民经济的快速发展，人民生活质量的改善和提高，苯系物的应用性和重要性更加突出，接触苯系物的人越来越多，随之带来的职业危害也相应增多[58]。

目前发现苯系物中毒的行业多为造漆、喷漆、炼焦和石油化工行业等。在这些行业当中，急、慢性苯系物中毒问题也十分严重。根据卫生部 2002—2004 年职业发病率的统计数据显示，在生产过程中，因苯系物造成的急性中毒排在第二位，死亡率约为 25%。因此，做好对苯系物的危害与防治工作，提高苯系物作业人员的自我防护意识和能力，保障作业人员的身体健康，具有十分重要的意义。本节主要介绍甲苯和二甲苯。

一、理化性质

（一）甲苯

甲苯（methylbenzene）分子量 92.14，外观为无色透明、有折射力的易挥发液体，具有类似苯的芳香气味。熔点 –94.9℃，沸点 110.6℃，自燃点 480℃，相对密度 0.87（水 = 1），相对蒸气密度 3.90，临界压力 4.11 MPa，折射率 1.4967，闪点 4℃，引燃温度 535℃，稳定性好，易燃，几乎不溶于水，可混溶于苯、醇、醚、三氯甲烷、丙酮、冰醋酸等有机溶剂。

（二）二甲苯

二甲苯（dimethylbenzene）是由间、邻、对三种异构体组成的混合物，由煤焦油分馏得到，其中含量最多的是间二甲苯，占 40% ～ 70%，邻二甲苯占 10% ～ 15%，对二甲苯占 23%，乙苯占 6% ～ 10%。间二甲苯相对分子质量 106.17，熔点 –47.87℃，沸点 139.1℃，相对密度 0.86（水 = 1），相对蒸气密度 3.66，折射率 1.4927，闪点 29.44℃。稳定性好，易燃，几乎不溶于水，可混溶于苯、醇、醚、三氯甲烷、丙酮、冰醋酸等有机溶剂。

二、职业接触和国家卫生标准

根据 2019 年 8 月 17 日中华人民共和国卫生部发布的 GBZ 2.1-2019 关于《中华人民共和国国家职业卫生标准》中"工作场所有害因素职业接触限值第 1 部分：化学有害因素"规定：甲苯在工作场所的时间加权平均容许浓度（PC-TWA）为 50 mg/m³（皮），短时间接触容许浓度 PC-STEL 为 100 mg/m³（皮），二甲苯（全部异构体）PC-TWA 为 50 mg/m³，PC-STEL 为 100 mg/m³。PC-TWA 含义为以时间为权数规定的 8 小时工作日、40 小时工作周的平均容许接触浓度。PC-STEL 的含义为在遵守 PC-TWA 前提下容许短时间（15 分钟）接触的浓度。

三、代谢吸收

与苯比较类似，甲苯或二甲苯均由呼吸道进入机体，在血液循环中主要吸附于红细胞膜及血浆脂蛋白上，而后蓄积于含类脂较多的组织，如肾上腺、脑、肝和骨髓。甲苯和二甲苯都可以通过完整皮肤被吸收，消化道吸收也很完全。

虽然甲苯易于挥发，但在低浓度吸收后，大多在体内代谢，少数以原形自呼吸道排出，极少量随尿液排出。甲苯主要在肝内氧化成苯甲酸（占吸入总量的 80% ～ 90%），苯甲酸与甘氨酸结合形成马尿酸随尿液排出。少量苯甲酰基与葡萄糖醛酸结合后随尿排出。高浓度甲苯短时间内被吸入，少量在苯环上氧化成甲酚，然后与内源性硫酸或葡萄糖醛酸结合，由尿液排出。

人体对甲苯解毒能力很强[59]，如果暴露在甲苯浓度 266 ～ 828 mg/m³ 的环境中 5 h，停止接触

12～16 h后，体内已无甲苯残留，尿中马尿酸排泄也不再增加。马尿酸的个体排泄差异很大，正常人均可以经尿液排出，排出量随食物变化而变化。因此，甲苯的吸收量不能仅以尿中马尿酸的量来进行推测，它可以定性，但定量价值不大。在群体普查时，测定尿酚用以判断甲苯吸收的意义较大。

二甲苯吸收后，由肺部排出的速度较甲苯慢，大部分在肝内氧化为甲基苯甲酸和二甲基苯酚等，再与甘氨酸结合或为甲基马尿酸，仅有少量与硫酸或普糖醛酸结合，随尿液排出。对接触二甲苯作业的工人可测定尿中甲基马尿酸，反映其接触程度。

四、毒作用机制

甲苯为一种亲脂性有机溶剂，进入机体后可很快分布到富含脂肪的组织中，神经系统是甲苯分布的主要器官之一。动物暴露于甲苯后，在所有的脑区内都能检出甲苯，浓度与脂肪含量明显相关，由高到低的顺序是延髓、中脑、小脑、丘脑和皮质前叶；大鼠经呼吸道和经口接触甲苯，各脑区分布情况相近。急性甲苯中毒可表现为中枢神经系统抑制作用，较低浓度时常引起头疼、恶心、焦虑等症状，高浓度可引起意识模糊，甚至昏迷。

1. 神经递质的影响　动物实验研究发现[60]，无论是长期低浓度暴露，还是短时间高浓度暴露，甲苯均可引起动物神经组织中递质水平的改变。大鼠 1 次性吸入 2000 ppm 甲苯 2 h，纹状体内乙酰胆碱（Ach）水平在染毒后 120 min 内下降 20%，以后呈持续下降趋势，在染毒后第 140 min，下降40%。纹状体内 Ach 可调节其他递质的释放，如谷氨酸、γ- 氨基丁酸（GABA）和多巴胺（DA），这种调节功能的紊乱可能是甲苯所致中枢神经系统症状（眩晕、头疼、记忆损伤）的机制所在。同样浓度的甲苯可使小脑皮质细胞外（微透析）γ- 氨基丁酸（GABA）的水平升高。在吸入期间（2 h 内）即明显高于对照组。GABA 是与小脑功能有关的主要抑制性递质，在小脑中有很高浓度的 GABA 受体。有研究显示，大鼠短时间吸入甲苯，前庭和视 - 前庭反射（与小脑功能有关）功能紊乱。上述研究提示甲苯的毒作用可能与小脑中 GABA 转运系统的改变有关，或甲苯刺激了小脑皮质 3 种神经元（星形细胞、篮状细胞和 Golgi 细胞）GABA 的合成和释放增加。

2. 对细胞膜酶活性及膜流动性的影响　神经元和星形胶质细胞在体外培养条件下接触甲苯，均出现了酶活性的改变。Engelke 等将大鼠脑皮层神经细胞突触体暴露于甲苯，结果 ATP 酶活性呈线性下降，在最高浓度组（8 mmol），ATP 酶活性下降了近 50%，乙酰胆碱酯酶活性也呈下降趋势。与体外试验比较，动物吸入甲苯后，其 ATP 酶活性的变化情况则复杂得多。如大鼠吸入 500 ppm 的甲苯，染毒时间从 18 小时到 78 周（12 h/d）不等，发现，在 18 小时，接触组突触膜 Ca^{2+}/Mg^{2+}-ATP 酶活性明显低于对照组。有机溶剂可能通过与生物膜的非特异性相互作用而发挥毒作用，细胞膜酶活性下降以及膜流动性的变化可能与溶剂对膜脂质的作用和脂质蛋白间相互作用的关系改变有关。也有学者认为，甲苯可通过影响膜的流动性，进而引起神经递质释放、受体特征及传导的改变等。

3. 甲苯对神经细胞代谢酶类的影响　甲苯对神经细胞其他代谢酶类影响的研究亦有报道。向雄性 Wistar 大鼠腹腔注射甲苯 1 ml/kg 连续 21 天，脑组织匀浆 P450 活性没有变化，GSH 转移酶活性增加约 10%。而在对酪氨酸羟化酶（TH）的免疫组化研究中发现，大鼠吸入高剂量的甲苯（3000 ppm，4h/d）共 3 周，结果脑皮质、海马、侧隔核和下丘脑的 TH 活性明显高于对照组。TH 为儿茶酚胺类递质合成的限速酶，此酶活性升高可能是多巴胺和去甲肾上腺素能神经元中 TH 活性增加的结果。既往研究曾发现，高浓度甲苯可使大鼠部分脑组织中的去甲肾上腺素（NA）和多巴胺（DA）含量升高，可能与 TH 的活性升高有关。

甲苯慢性吸入染毒实验也发现，某些脑区内的芳香族氨基酸脱羧酶、谷氨酸脱羧酶和谷氨酰胺合成酶的活性均有不同程度的改变。

五、临床表现

（一）急性毒性

1. 神经系统 高浓度甲苯和二甲苯引起的急性中毒很罕见。症状与苯中毒类似。无论是甲苯还是二甲苯，大量吸入后都可产生明显的中枢神经系统和自主神经的麻醉作用，这种麻醉作用强于苯，轻者出现眩晕、乏力、步态不稳、兴奋和醉酒状，严重者则有恶心、呕吐、定向力障碍、意识模糊，甚至抽搐、昏迷等。

2. 黏膜刺激症状 对眼结膜和呼吸道黏膜有明显的刺激作用，可致结膜炎、角膜炎，甚至结膜下充血；呼吸道分泌物增多，咳嗽。直接吸入液态甲苯可发生肺炎、肺水肿、肺出血。

3. 肝、肾、心脏损害 可出现黄疸、肝大、肝功能异常；肾小管损害，重者发生急性肾衰竭；心电图可见窦性心动过缓或过速，房室传导阻滞和 ST-T 改变等。

（二）慢性中毒

对于甲苯或二甲苯是否存在慢性毒性目前尚有争议。有些中毒表现可能是其中含有杂质所致。接触甲苯或二甲苯的作业工人可有不同程度的神经衰弱症候群，如头晕、头痛、乏力、睡眠障碍、上腹不适等。长期接触可有角膜炎、慢性皮炎和皮肤皲裂。末梢血出现轻度改变，粒细胞减少，但均不能排除其内所含苯及其他杂质的作用。一般认为，其对骨髓等造血器官并无损害，可能仅有轻度血细胞减少，且往往为暂时可逆的变化。

六、诊断

（一）诊断[61]

根据短时间内吸入较高浓度甲苯或二甲苯的职业接触史，结合以中枢神经系统麻醉为主的临床表现进行诊断，职业性急性甲苯中毒诊断标准为 GBZ 16-2002。由于甲苯和二甲苯所引起的急性中毒极为相似，该标准也适用于职业性急性二甲苯及二者混合引起的中毒。

1. 吸入反应 有头晕、头痛、乏力、颜面潮红、恶心、呕吐、胸闷、憋气、四肢无力、结膜充血等症状，脱离接触后，短期可完全恢复。

2. 轻度中毒 头晕、头痛、乏力等症状加重，在吸入反应症状基础上具有下列情况之一者：①意识模糊；②嗜睡状态；③步态蹒跚。

3. 重度中毒 在轻度中毒基础上，还具有下列情况之一者：①昏迷或抽搐；②重度中毒性肝病；③重度中毒性肾病；④重度中毒性心脏病。

此外，现场空气、呼出气、血甲苯、二甲苯及马尿酸和甲基马尿酸的测定，在一定程度上反映近期接触甲苯、二甲苯的量，是很好的接触标志物。

（二）处理[62]

1. 迅速将中毒者转移至空气新鲜处。

2. 急性甲苯中毒无特效治疗方法，可给予葡萄糖醛酸或硫代硫酸钠以促进甲苯排泄；如有其他器官组织损害，可对症治疗。

3. 急性中毒病情恢复后，一般休息 3～7 天可恢复正常工作，较重病情者可适当延长休息时间。如需劳动能力鉴定，可按照 GB/T 16180 处理。

七、预防与控制

1. 降低空气中甲苯和二甲苯的浓度　通过工艺改革，加强作业的密闭化、自动化，加强作业场所的通风，将空气中甲苯和二甲苯的浓度控制在国家卫生标准下。

2. 加强作业工人的健康体检　做好就业前和定期的职业查体工作，避免有职业禁忌证者（如神经系统器质性疾病、明显神经衰弱、肝肾器质性疾病）上岗。发现异常，及时脱离工作岗位，观察休息。

八、典型案例

2003 年 8 月 9 日淄博市临淄区某化工企业发生 1 起急性甲苯中毒事故。

（一）中毒经过

8 月 9 日 9 时左右，操作工王某在未戴任何防护面罩的情况下，清理醇酸树脂反应罐内残渣，约 10 分钟后感头晕、恶心，出罐休息 5 分钟，症状好转后进罐继续工作。约 15 分钟出现眩晕、乏力、站立不稳，随即意识丧失。李某发现后立即将其托出罐外，出罐后李某也出现头晕、乏力、恶心、步态蹒跚等。厂方立即将其送入齐鲁石化中心医院职防科进行抢救。

（二）现场调查

相关部门于 9 日 11 时接到报告后立即赶赴现场，进行职业卫生学调查。该车间面积约 300 m^2，无通风排毒设施，靠自然通风。车间内有储料罐和反应罐各 3 个，其容量约 3 t。罐口采样结果：苯 7.2 mg/m^3；甲苯 147 mg/m^3；二甲苯 21.7 mg/m^3。由于条件限制，罐内未采样检测。

（三）临床资料

王某，男，38 岁。入院查体：T 37℃，P 86 次 / 分；BP 128/83 mmHg。神志不清，口唇轻度发绀，眼结膜、咽部充血。两肺呼吸音清，未闻及干、湿啰音。心律整，腹平软，肝脾肋下未及。生理反射存在，病理反射未引出。实验室检查：Hb 166 g/L；WBC 8.2×10^9/L；肝功能：谷丙转氨酶（ALT）50 U/L，谷草转氨酶（AST）56 U/L。心电图、胸片均正常。李某，男，42 岁。入院查体：眼结膜、咽部充血，其余均正常。入院后给予王某大剂量维生素 C、地塞米松静脉滴注和保肝治疗，入院 20 分钟后清醒，住院 10 天后痊愈出院。

（四）分析

现场采样结果提示，环境中甲苯浓度超过国家标准。根据临床资料，2 名患者中毒时表现相同，均以中枢神经系统和黏膜刺激症状为主，且 1 例有肝损害，符合急性甲苯中毒的临床表现。因此，可明确这是一起急性甲苯中毒事故。甲苯属于高毒类化学物质，在我国现阶段的工业生产中被较广泛地使用。甲苯慢性中毒较多，急性中毒少见。此次中毒的原因：①企业领导对经济效益和职工的正常权益不能同等对待；②企业职工对所接触的化学物质的毒性缺乏认识，自我保护意识差；③卫生监督部门的宣传监督力度不到位，造成了企业领导重视不够，职工认识不足。

参考文献

[1] 邢其毅. 基础有机化学. 3 版. 北京：高等教育出版社，2005：169-172.
[2] 杭世平. 空气中有害物质的测定方法. 2 版. 北京：人民卫生出版社，1986：335 - 336.

[3] 美国公共卫生协会. 水和废水标准检验法. 20 版. 北京：中国建筑工业出版社，1985：154-167.

[4] 孙继平. 瓦斯综合防治方法研究. 工业自动化，2011，37（2）：1-5.

[5] 许浪. 瓦斯爆炸冲击波衰减规律及安全距离研究. 北京：中国矿业大学，2015.

[6] 陈红，祁慧，谭慧. 基于特征源与环境特征的煤矿重大瓦斯爆炸事故规律. 辽宁工程技术大学学报，2005，6（24）：793-796.

[7] 孙继平. 煤矿安全生产监控与通信技术. 煤炭学报，2015，35（11）：1925-1929.

[8] 孙继平. 煤矿自动化与信息化技术回顾与展望. 工矿自动化，2010，36（6）：26-30.

[9] 李志强. 中国煤矿煤与瓦斯突出现状及防治对策. 城市建设理论研究，2015，5（9）：3936-3937.

[10] 于殿宝. 事故管理与应急处置. 北京：化学工业出版社，2008.

[11] 杨昆. 淮北集团安全生产应急预案研究. 合肥：合肥工业技术大学，2007.

[12] 周翔. 生产安全应急救援体系建设之要. 安全管理，2004，12：14-16.

[13] 曹明. 国家安全生产事故灾难应急预案. 北京：中国知识出版社，2006.

[14] 朱士新，施健. 正己烷的职业性危害及防治概况. 职业与健康，2006，22（1）：10-11.

[15] 何凤生. 中国职业医学. 北京：人民卫生出版社，1999：362-366.

[16] Baker TS，Riekert DE. Dose-dependent update，distrution and elimination of inhaled n-bexane in the Fischer-344 rat. *Toxicol Appl Pharmacol*，1981，61（3）：414.

[17] 任道风. 正己烷毒理学进展·国外医学卫生学分册，1985，4：211-214.

[18] 周志俊. 化学毒物危害与控制. 北京：化学工业出版社，2007：230-232.

[19] 金璐亚. 1,2- 二氯乙烷引起中毒性脑病病例报告. 杭州：浙江大学，2016.

[20] 胡函文. 1,2- 二氯乙烷中毒性脑病高压氧治疗研究及神经心理评估. 广州医科大学，2014.

[21] Stekiewicz J，Wronska-Nofer T. Updating of hygiene standards for carbon disulfide based on health risk assessment. *Int j Occup Med Environ health*，1998，11（2）：129-143.

[22] Price B，Bergman TS，Rodriguez M，*et al*. Areview of carbon disulfide exposure data and the association between carbon disulfide exposure and ischemic heart disease mortality. *Regul Toxicol Pharmacol*，1997，26（1）：119-128.

[23] Drexler H，Goen T，Angerer J，*et al*. External and internal exposure to carbon disulphide of workers in the viscose industry. *Int Arch Occup Environ Health*，1994，65（6）：359-365.

[24] 王簃兰，刚葆琪. 现代劳动卫生学. 北京：人民卫生出版社，1994：316-323.

[25] 吴磊. 亚慢性吸入二硫化碳对雄性小鼠生殖细胞遗传毒性研究. 武汉：武汉大学，2005.

[26] 高艳华，傅慰祖，梁友信. 二硫化碳所致神经行为及电生理改变的研究. 中华劳动卫生职业职业病杂志，1998，6：353.

[27] Huang CC，Chu CC，Chen RS，*et al*. Chronic a carbon disulfide encephalopathy. *Eur Neurol*，1996，36（6）：364-368.

[28] 张承洁，封苏新，管青山，等. 二硫化碳慢性中毒 90 例临床及神经传导研究. 临床神经电生理学杂志，2008，17（3）：151-153.

[29] 宋福永，潘光兵，周贵珍，等. 二硫化碳亚慢性神经毒性大鼠模型的研究. 毒理学杂志，2008，22（1）：28-30.

[30] Vanboorne M. Epidemiological and medico-social study of toxic effects of occupational exposure to carbon disulfide. *Department of Hygiene and Social Medicine，University of Chent*（Belgium），1992，16-20.

[31] 张萍. 二硫化碳职业接触对心血管系统的影响. 中国职业医学, 2008, 35 (5): 437-439.

[32] Lee E, Kim MH. Cerebral vasoreactivity by transcranial Doppler in carbon disulfide poisoning cases in Korea. *J Korean Med Sci*, 1998, 13 (6): 645-651.

[33] Peplonska B, Szeszenia Dabrowska N, Sobala W, et al. A mortality study of workers with reported chronic occupational carbon disulfide poisoning. *Int J Occup Med Environ Health*, 1996, 38 (5): 463-464.

[34] Drexler H, Ulm K, Hardt R, et al. Carbon disulphide. IV Cardiovascular function in workers in the viscose infustry. *Int Arch Occup Environ Health*, 1996, 69 (1): 27-32.

[35] Kotseva K, Braeckman L, De Bacquer D, et al. Cardiovascular effects in viscose rayon workers exposed to carbon disulfide. *Int J Occup Environ Health*, 2001, 7 (1): 7-13.

[36] Drexler H, Ulm K, Hubmann M, et al. Carbon disulfide. III.. Risk factors for coronary heart diseases in workers in the viscose industry. *Int Arch Occup Environ Health*, 1995, 67 (4): 243-252.

[37] 陈国元, 邓菁, 谭皓, 等. 二硫化碳吸入染毒对雄性大鼠生殖功能及子代影响的研究. 卫生研究, 2005, 34 (6): 658-660.

[38] Lancranjan I. Alterations of spermatic liquid in patients chronically poisoned by carbon disulfide. *Med Lavoro*, 1972, 63: 29-33.

[39] 蔡世雄, 黄美嫒, 黄明芳, 等. 二硫化碳对男工和雄性动物生殖损伤的研究. 中国工业医学杂志, 1991, 4 (3): 1-3.

[40] Patei K. G., Yadav P.C., Pandya C.B., et al. Male exposure mediated adverse reproductive outcomes in carbon disulphide exposed rayon workers. *Environ Biol*, 2004, 25 (4): 413-418.

[41] Pieleszek A. The effect of carbon disulphide on menopause, concentration of monoamines, gonadotropins, estrogens and androgens in women. *Ann Acad Med Stetin*, 1997, 43: 255-267.

[42] WHO Geneva. Environmental Health Criteria 10. *Carbon Disulfide*, 1979: 50-100.

[43] 陈国元, 杨克敌, 鲁翠荣, 等. 二硫化碳对大鼠和接触工人生殖效应的研究. 同济医科大学学报, 2001, 30 (5): 416-418.

[44] Hemminki K and Niemi ML. Community study of spontaneous abortions: relation to occupation and air pollution by sulfur dioxide, hydrogen sulfide, and carbon disulfide. *Int Arch Occup Environ Health*, 1982, 51: 55-63.

[45] 曾庆民, 郑履康, 谭炳炎, 等. 二硫化碳对小鼠卵母细胞及受精卵雌原核染色体非整倍体率的影响. 中华劳动卫生职业职业病杂志, 2001, 19 (1): 50-52.

[46] Peplonska B, Szeszenia Dabrowska N, Sobala W, et al. A mortality study of workers with reported chronic occupational carbon disulfide poisoning. *Int J Occup Med Environ Health*, 1996, 38 (5): 463-464.

[47] 曹雪枫, 薛晓波, 常美莲, 等. 二硫化碳对作业工人的眼部损害. 中国工业医学杂志, 2002, 15 (1): 45-46.

[48] 志安. 职业中毒——大案要案查处通报. 劳动保护. 2003, 5: 16-17.

[49] 拉札列夫, 列夫娜. 工业生产中的有害物质手册. 7 版. 北京: 化学工业出版社, 1987.

[50] 工作场所有害因素, 职业接触限值第 1 部分: 化学有害因素: GB2 2. 1-2019. 北京: 中国标准出版社, 2019: 8.

[51] 梁友信, 吴维皑. 我国职业卫生标准与国际发展动态. 中华劳动卫生职业病杂志, 2002, 20 (2):

158-160.

[52] 在矿山作业中 徐海燕. 苯毒性作用机制研究进展. 国外医学卫生学分册, 1998, 25 (3): 129-132.

[53] 沈钧, 金锡鹏. 有关苯毒性研究的新信息. 中国职业医学, 1997, 24 (1): 50-51.

[54] 沈永杰, 刘国玲, 李宜川. 苯的氨基和硝基化合物中毒机制和防治. 社区医学杂志, 2008, 6 (24): 44-45.

[55] 慈杰元, 迟长平, 冯克玉. 苯的氨基和硝基化合物的毒性. 中国工业医学杂志, 2000, 6 (3): 162-163.

[56] 徐晓霞, 徐斌. 职业性接触苯的氨基和硝基化合物对人体健康影响的探讨. 职业与健康, 2000, 16 (3): 12-13.

[57] 孙维生. 苯的氨基和硝基化合物的危害及其防治. 现代职业安全, 2002, 10 (10): 54-55.

[58] 卫生部食品安全综合协调与卫生监督局. 中国疾病预防控制中心职业卫生与中毒控制所. 职业中毒. 1 版. 北京: 化学工业出版社, 2010.

[59] 陈卫红, 陈镜琼, 史廷明. 职业危害与职业健康安全管理. 北京: 化学工业出版社, 2006.

[60] 颜士勇. 甲苯神经毒性的生物学机制研究进展. 海军医学杂志, 1999, 20 (1): 25-27.

[61] 穆进军, 王沄, 周金兰, 等. 急性甲苯中毒诊断标准修订的研究. 中国职业医学, 2000, 27 (3): 38-39.

[62] 张萍. 预防二甲苯中毒的防护措施. 中国误诊学杂志, 2012, 12 (18): 5018.

（徐厚君）

第五章

放射性物质和稀土元素中毒

某些物质的原子核能发生衰变时，放出我们肉眼看不见也感觉不到、只能用专门的仪器才能探测到的射线，物质的这种性质称为放射性。放射性物质是指能自然向外辐射能量、发出射线的物质。一般均为原子质量很高的金属，如钍、铀。放射性物质放出的射线有 3 种，分别是 α 射线、β 射线和 γ 射线。大气和环境中的放射性物质可以通过呼吸道、消化道、皮肤、直接照射、遗传等途径进入人体，由于其具有不断衰变并放射出射线的特性，会使体内组织失去正常的生理功能并造成损伤。

稀土元素（rare earth elements，REEs）由 17 种化学元素组成，包含钪（Sc）、钇（Y）及镧系中的镧（La）、铈（Ce）、镨（Pr）、钕（Nd）、钷（Pm）、钐（Sm）、铕（Eu）、钆（Gd）、铽（Tb）、镝（Dy）、钬（Ho）、铒（Er）、铥（Tm）、镱（Yb）、镥（Lu）。我国是一个稀土大国，稀土储量居世界首位。稀土的使用对环境和人体健康均产生了巨大的影响。

本章对放射性物质和稀土元素对人体健康的危害和防治策略做总结。

第一节　铀　中　毒

放射卫生防护是矿山安全防护工作的重要组成部分，提高对矿山放射防护工作的认识，贯彻预防为主的方针，加强矿山放射卫生防护管理与监测是放射卫生和矿山劳动保护的当务之急，也是矿山安全卫生防护工作的重要任务。放射性矿山主要以铀矿为主。

一、辐射及化学特性

铀（uranium，U）是银白色金属，具有与铁相似的银白色光泽，原子量为 238.03，密度 19.050 g/cm³，沸点 3818℃，熔点 1132℃。铀是一种天然放射性元素，能够放射 α 射线，其半衰期为 4.4×10^9 年。铀的化学性质极为活泼，在空气中极易氧化，高温条件下可以燃烧，在水中可锈蚀。铀易溶于酸，不溶于碱。铀可以形成 3、4、5、6 价化合物，其中 4 价、6 价化合物性质稳定。生物体内的铀主要以铀酰离子的形式存在（6 价），可以与一些有机或者无机阴离子形成可溶性络合物，并且可以通过生物膜。

二、损伤效应

铀的化合物可以通过不同渠道被吸收，例如呼吸道、胃肠道和皮肤。铀的化合物通过呼吸道进入人体时，主要以粉尘和气溶胶粒子形式进入，粒子越小，进入细支气管和肺泡越多；粒子大时，多沉积于上呼吸道或被气管、支气管清除，吞咽进入胃肠道。铀的化合物溶解度越大，吸收越多。吸入的铀主要在肺部和肺的淋巴结，进入肝的很少。进入呼吸道的铀粉尘又有 50% 被缓慢吸收入血。铀主要与血浆白蛋白结合。吸收入血的铀会分布到全身的器官组织，24 h 后，主要分布在肝、脾、肾和骨骼，其他器官含量很少。经胃肠道进入的铀吸收很少，大部分随粪便排出，存储于肝的铀也可以由粪便排出。经皮肤接触的铀的化合物其吸收率主要受溶剂影响，皮肤接触易溶性铀化合物水溶液约吸收 0.1%，有机溶剂可以促进皮肤的吸收 [1-2]。

天然铀是放射性元素，对机体的损伤分为化学毒效应和辐射损伤两个方面。肾最容易受铀及其化合物的化学毒性影响，可出现尿蛋白、排泄功能异常，尿中过氧化氢酶或者磷酸酶活性增高，从而发生酸中毒或者氮质血症，伴有肝损害。浓缩铀随着 ^{234}U 含量增加，其辐射效应也增加，晚期表现为致癌效应。在骨骼沉积部位产生骨肉瘤。吸入时引发肺癌。

铀矿工肺癌主要由铀的子代产物氡和其子体沉积于肺部、气管、支气管黏膜上皮的长期内照射诱发。

急性铀中毒是以肾损害为主的全身性损伤。最初的表现为乏力、食欲下降，经过数小时到数天后症状加重，出现头痛、恶心、呕吐、尿量减少，尿中出现红、白细胞，尿蛋白增多，过氧化氢酶增多。无尿期后，尿量开始增加，尿比重较低。对于吸入六氟化铀（UF_6），由于其水解产生氟化氢（HF），会产生一系列呼吸道刺激症状，如胸痛、憋气、发绀、咳嗽等，严重者会出现肺水肿而危及生命。当肾衰竭阶段过后，症状会逐渐好转，血液、尿的指标逐渐恢复正常。

慢性铀中毒至今未见有关病例报道。长期接触主要影响肾，会出现尿蛋白，一旦脱离接触环境，情况会有所好转。

三、尿铀值在卫生学评价中的作用

对于急性铀中毒，主要是化学中毒，表现为肾衰竭。诊断时应首先了解接触铀的职业史，结合其临床的症状和检查指标，包括尿量的变化、尿蛋白和尿中过氧化氢酶升高、尿中氨基酸氮与肌酐的升高、尿中尿素氮升高等指标，进行诊断。

对于呼吸系统的症状，可以按照支气管炎和急性肺水肿治疗。对于肾损伤，按照急性肾衰竭治疗。$NaHCO_3$ 可以降低急性铀中毒的死亡率，但对于排铀没有令人满意的效果，DTPA、EDTA 等络合剂排铀的效果也不理想。目前喹胺酸在动物实验中取得了良好疗效，动物实验表明，排铀的效果要优于 $NaHCO_3$、DTPA、EDTA。在使用时，0.5 g 肌内注射，每天 2 次，3 天为一个疗程。

对于急性铀中毒，一定要注意给药的时机。如前所述，铀的靶器官是肾，在治疗时，药物会与该部位的铀发生作用从而排出铀，如果用药时机不佳，会加重对肾的损伤。动物实验表明，中毒数小时后给药效果最好。用药时间拖延越长，效果越差，2～4 天给药会对肾产生严重的损伤，死亡率升高。

四、预防与控制

（一）防护措施

防尘。防尘的主要手段是抑制尘源和合理通风。矿井下主要污染源是矿岩表面，其次是矿水。降低井下放射性物质浓度的主要途径是隔离污染源，减少放射性物质的析出量。其次是通风降尘和空气净化。为控制放射性物质的析出量，可采用混凝土、沥青、环氧树脂、水玻璃等防氡气密材料覆盖巷道岩壁表面；用密闭墙体将废弃巷道及采矿区与生产区隔绝；将矿石尽快运出；以及控制矿水中放射性物质的释出等方法。

（二）卫生保健

在矿山设计时，应设计供矿工使用的卫生生活设施，如浴室、洗衣房、保健食堂等。矿工就业前应进行全面的健康检查。在工作中，为防止污染身体，应穿好工作服、鞋、帽，不在井下进食、吸烟。为防止放射性气溶胶进入呼吸道，可佩戴能阻止放射性气溶胶的口罩。下班后应清洗全身，避免皮肤污染；同时不要将污染的工作服等用具或物品带入生活区，防止污染扩散。定期对矿工进行健康检查，对井下矿工出现的健康问题，特别是肺部疾患，应密切关注，尽早发现癌前病变，及时诊断和治疗，防止癌变发展。

（三）预防监测

测定作业场所的放射性矿尘、放射性物质浓度和辐射水平，进行剂量估算、卫生学评价，评估防护措施；测定生产区附近地区空气、水、土壤、生物样品中放射性物质的含量，估算剂量，评价卫生学意义、处置办法等。

（四）技术工艺

提出生产过程中新工艺、新技术、新设备、新设计。

（王学生）

第二节　氡中毒

矿井下氡主要来自巷道岩壁、崩落的矿石及地下水。矿体暴露面积越大、孔隙度越大、岩石破碎越严重、井下压力越小，氡析出量就越高。井下通风状况对氡及其子体浓度影响较大。一般通风量越大，空气中氡及其子体浓度越低。在实际应用中，应考虑劳动卫生条件和经济合理性等要求，进行适当通风。矿石和岩石中含有的氡等放射性核素均可以矿尘的形式在采矿作业过程中发散出来。凿岩、爆破、矿石的装运等均可产生矿石粉尘。快速的气流和机械震动作用又可使各种表面上的矿尘再次悬浮。其浓度随时间、地点和矿石湿度的不同而有很大差别，其变化范围从稳定状态下的接近于零到刚爆破的最大值。可引起呼吸器官疾病如矽肺，粉尘可引起支气管炎等，而且矿尘也可沉积体内产生内照射而引起相关疾病。

氡的危害最为显著。大剂量的照射下，其放射性对人体和动物存在某种损害作用。如在 400 rad 的照射下，受照射的人有 5% 死亡；若照射 650 rad，则人 100% 死亡。照射剂量在 150 rad 以下，死亡率为零，但并非无损害作用，往往需经 20 年之后，一些症状才会表现出来。放射性也能损伤遗传物质，主要是引起基因突变和染色体畸变，使下一代甚至几代受害。

一、辐射及化学特性

氡（radon）是铀系的衰变子体、无色、无臭，是一种放射性有害物质，含有铀、镭的化学物在其衰变过程中释放出 X 线。氡比空气重，故常积存在空气的底层。在磷酸盐矿、锡、铜、铅、锌和金、银，铁、钨等金属矿物及某些煤矿，当铀含量超 0.01% 时，井下开采普遍存在氡及其子体。

二、临床表现

氡一般附着在粉尘微粒上，随呼吸进入人体并停留在呼吸道和肺部，造成危害。首先，可使人的唾液分泌加速，同时出现精神疲倦、头疼、头晕、神经衰弱，进而可引起感觉迟钝、指尖疼痛等症状，甚至发生肝肺出血、白血病、肺癌等。近年来的调查研究还发现，氡对矽肺的发病也有一定协同作用。

三、预防与控制

1. 加强通风 这是除尘、消除氡危害的主要措施。实施全面的机械通风，风流达不到的独头工作面和采空区可采用局部机械通风。避免风流污染。

2. 过滤清除空气中的氡及其子体 采用净化降氡除尘、静电除尘、物理吸附氡的方法来净化空气。

3. 防止井下氡的析出 控制或封闭矿岩的暴露面和矿井水，封闭废巷道及采空区。

4. 监测氡及其子体 掌握矿井氡及其子体浓度的动态。

5. 加强个人卫生防护 戴防尘口罩，下班洗澡，不穿、不带工作服回家，防止氡子体对皮肤的污染。

6. 加强医学观察 定期开展健康监护，发现职业危害的患者应及时治疗或调离。

（王曼曼）

第三节　稀土元素及其化合物中毒

随着稀土元素在工业、生物、医药、科技、农业等方面的广泛应用，稀土与我们的生活联系越来越紧密，特别是稀土矿区的居民更容易受到稀土元素的影响[3]。因此，稀土对生态环境和人类健康的影响以及稀土的损害作用，引起人们的广泛关注。

一、理化性质

由于稀土元素性质活跃，使它成为亲石元素，地壳中还没有发现它的天然金属，最常见的是以复杂氧化物、含水或无水硅酸盐、含水或无水磷酸盐、磷硅酸盐、氟碳酸盐以及氟化物等形式存在。由于稀土元素的离子半径、氧化态和所有其他元素都近似，因此在矿物中它们常与其他元素一起共生。稀土元素的特征氧化态是三价，三价稀土离子可与所有的阴离子形成晶体化合物。与稀土离子匹配的阴离子如对热不稳定，则相应的稀土化合物受热分解为碱式盐或氧化物；如阴离子是对热稳定的，则其无水化合物受热时只熔化不分解。一般稀土离子与体积大、配位能力弱的一价阴离子（NO_3^-，ClO_4^-，Cl^-，CH_3COO^-）所形成的化合物可溶于水。与半径小或电荷较高的阴离子（F^-，OH^-，CO_3^{2-}，$C_2O_3^{2-}$）所形成的化合物是难溶于水。

二、职业接触和国家卫生标准

稀土元素具有活性高、燃点低、发光性能好等独特的理化性质，主要用于工业、国防、医学等高科技领域，如做永磁铁、超导、荧光材料、临床诊断的示踪材料等。同时，由于稀土具有调节动物和植物生长的作用，稀土元素也被广泛应用于农业、畜牧业、养殖业、水产业等方面。特别是在稀土矿的开采区、稀土矿区的居民，与稀土元素的接触机会较大。

食品中污染物限量标准（GB 2762-2012）中规定：稻谷、玉米、小麦等粮食作物、茶叶的限量为 2.0 mg/kg，绿豆为 1.0 mg/kg，蔬菜（菠菜除外）和水果为 0.7 mg/kg，花生仁和马铃薯为 0.5 mg/kg。而 GB 2762-2017 中取消了植物性食品中稀土限量要求。

三、检测方法

国家卫生标准中的检测方法有 ICP 发射光谱法和偶氮胂 -K 分光光度法。

四、代谢吸收

稀土元素可经消化道、呼吸道或皮肤等途径进入机体。稀土元素经吸收后进入血液，根据血液中稀土元素的种类和浓度的不同，其存在形式也不同。La、Ce、Pr、Nd、Pm、Sm 等在低浓度时，于血液中呈离子状态，与血液中红细胞壁、蛋白质以及磷酸盐结合，然后运输至软组织；中等浓度时，绝大部分以氢氧化物或磷酸盐的形式自血液中析出，进入网状内皮系统，再转运到淋巴结、肝和骨骼；高浓度时，则可能形成一种难以扩散的胶体或沉淀物，被网状内皮系统和脾清除。而其他元素在血液中几乎均以磷酸盐的氢氧化物形式存在。稀土元素可通过血液转运至全身各个组织器官中，包括通过血脑屏障进入中枢神经系统，在体内呈不均匀分布。未被吸收的稀土元素以原型经粪便迅速排出体外，而进入血液且未蓄积于组织和器官的稀土元素主要从肾和胆汁排泄途径排出体外[4]。

五、毒作用机制

（一）急性毒性

稀土元素在经口的毒性方面属低毒物质，如硝酸稀土对大鼠经口 LD_{50} 值为 2750 ~ 4200 mg/kg，硝酸铈对小鼠经口 LD_{50} 值为 3684 ~ 4788 mg/kg。中毒症状表现为肌肉松弛、无力。死亡动物多出现胃壁、肠腔明显扩张[5]。

（二）亚慢性和慢性毒性作用

稀土元素镧亚慢性暴露可抑制大鼠乳酸脱氢酶、6- 磷酸葡萄糖脱氢酶、谷氨酸脱氢酶和醛缩酶等酶的活力，可能是镧引起酶的构象变化所致的；硝酸镧染毒 6 个月后的大鼠，病理检查可发现肝脏器系数增加、肝汇管区炎细胞浸润、肝细胞核形态变形等现象[6]。崔明珍等分别以 1 mg/kg、2 mg/kg、

30 mg/kg、60 mg/kg、90 mg/kg 和 1800 mg/kg 体重的稀土硝酸盐混入饲料中，对大鼠进行长达两年的饲喂试验，结果发现，除 90 mg/kg 剂量组大鼠的第Ⅶ凝血因子降低外，其他各剂量组的各项生化指标均正常。1800 mg/kg 剂量组的大鼠体重增长受到抑制，其他未发现有明显的进行性或不可逆性的毒性作用 [7]。

（三）遗传毒性

稀土元素是否存在遗传毒性目前还存在争议。王洋等采用小鼠骨髓细胞微核试验检测了稀土元素镧对微核率的影响，同时对基因组 DNA 的损伤作用进行了检测，结果显示，一定浓度的镧能引起微核率显著升高，并可导致基因组 DNA 断裂以及结构改变，表明一定浓度的稀土元素镧具有明显的遗传毒性 [8]。而王信隆等的研究发现，六种稀土硝酸盐在 Ames 法对 TA98 及 TA100 菌株的诱变实验中显示无致突变作用；而硝酸铈还表现出抗诱变反应 [9]。

（四）生殖毒性

目前，关于稀土元素的生殖毒性研究主要集中于动物实验，尚缺乏人类的流行病学资料。胡珊珊等 [10] 研究发现，稀土元素钐可以使雄鼠生育指数和雌鼠受孕率下降；雄性小鼠染毒后异常胚胎率明显上升，胎仔体长和尾长缩短，体形改变。结果表明亚慢性钐暴露对雄性小鼠生殖能力具有一定的毒性作用，并可导致其生育力下降，胎仔生长发育也受到抑制。张慧等 [11] 的实验结果也表明，稀土元素铈能显著抑制小鼠体重的增长，且对酶和睾酮活性的抑制、畸形精子的增加、细胞凋亡和畸胎率的增加亦有显著作用。因此认为铈对雄性小鼠具有生殖遗传毒性。

（五）神经毒性

有研究人员以赣南稀土区为背景，对自然人群进行流行病学调查发现，居住于稀土矿区的居民，血液中稀土元素的含量显著高于周边地区非矿区的居民。长期摄入低剂量稀土能引起成人中枢神经生物电传导速度显著下降，以及儿童智商显著下降。矿区儿童的智商水平显著低于对照区儿童；且智商得分与其居住地距矿区的距离正相关，与家中是否堆放稀土相关。说明稀土元素很可能是导致儿童智力水平下降的原因 [12-13]。动物实验证实，血液循环中的稀土元素可以通过血脑屏障并在脑内蓄积，导致中枢神经系统（central nervous system，CNS）的损伤和功能障碍 [14-15]。稀土元素镧通过影响脑的微量元素分布，促进氧化应激，干扰 Ca^{2+}、酶和神经递质的动态平衡而发挥神经毒性作用，损害认知功能 [16-17]。并有研究证据显示，镧可导致 CNS 发育缺陷、神经行为改变、学习记忆能力下降、神经元形态和结构异常 [18-20]。这些证据说明，镧具有明显的神经毒性作用。

（六）免疫毒性

稀土元素的免疫毒性研究结果的差异很大。刘洁等的研究表明，长期经口染毒稀土可抑制小鼠外周血 T、B 淋巴细胞以及 NK 细胞，降低血液中白细胞、血小板和网织红细胞数以及血清免疫球蛋白 IgM 水平，破坏正常肝功能，干扰肝糖、脂的代谢，损伤肝组织以及破坏脾的超微结构 [21]。郭来有等的研究结果也发现，稀土作业工人的 PHA 皮试阳性率及 ANAE（+）细胞百分率和淋巴细胞转化率均明显低于非稀土作业者。稀土作业工人工作年限在 10 年以下与 10 年以上相比，在反映细胞免疫功能的指标上亦有显著性差异，提示稀土作业工人细胞免疫功能降低 [22]。而罗佛全等 [23] 对稀土矿矿工的人群调查表明，稀土暴露虽然对总 T 淋巴细胞数有抑制作用，但尚在正常值范围内，且其下降主要是因为抑制性 T 淋巴细胞受抑制所致，可认为这种暴露程度对人体的细胞免疫功能有一定的提高作用。

（七）内分泌毒性

稀土元素对内分泌功能存在一定的影响。李树蕾等的研究结果表明，低剂量的稀土能够促进生长激素细胞合成、分泌生长激素，而高剂量暴露则会引起生长激素细胞的粗面内质网和线粒体损伤 [24]。

胡爱武[25]的研究显示，稀土元素镧对大鼠甲状腺素的分泌影响不显著。但在短期实验中表现为小剂量硝酸镧可促进甲状腺素的分泌，长期实验中表现在大剂量硝酸镧有促进甲状腺素分泌的作用。无论长期还是短期暴露，稀土元素镧均可促进胰岛素的分泌。

六、临床表现

虽然 1935 年就有专著阐述有关稀土元素的毒性和药理作用，但由于稀土元素本身毒性很低，而且在生活和职业环境中接触的机会不大，所以有关稀土元素中毒出现临床症状的报道很少，已报道的中毒症状主要包括痛苦扭动、共济失调、呼吸困难、抑郁、脚趾背面轻度拱起等，死亡高峰时间在中毒后 48 ~ 96 h；若未立即死亡，将出现弥漫性腹膜炎、腹膜粘连、血性腹水、肝大症状。

七、预防与控制

职业和生活场所中长期低剂量接触稀土元素对机体产生的慢性影响，尤其是对中枢神经系统的潜在影响和毒性作用，应引起关注。稀土元素具有环境累积性、组织蓄积性、生物富集性和生物毒性[26]，有关部门应早日明辨并确认稀土元素应用的"利"与"弊"，高度重视"三废"的治理及其暴露群体的个人防护，以免危及生态环境及人群健康，做到防患于未然。

参考文献

[1] 王恰，孙杰，张洪涛，等．铀矿放射工作人员染色体畸变及微核分析．中国公共卫生，2011，27（1）：89-90.

[2] 程馨．磷矿开采中放射性核素迁移富集规律及环境效应．成都：成都理工大学，2012.

[3] 刘建国，王素华．稀土元素及其化合物对机体损害作用的研究进展．包头医学院学报，2015，31（6）：162-163.

[4] 宋雁，刘兆平，贾旭东，等．稀土元素的毒理学安全性研究进展．卫生研究，2013，42（5）：885-892.

[5] 纪云晶，曹岩．硝酸稀土的急性毒性研究．中国稀土学报，1983，1（2）：60-64.

[6] 王天成，何萧，张智勇，等．稀土元素镧亚慢性暴露对大鼠血清常规生化指标的影响．中国职业医学，2007，34（3）：195-196.

[7] 崔明珍，纪云晶，董辛尧，等．稀土硝酸盐的慢性毒性及致癌性试验．中国稀土学报，1987，5（2）：67-73.

[8] 王洋．稀土元素在生物体内的积累及遗传毒理研究．安徽：安徽师范大学，2004.

[9] 王信隆，芦燕青．稀土硝酸盐致突变效应研究．癌变·畸变·突变，1996，8（1）：38-39.

[10] 胡珊珊，申秀英，许晓路，等．亚慢性钐染毒对小鼠生殖、发育的影响．中国环境科学，2007，27（5）：648-650.

[11] 张慧．稀土元素铈对雄性小鼠生殖毒性的研究．吉林：吉林大学，2007.

[12] 朱为方，徐素琴，张辉，等．稀土区儿童智商调查研究－赣南稀土区生物效应研究．科学通报，1996，41（10）：914-916.

[13] 范广勤，袁兆康，郑辉，等．儿童稀土暴露的健康研究．卫生研究，2004，33（1）：23-28.

［14］ Feng LX，He X，Xiao HQ，*et al*. Ytterbium and trace element distribution in brain and organic tissues of off spring rats after prenatal and postnatal exposure to ytterbium. *Biol Trace Elem Res*，2007，117（1-3）：89-104.

［15］ Yang J，Liu Q，Zhang L，*et al*. Lanthanum chloride impairs memory，decreases pCaMK IV，pMAPK and pCREB expression of hippocampus in rats. *Toxicol Lett*，2009，190（2）：208-214.

［16］ Xu HE. The progress of resource，environment and health in China. Beijing：Peking University Medical Press，2004，43-64.

［17］ Feng L，Xiao HQ，He X，*et al*. Neurotoxicological consequence of long-term exposure to lanthanum. *Toxicol Lett*，2006，165（2）：112-120.

［18］ Wayne B，Robert FR，Alison M，*et al*. Neurodexelopmental effects of lanthanum in mice. *Neurotoxic and Teratol*，2000，22（4）：573-581.

［19］ Fen L，Xiao H，He X，*et al*. Long-term effects of lanthanum intake on the neurobehavioral development of the rat. *Neurotoxic and Teratol*，2006，28（1）：119-124.

［20］ Licheng Yan，Jing hua Yang，Miao Yu，et al. Lanthanum chloride induces neuron damage by activationg the nuclear factor-kappa B signaling pathway in activated microglia. Metallomics，2019，11（7）：1277-1287.

［21］ 刘洁. 稀土元素对小鼠免疫和肝功能影响. 江苏：苏州大学学报，2010.

［22］ 郭来有，赵玉兰. 稀土元素对作业工人细胞免疫功能的影响. 中国公共卫生，1998，14（5）：289-290.

［23］ 罗佛全，赵为禄，吴菊梅，等. 稀土暴露对人体免疫功能的影响. 免疫学杂志，2004，20（4）：291-293.

［24］ 李树蕾，陈曦，聂毓秀，等. 长期口服硝酸稀土对大鼠腺垂体生长激素细胞的影响. 中国稀土学报，2003，21（6）：691-694.

［25］ 胡爱武. 元素镧和氟对动物免疫和内分泌的影响. 安徽：安徽医科大学，2007.

［26］ 陈祖义. 稀土元素的脑部蓄积性、毒性及其对人群健康的潜在危害. 农村生态环境，2005，21（4）：72-73，80.

（闫立成）

附录：中华人民共和国国家职业病诊断标准目录

序号	标准编号	标准名称	发布时间	实施时间
1	GBZ 3-2006	职业性慢性锰中毒诊断标准	2006-03-13	2006-10-01
2	GBZ 4-2002	职业性慢性二硫化碳中毒诊断标准	2002-04-08	2002-06-01
3	GBZ 5-2002	工业性氟病诊断标准	2002-04-08	2002-06-01
4	GBZ 6-2002	职业性慢性氯丙烯中毒诊断标准	2002-04-08	2002-06-01
5	GBZ 7-2014	职业性手臂振动病的诊断	2014-10-13	2015-03-01
6	GBZ 8-2002	职业性急性有机磷杀虫剂中毒诊断标准	2002-04-08	2002-06-01
7	GBZ 9-2002	职业性急性电光性眼炎诊断标准	2002-04-08	2002-06-01
8	GBZ 10-2002	职业性急性溴甲烷中毒诊断标准	2002-04-08	2002-06-01
9	GBZ 11-2014	职业性急性磷化氢中毒的诊断	2014-10-13	2015-03-01
10	GBZ 12-2014	职业性铬鼻病的诊断	2014-10-13	2015-03-01
11	GBZ 13-2002	职业性急性丙烯腈中毒诊断标准	2002-04-08	2002-06-01
12	GBZ 14-2015	职业性急性氨中毒的诊断	2015-04-21	2015-11-01
13	GBZ 15-2002	职业性急性氮氧化物中毒诊断标准	2002-04-08	2002-06-01
14	GBZ 16-2014	职业性急性甲苯中毒的诊断	2014-10-13	2015-03-01
15	GBZ 17-2015	职业性镉中毒的诊断	2015-12-15	2016-05-01
16	GBZ 18-2013	职业性皮肤病的诊断　总则	2013-02-07	2013-08-01
17	GBZ 19-2002	职业性电光性皮炎诊断标准	2002-04-08	2002-06-01
18	GBZ 20-2002	职业性接触性皮炎诊断标准	2002-04-08	2002-06-01
19	GBZ 21-2006	职业性光接触性皮炎诊断标准	2006-03-13	2006-10-01
20	GBZ 22-2002	职业性黑变病诊断标准	2002-04-08	2002-06-01
21	GBZ 23-2002	职业性急性一氧化碳中毒诊断标准	2002-04-08	2002-06-01
22	GBZ 24-2006	职业性减压病诊断标准	2006-03-13	2006-10-01
23	GBZ 25-2014	职业性尘肺病的病理诊断	2014-10-13	2015-03-01

续表

序号	标准编号	标准名称	发布时间	实施时间
24	GBZ 26-2007	职业性急性三烷基锡中毒诊断标准	2007-06-13	2007-11-30
25	GBZ 27-2002	职业性溶剂汽油中毒诊断标准	2002-04-08	2002-06-01
26	GBZ 28-2010	职业性急性羰基镍中毒诊断标准	2010-03-10	2010-10-01
27	GBZ 29-2011	职业性急性光气中毒诊断标准	2011-04-21	2011-11-01
28	GBZ 30-2015	职业性急性苯的氨基、硝基化合物中毒的诊断	2015-09-09	2016-03-01
29	GBZ 31-2002	职业性急性硫化氢中毒诊断标准	2002-04-08	2002-06-01
30	GBZ 32-2015	职业性氯丁二烯中毒的诊断	2015-04-21	2015-11-01
31	GBZ 33-2002	职业性急性甲醛中毒诊断标准	2002-04-08	2002-06-01
32	GBZ 34-2002	职业性急性五氯酚中毒诊断标准	2002-04-08	2002-06-01
33	GBZ 35-2010	职业性白内障诊断标准	2010-03-10	2010-10-01
34	GBZ 36-2015	职业性急性四乙基铅中毒的诊断	2015-09-09	2016-03-01
35	GBZ 37-2015	职业性慢性铅中毒的诊断	2015-12-15	2016-05-01
36	GBZ 38-2006	职业性急性三氯乙烯中毒诊断标准	2007-01-04	2007-07-01
37	GBZ 39-2002	职业性急性 1,2- 二氯乙烷中毒诊断标准	2002-04-08	2002-06-01
38	GBZ 40-2002	职业性急性硫酸二甲酯中毒诊断标准	2002-04-08	2002-06-01
39	GBZ 41-2002	职业性中暑诊断标准	2002-04-08	2002-06-01
40	GBZ 42-2002	职业性急性四氯化碳中毒诊断标准	2002-04-08	2002-06-01
41	GBZ 43-2002	职业性急性拟除虫菊酯诊断诊断标准	2002-04-08	2002-06-01
42	GBZ 44-2002	职业性急性砷化氢中毒诊断标准	2002-04-08	2002-06-01
43	GBZ 45-2010	职业性三硝基甲苯白内障诊断标准	2010-03-10	2010-10-01
44	GBZ 46-2002	职业性急性杀虫脒中毒诊断标准	2002-04-08	2002-06-01
45	GBZ 47-2002	职业性急性钒中毒诊断标准	2002-04-08	2002-06-01
46	GBZ 48-2002	金属烟热诊断标准	2002-04-08	2002-06-01
47	GBZ 49-2014	职业性噪声聋的诊断	2014-10-13	2015-03-01
48	GBZ 50-2015	职业性丙烯酰胺中毒的诊断	2015-04-21	2015-11-01
49	GBZ 51-2009	职业性化学性皮肤灼伤诊断标准	2009-03-16	2009-11-01
50	GBZ 52-2002	职业性急性氨基甲酸酯杀虫剂中毒诊断标准	2002-04-08	2002-06-01
51	GBZ 53-2002	职业性急性甲醇中毒诊断标准	2002-04-08	2002-06-01
52	GBZ 54-2002	职业性化学性眼灼伤诊断标准	2002-04-08	2002-06-01
53	GBZ 55-2002	职业性痤疮诊断标准	2002-04-08	2002-06-01
54	GBZ 56-2002	棉尘病诊断标准	2002-04-08	2002-06-01
55	GBZ 57-2008	职业性哮喘诊断标准	2008-06-06	2008-12-01
56	GBZ 58-2014	职业性急性二氧化硫中毒的诊断	2014-10-13	2015-03-01
57	GBZ 59-2010	职业性中毒性肝病诊断标准	2010-03-10	2010-10-01
58	GBZ 60-2014	职业性过敏性肺炎的诊断	2014-10-13	2015-03-01
59	GBZ 61-2015	职业性牙酸蚀病的诊断	2015-09-09	2016-03-01

续表

序号	标准编号	标准名称	发布时间	实施时间
60	GBZ 62-2002	职业性皮肤溃疡诊断标准	2002-04-08	2002-06-01
61	GBZ 63-2002	职业性急性钡中毒诊断标准	2002-04-08	2002-06-01
62	GBZ 65-2002	职业性急性氯气中毒诊断标准	2002-04-08	2002-06-01
63	GBZ 66-2002	职业性急性有机氟中毒诊断标准	2002-04-08	2002-06-01
64	GBZ 67-2015	职业性铍病的诊断	2015-09-09	2016-03-01
65	GBZ 68-2013	职业性苯中毒的诊断	2013-02-07	2013-08-01
66	GBZ 69-2011	职业性慢性三硝基甲苯中毒诊断标准	2011-04-13	2011-10-01
67	GBZ 70-2015	职业性尘肺病的诊断	2015-12-15	2016-05-01
68	GBZ 71-2013	职业性急性化学物中毒的诊断　总则	2013-02-07	2013-08-01
69	GBZ 72-2002	职业性急性隐匿式化学物中毒诊断规则	2002-04-08	2002-06-01
70	GBZ 73-2009	职业性急性化学物中毒性呼吸系统疾病诊断标准	2009-03-16	2009-11-01
71	GBZ 74-2009	职业性急性化学物中毒性心脏病诊断标准	2009-03-16	2009-11-01
72	GBZ 75-2010	职业性急性化学物中毒性血液系统疾病诊断标准	2010-03-10	2010-10-01
73	GBZ 76-2002	职业性急性化学物中毒性神经系统疾病诊断标准	2002-04-08	2002-06-01
74	GBZ 77-2002	职业性急性化学物中毒性多器官功能损害综合征诊断标准	2002-04-08	2002-06-01
75	GBZ 78-2010	职业性急性化学源性猝死诊断标准	2010-03-10	2010-10-01
76	GBZ 79-2013	职业性急性中毒性肾病的诊断	2013-02-07	2013-08-01
77	GBZ 80-2002	职业性急性一甲胺中毒诊断标准	2002-04-08	2002-06-01
78	GBZ 81-2002	职业性磷中毒诊断标准	2002-04-08	2002-06-01
79	GBZ 82-2002	煤矿井下工人滑囊炎诊断标准	2002-04-08	2002-06-01
80	GBZ 83-2013	职业性砷中毒的诊断	2013-02-07	2013-08-01
81	GBZ 84-2002	职业性慢性正己烷中毒诊断标准	2002-04-08	2002-06-01
82	GBZ 85-2014	职业性急性二甲基甲酰胺中毒的诊断	2014-10-13	2015-03-01
83	GBZ 86-2002	职业性急性偏二甲基肼中毒诊断标准	2002-04-08	2002-06-01
84	GBZ 88-2002	职业性森林脑炎诊断标准	2002-04-08	2002-06-01
85	GBZ 89-2007	职业性汞中毒诊断标准	2007-06-13	2007-11-30
86	GBZ 90-2002	职业性氯乙烯中毒诊断标准	2002-04-08	2002-06-01
87	GBZ 91-2008	职业性急性酚中毒诊断标准	2008-06-06	2008-12-01
88	GBZ 92-2008	职业病高原病诊断标准	2008-06-06	2008-12-01
89	GBZ 93-2010	职业性航空病诊断标准	2010-03-10	2010-10-01
90	GBZ 94-2014	职业性肿瘤的诊断	2014-10-13	2015-03-01
91	GBZ/T 157-2009	职业病诊断标准名词术语	2009-03-16	2009-11-01
92	GBZ/T 173-2006	职业卫生生物监测质量保证规范	2006-03-13	2006-10-01
93	GBZ 185-2006	职业性三氯乙烯药疹样皮炎诊断标准	2007-01-04	2007-07-01
94	GBZ 188-2014	职业健康监护技术规范	2014-05-14	2014-10-01
95	GBZ 209-2008	职业性急性氰化物中毒诊断标准	2008-06-06	2008-12-01

续表

序号	标准编号	标准名称	发布时间	实施时间
96	GBZ 218-2009	职业病诊断标准编写指南	2009-03-16	2009-11-01
97	GBZ 226-2010	职业性铊中毒诊断标准	2010-03-10	2010-10-01
98	GBZ 227-2010	职业性传染病诊断标准	2010-03-10	2010-10-01
99	GBZ/T 228-2010	职业性急性化学物中毒后遗症诊断标准	2010-03-10	2010-10-01
100	GBZ 236-2011	职业性白斑的诊断	2011-04-13	2011-10-01
101	GBZ/T 237-2011	职业性刺激性化学物致慢性阻塞性肺疾病的诊断	2011-04-13	2011-10-01
102	GBZ/T 238-2011	职业性爆震聋的诊断	2011-04-21	2011-11-01
103	GBZ 239-2011	职业性急性氯乙酸中毒的诊断	2011-04-21	2011-11-01
104	GBZ 245-2013	职业性急性环氧乙烷中毒的诊断	2013-02-07	2013-08-01
105	GBZ 246-2013	职业性急性百草枯中毒的诊断	2013-02-07	2013-08-01
106	GBZ/T 247-2013	职业性慢性化学物中毒性周围神经病的诊断	2013-02-07	2013-08-01
107	GBZ 258-2014	职业性急性碘甲烷中毒的诊断	2014-10-13	2015-03-01
108	GBZ/T 260-2014	职业禁忌证界定导则	2014-10-13	2015-03-01
109	GBZ/T 265-2014	职业病诊断通则	2014-10-31	2014-10-31
110	GBZ/T 267-2015	职业病诊断文书书写规范	2015-12-11	2016-06-01
		行业标准		
111	WS/T 110-1999	职业接触甲苯的生物限值	1999-01-21	1999-07-01
112	WS/T 111-1999	职业接触三氯乙烯的生物限值	1999-01-21	1999-07-01
113	WS/T 112-1999	职业接触铅及其化合物的生物限值	1999-01-21	1999-07-01
114	WS/T 113-1999	职业接触镉及其化合物的生物限值	1999-01-21	1999-07-01
115	WS/T 114-1999	职业接触一氧化碳生物限值	1999-01-21	1999-07-01
116	WS/T 115-1999	职业接触有机磷酸酯类农药的生物限值	1999-01-21	1999-07-01
117	WS/T 239-2004	职业接触二硫化碳的生物限值	2004-04-07	2004-10-01
118	WS/T 240-2004	职业接触氟及其无机化合物的生物限值	2004-04-07	2004-10-01
119	WS/T 241-2004	职业接触苯乙烯的生物限值	2004-04-07	2004-10-01
120	WS/T 242-2004	职业接触三硝基甲苯的生物限值	2004-04-07	2004-10-01
121	WS/T 243-2004	职业接触正己烷的生物限值	2004-04-07	2004-10-01
122	WS/T 264-2006	职业接触五氯酚的生物限值	2007-01-04	2007-07-01
123	WS/T 265-2006	职业接触汞的生物限值	2007-01-04	2007-07-01
124	WS/T 266-2006	职业接触可溶性铬盐的生物限值	2007-01-04	2007-07-01
125	WS/T 267-2006	职业接触酚的生物限值	2007-01-04	2007-07-01

中英文专业词汇索引

173